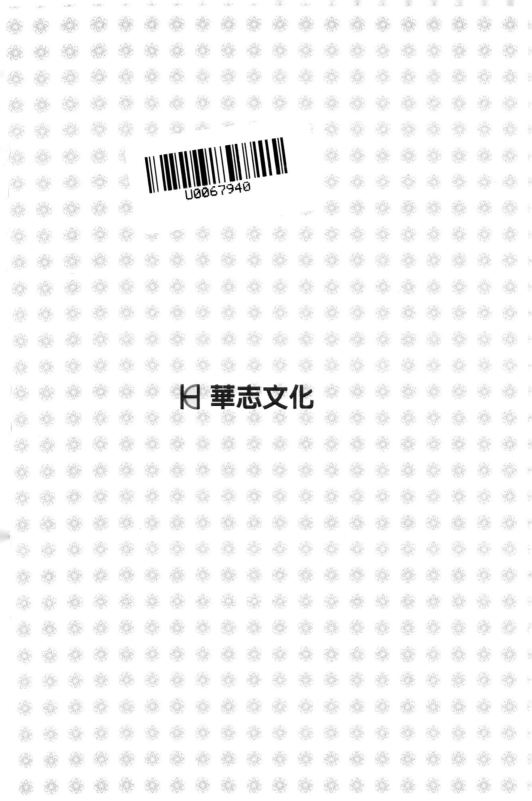

華志文化

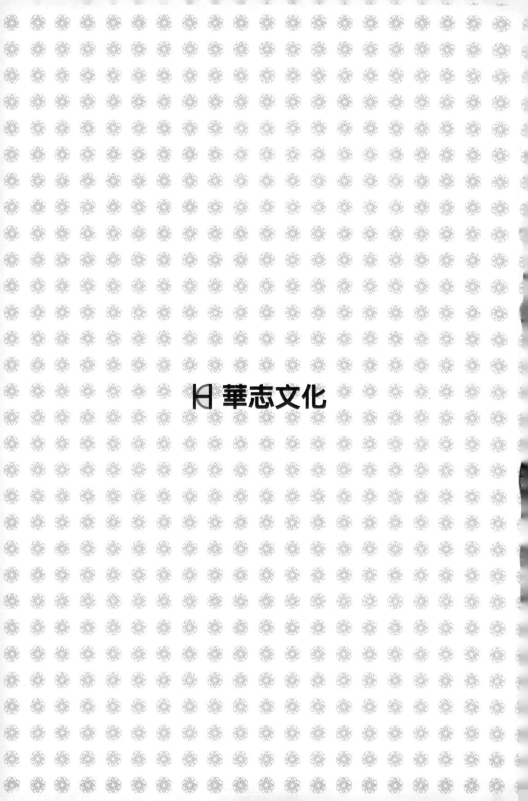

華志文化

一百天快速學
中醫診斷

病因 氣血津液 臟腑 經絡 六經 衛氣營血 三焦辨證

為了貫徹叢書的統一性，
本書採用每週學習5天，
共14週學畢的方法。

本書編排體例獨特、內容深入淺出、學習掌
握容易、臨床實用易查，深受讀者的歡迎，
大陸地區叢書銷量已超過**40**萬冊。

吳鴻洲
方肇勤
程盤基
醫師合著

本書介紹「四診」「八綱」，7種辨證方法（病因、氣血津液、臟腑、經絡、
六經、衛氣營血及三焦辨證），21種常見症狀的鑒別診斷、辨證和病案，以及
辨證論治在24種常見疾病中的實際應用，附有「每日練習」供參考。

●內容提要

　　本書是一本面向廣大中醫藥愛好者的中醫學基礎類圖書，力求以深入淺出、通俗易懂的文字，重點介紹中醫診察疾病的方法。

　　書中以中醫基礎理論為依據，介紹了中醫的「四診」「八綱」，7種辨證方法（病因、氣血津液、臟腑、經絡、六經、衛氣營血及三焦辨證），21種常見症狀的鑒別診斷、辨證和病案，以及辨證論治在24種常見疾病中的實際應用。為鞏固學習效果，還附有「每日練習」供參考使用。

　　為了貫徹叢書的統一性，本書採用每週學習5天，共14週一百天學畢的方法。

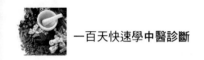

前言:編者寄語

1叢書由來

「中醫叢書」從1996年第一種圖書上市至今已達20年之久。由於本叢書編排體例獨特、內容深入淺出、學習掌握容易、臨床實用易查,深受讀者的歡迎,反覆再版,大陸地區叢書銷量已超過40萬冊。

自20世紀末至21世紀初,國內外疾病譜系出現了很大的變化,中醫藥在臨床應用的範圍和方法也發生了相應的改變。為了使讀者能及時地瞭解和掌握中醫藥相關的資訊和技術,我們邀請有關專家對本叢書進行了精心的修訂,擴大開本,補充了新的相關病種和臨床治療方法。

我們希望本叢書能為弘揚中華文化,宣揚推廣中醫藥學,普及相關醫藥學知識,產生一定的功效,這是我們出版者最大的心願。

2內容安排

本書按每天學習一小節內容來安排,若干天完成一個單元,共14週,約100天。每週學習5天,前3週學習中醫診斷學概說及四診八綱;用5週左右時間學習中醫的辨證方法;2週左右時間學習常見症狀的鑒別診斷,4週左右的時間學習常見病(以西醫病名為主)的中醫辨證論治。

3學習要求

為使讀者能順利達到預期的目的,特提出以下要求。

(1)循序漸進:本書內容安排有其相關聯繫,前後有銜接,讀者當按順序進行學習,不要隨意打亂。

(2)對本書的內容:需要真正理解,切忌一知半解,囫圇吞棗。尤其是中醫術語,要真正融會貫通,並在理解的基礎上適當背誦。

(3)掌握重點對全書內容可分兩個層次,即掌握與瞭解。四診、八綱、各種辨證方法是要掌握的重點,其餘內容可一般瞭解。每一個證候的臨床表現及與相似證候的鑒別都要掌握,證候的病機可一般瞭解,辨證方法中的經絡辨證也可一般瞭解。

@說明:本書編寫過程中,梁尚華先生參與部分內容的寫作,特此說明並致謝意。

＊目錄＊

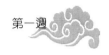

第一週•

1

一、 緒論

●中醫診斷學發展概要

中醫診斷學是中醫用來診斷疾病、辨別證候、判斷病情、為治療疾病提供依據的一門學科。早在《周禮•天官》就有「以五氣、五聲、五色視其死生，觀之以九竅之變，參之以九臟之動」的記載，表明當時在診斷上不求助於迷信占卜判斷死生吉凶，已開始採用望診、聞診和切診的互參方法。而西元前5世紀的名醫扁鵲，即可「切脈、望色、聽聲、寫形，言病之所在」，其尤精通望診和脈診。為此，《史記》不僅記載了扁鵲望診切診的案例，而且還給予高度評價：「至今天下言脈者，由扁鵲也。」張仲景在《傷寒雜病論•序》中也讚譽道：「吾每覽越人入虢之診，望齊侯之色，未嘗不慨然歎其才秀也。」

中醫經典著作《內經》不僅對望、聞、問、切四診方法做了具體描述，而且在理論上進行闡釋。《素問•陰陽應象大論篇》指出：「善診者，察色按脈，先別陰陽；審清濁而知部分；視喘息，聽聲音而知所苦；觀權衡規矩而知病所主；按尺寸，觀浮沉滑澀而知病所生。以治無過，以診則不失矣。」

在望診中，《內經》尤其強調神、色、形和舌象的觀察。對聞診提出五聲、五音應五臟的理論；對問診十分注重其臨床意義，指出「必審問其所始病，與今之所方病，而後各切循其脈」。至於切診，因包括脈診和按診兩方面，其中脈診是主要的。所謂「微妙在脈，不可不察」，三部九候診法和四十多種脈象是《內經》論述的主要內容。

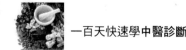

　　《難經》在《內經》基礎上，確立了「獨取寸口」診脈方法，從而改變了《內經》的全身遍診法，為後世普遍推行寸口診脈法奠定了基礎。書中還具體討論了正常和異常的脈象及其臨床意義。

　　東漢醫家張仲景，著《傷寒雜病論》，將病、脈、症並治結合，建立辨證論治原則，以六經辨傷寒，以臟腑辨雜病，集理法方藥於一體，成為後世楷模。

　　晉代醫家王叔和集漢以前脈學之大成，所撰《脈經》是我國現存最早的脈學專著。書中將脈象的名稱規範化，歸納為24脈，並明確提出左右手六脈分配臟腑的理論，沿用迄今。葛洪則在《肘後備急方》一書中，首創「白紙染尿法」，對黃疸病人做出客觀診斷。

　　唐代王燾的《外台秘要》中，已採用白帛浸染法檢驗小便顏色，以觀察病情變化；還強調消渴（糖尿病）的診斷必須根據小便甜才能確定。當時，對傷寒、肺結核、瘧疾、天花、霍亂等病的診斷和鑒別診斷已達相當水準。

　　宋金元時期注重對脈學的研究，除有《崔氏脈訣》《脈訣》《診家樞要》等脈學專著問世外，還出現了脈圖。脈圖是以圖的形式來反映脈象，使學者更易掌握。宋代施發撰寫的《察病指南》中繪有33種脈象圖，以圖示脈，別開生面；而元代醫家杜本的《敖氏傷寒金鏡錄》是我國現存最早的驗舌專著，內有36幅舌象圖。此外，這一時期還湧現出小兒指紋法，小兒「面上證」「目內證」等，大大提高了兒科的診斷水準。「金元四大家」在診療上更具特點，如劉完素注重辨識病機，張從正強調鑒別診斷，李東垣重現四診合參，朱丹溪主張「欲知其內者，當以觀乎外；診於外者，斯以知其內」。

　　明代諸多醫家十分強調「四診合參」。李時珍在《瀕湖脈學》中指出：「世之醫病兩家，咸以脈為首務，不知脈乃四診之末，謂之巧者爾，上士欲會其全，非備四診不可。」孫志宏《簡明醫彀》在「臨病須知」專篇中，對四診做了相當全面的論述，指出「切脈固重，望、聞、問尤居先」。為了強調問診的重要性，李梴在《醫學入門》中提到，習醫者須先熟悉問診，並列出55條應詢問的事項。張景岳《景岳全書》還特地寫了「十問歌」，對後世

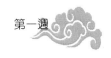

影響甚大。

清代，望診得到醫家的特別重視。在舌診方面，張登《傷寒舌鑒》，載舌象圖120幅；梁玉瑜輯《舌鑒辨證》，載圖149幅。葉天士則反覆強調要「驗之於舌」，使舌診成為溫病辨證的主要依據之一。

在溫病辨證中，葉天士首創驗齒之法，認為牙齒的光燥程度，與病情密切相關。他還注重斑疹白 的辨別，用以判斷疾病的預後。汪宏則在《望診遵經》一書中，蒐集歷代有關望診資料，從全身各部位的形容色澤和汗、血、鬚、溺的變化中，進行辨證並判斷其順逆安危，成為望診專著。

近百年來，編輯出版了大量中醫診斷學著作。如曹炳章的《彩圖辨舌指南》，陳澤霖的《舌診研究》，趙金鐸的《中醫症狀鑒別診斷學》《中醫證候鑒別診斷學》以及費兆馥的《中醫診斷學》等，使中醫診斷學的內容更系統、完整、準確。

◎每日練習
1.扁鵲在望、聞、問、切四診中更精通哪二診？
2.脈象圖和舌象圖最早出現在何時？

2

●中醫診斷學的主要內容

中醫診斷學的內容主要包括兩個方面，第一是「診」，指蒐集病人的症狀、體徵（透過醫生檢查蒐集到的）和病史等。診的方法主要是望、聞、問、切四診。第二是「斷」，指透過分析四診所蒐集到的資料，來判斷病人的病、證及病情預後，給治療提供依據。由於病的發生有其獨特的形成原因，典型特徵，發展和預後，不是本書可以

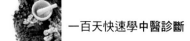

盡述的，另有中醫內科學、中醫外科學、中醫婦科學、中醫兒科學等專著作詳細介紹，所以本書的著重點放在介紹各科所共有的證上，主要包括八綱辨證、病因辨證、氣血津液辨證、臟腑辨證、經絡辨證、六經辨證、衛氣營血辨證和三焦辨證。

四診，即望、聞、問、切四種診察疾病的基本方法。望診，是對病人的神色、形態、五官、舌象以及分泌物、排泄物等進行有目的的觀察，瞭解病情。聞診，是從病人語言呼吸等聲音及由病人身體、呼吸和排泄物發出的氣味來識別病情。問診，是透過對病人或其家屬的詢問，瞭解病人平時的健康狀態、發病原因、病情經過和病人的自覺感受，即症狀。切診，是觸摸病人的脈搏和身體有關部位，來觀察體內外有關變化的情況。在檢查病人時，四診往往是並用的，稱為四診合參，不可偏廢。這就是中醫診斷的第一步。

八綱辨證，簡稱八綱，即表裡、寒熱、虛實、陰陽。四診所獲得的一切資料，要用八綱加以歸納。寒熱是分別疾病的屬性；表裡是分辨疾病的病位與病勢的深淺；虛實是分別邪正的盛衰；而陰陽是區分疾病類別的總綱，概括了表裡寒熱虛實六綱。

病因辨證是判斷疾病病因病理的診斷方法。用來判斷發病誘因不明確的致病因素和病理變化。如六淫、七情、飲食、勞逸等。

氣血津液辨證是指判斷疾病所涉及的氣血或津液及其病變的性質的診斷方法。

臟腑辨證是判斷疾病涉及的臟腑部位、性質、邪正盛衰的診斷方法。應用八綱與氣血辨證的方法與結論，是中醫辨證的中心內容和歸宿。

六經辨證、衛氣營血辨證和三焦辨證主要應用於急性的、以發熱為主要症狀的外感病。

以上即中醫診斷學的主要內容，亦即本書上篇主要介紹的內容。

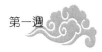

●中醫診斷學的特點與原則

◆ 審查內外

　　所謂內是指五臟六腑，主要是五臟；外是指外在的表現，如精神情志、起居活動、五官七竅、軀幹肢體等。中醫學認為，人體是一個有機的整體，內外透過經絡系統聯繫成一個有機的整體，再透過人體的體表五官與外界發生聯繫、溝通。外界的變化會透過體表五官，再透過經絡影響到五臟，比如看見或聽到恐怖的事情會心悸，皮膚受冷會鼻塞、噴嚏；內部五臟的病變異常也會表現到外，如脾胃功能異常會口臭、口膩、口苦，肝的功能異常會胸脇不適、目眩耳鳴等。所以說人體是一個整體，人與自然界相應。

　　這一理論應用到診斷學上便是審察內外。一旦發生疾病，局部的會影響全身，全身性疾病會顯現於某一局部；外部疾病可傳變入裡，內部病變可影響到外面。精神刺激會影響臟腑功能，臟腑病變也會引起精神活動的改變。所以一看到眼睛的病變，斷不可認定病位局限於目。如目赤，可能是眼睛局部的病變，如異物損傷，但也可能是五臟病變在眼睛上的表現，如肝火、心火。忽視這一點，就事論事，就可能造成誤診。

　　診斷疾病不僅僅要仔細檢查外在的表現，還要透過外在的變化來判斷五臟六腑的功能正常與否，這就是審察內外的第一部分，也是最常用的部分。審察內外的第二部分內容是在診斷疾病時不可忽略病人所處的外界環境，例如季節、地理、風俗、生活居處環境、精神社會環境等。有些疾病的發生就與這些因素有關，不注意這些會給診斷帶來困難，甚至誤診。

◆ 辨證求因

　　辨證求因中的「證」作證候解。「因」有兩種解釋，或為病因，如六淫、七情、飲食勞倦等致病原因；或為部分病理產物，甚至一些病理過程，而這些因素造成或加重了病人的不適。例如瘀血、痰飲、氣鬱等。所以辨證求因，就是根據病人的臨床表現和透過四診所認知到的種種有關病人的體徵、情況，從而判斷病因是什麼，病位在何經何臟，病程發展所處的階段及趨勢，以及疾病的性質等，及時做出診斷，給治療提供依據。

比如說，病人自述發熱，但單憑這一個症狀往往不能做出正確的診斷，開不出方子。因此病人陳述的一些主觀感受最強烈的症狀，常常不是疾病本質的反映，所以必須運用四診的方法去蒐集，來判斷證。例如，可以先瞭解發病經過，伴隨症狀；若病程短，有受寒史，發熱時伴隨惡寒，則多屬外感發熱；若脈浮，苔薄，則病在表，未入深；苔白，濕潤屬寒，苔少津或黃，或舌紅咽痛則屬熱；若苔厚、膩，苔色黃、色棕等，表示還有兼證。凡此種種，說明辨證按照中醫的理論和經驗，綜合運用四診，逐漸深入，找出病的特徵、性質、病因，給治療提供依據。

所以說，仔細辨證，才能做到對疾病具有真切的瞭解，診斷才能準確無誤，從而達到藥到病除的較高境界。

◆ 四診合參

要做到審察內外、辨證求因，必須對病人做周密的觀察與全面的瞭解，所以要四診合參。四診合參本該是順理成章的事情，學習中醫，不會只學四診中的一診便去行醫。但是，從古到今，有那麼些醫生，診斷時明明用了四診，卻誇大了某一診的作用，流傳開去，誤人不淺。比如看見病人強弱、老幼、男女（屬望診），可以瞭解病人的好發病、多發病；再結合前面的望診可估計出病人的虛實、寒熱，再結合當地的流行病、多發病、季節的多發病等，以及病人的一些特殊表現如咳嗽、衣著厚暖等，憑經驗可大致推斷出病情，做出診斷，或告曰望而知之，或告曰切脈而得知。流傳開去，病人或病人家屬往往以望而知之、脈而知之與否作為判斷醫生水準高低，而一些醫生也以此自耀，造成誤解。

當然，對診法的掌握有深有淺，有的工於望診，有的工於切診。同樣一個病人，不同醫生透過望診或切診，所獲得的證候信息量會有不同。有的多些，有的少些。但是，工於望診的便不去用切診，工於切診的不去用望診，四診不合參，診斷就難免不準確。疾病是複雜多變的，證候的顯現有真象也有假象，有的假在脈上，有的假在症上，故有「捨脈從症」和「捨症從脈」的說法，不難想像，四診不全，便得不到病人全面、詳細的資料，辨證就欠準確，甚至誤診。所以《醫門法律》說：「望聞問切，醫之不可缺一。」

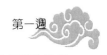

《四診抉微》說：「診有四，在昔神聖相傳，莫不並重。」只有四診並用，全面蒐集病人臨床資料，才能為正確診斷提供可靠的客觀依據。

●學習中醫診斷學的方法

◆ 熟練掌握中醫學的基本理論

整個中醫診斷學中都貫穿著中醫的基本理論，如陰陽、五行、氣血津液、臟腑、經絡、病因、病機等，不掌握以上理論，便做不到辨證求因。入門以後，還必須研習中醫臨床各科，以提高識病識證的能力。

◆ 重視實踐

中醫診斷學是一門實踐性很強的科學。光看書是看不出能力的，所以有「熟讀王叔和，不如臨證多」的說法。王叔和著有《脈經》，該書是古代一部診斷學專著，這裡的王叔和，即指《脈經》。診斷學中講舌紅、舌淡，不看不可能體會得到；講脈弦、脈滑，不觸摸，不體驗，就辨不準確。所以不但要精讀書本，還要跟隨有經驗的醫生臨證診病，把理論學習與臨床實踐緊密地結合起來，這就叫：「臨證多，更要熟讀王叔和。」實踐幫助理論的理解貫通，理論幫助實踐能力的不斷提高。

◆ 實事求是，細緻周詳

四診過程要仔細認真，不放過絲毫異常；不要先入為主，憑自己的經驗，病人的主訴或原有的診斷，四診偏廢。這樣，往往會錯失重要、關鍵的診斷材料而導致診斷不準確，不及時，甚至誤診。在學習診斷學的時候，若養成這種粗枝大葉的習慣，日後必後患無窮。

◆ 良好的思考能力

中醫診斷學是一門理論性、實踐性的學科，正確的診斷有賴於對診斷學掌握得全面與否，有賴於淵博的醫學知識，有賴於良好的科學思考的能力。

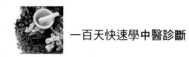

◎每日練習

1.怎樣掌握中醫診斷學的基本原則?

2.為什麼診斷疾病時要強調四診並用?

3

二、 四診

四診是指望、聞、問、切四種中醫診察疾病的基本方法。

人體是一個有機的整體,因而全身、內臟的生理或病理狀態會反映到五官、四肢、體表等方面。所以《丹溪心法》說:「欲知其內者,當以觀乎外;診於外者,斯以知其內。蓋有諸內者必形諸外。」指內部的變化都會表現到體表和五官。四診學說便是研究五臟六腑生理功能與病理變化在體表的表現,學會四診便可以全面蒐集病人的症狀和體徵,為診斷提供依據。

●望診(一)

什麼叫望診?望診就是醫生運用視覺,對人體全身和局部及其分泌物、排泄物等進行有目的地觀察,蒐集健康和疾病的表象,用以診斷疾病。望診在四診中佔有重要的地位,內容豐富、深奧,不易掌握,所以有「望而知之謂之神」的說法。

望診的內容可以概括為觀察人體的神、色、形、態,推斷體內的變化。分述如下。

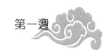

◆ 望神

神是中醫診斷學的一個常見概念。神主要有兩層含義：其一，指精神情志活動；其二，指整個人體正常生命活動的外在表現，包括前面的精神情志活動，所以又稱為廣義之神。望神所望的即是廣義之神。

透過望神，可以瞭解人的精氣盛衰，病情輕重，預後吉凶。臨證行醫，一接觸病人就要求馬上對病人的得神、失神與假神做出判斷，一旦見到失神或假神便要馬上進行搶救或實施必要的醫療措施，以免耽誤病情。

1.得神

得神（又稱有神）的表現是：神志清楚、語言清晰、目光明亮、表情自然、反應靈敏、面色榮潤含蓄、體態自如、動作靈活、呼吸平衡、肌肉不削。

以上神志、語言、目光、表情、靈敏性等反映了心神正常與否，上面所列即心神正常。對病情危重，病程進展快的病人，判斷心神正常與否極為重要。面色、肌肉狀況是反應人體正氣充盈與否，上面所列即為正氣充盈。心神正常、正氣充盈者，雖患重病，臟腑尚未衰敗，若及時治療，往往可以奏效，預後良好。

2.失神

失神的主要表現有：嗜睡昏迷、言語失倫、循衣摸床、撮空理線、反應遲鈍、動作失靈、面色晦暗、大肉削脫、目睛無光等。

嗜睡（不是指通常所謂的貪睡，而是指疾病過程中出現的反應遲鈍、好眠多睡）、昏迷等表明心神衰敗，危在旦夕。面色晦暗、大肉削脫、目睛無光，表明精氣衰敗，正氣虧損。但兩者危重程度有所不同，心神衰敗往往立即影響生命，而精氣衰敗，正氣虧損往往遷延較長時間，挽救的成功率要高些。所以同為預後不良的徵兆，程度有所不同。

3.假神

假神是重危病人出現的一種假象，似乎由原先的失神轉變到有神，這往往是臨終的預兆，俗稱「迴光返照」，切莫認作得神。假神的表現是：久病重病之人，病情在逐漸加重，本已失神，但突然精神轉清，目光轉亮，興奮多語，或原本語聲低微斷續，忽而清亮起來；或原本面色晦暗，突然顴赤如

妝；或原本已無食欲，忽然似有食欲等。

失神和假神應與神氣不足和神志異常分別開來。

4.神氣不足

神氣不足常見於虛證，如精神不振、倦怠乏力、聲低懶言、動作遲緩等。

5.神志異常

常見於神經或精神情志的疾病，或因高熱影響到神志異常，不同於失神或假神。如癲、狂病、病（俗稱羊風）以及高熱病人出現神情不安、煩躁、神錯譫語等。

以上神志異常諸多症狀，在具體病人中可能只見有一個或兩個，程度不同，所以只有細心體察，反覆實踐，才能掌握好。

◆ 望面色

望面色是指觀察病人面部的顏色和光澤。「十二經脈，三百六十五絡脈，其血氣皆上於面而走空竅（五官七竅）」，所以臟腑氣血的盛衰、邪氣變化均會在面部表現出來，而且觀察最為方便。

1.臟腑組織在面部的投影

@大致如下：上額——面部與頭；額中間——咽喉；兩眉間——肺；兩眼間——心；鼻梁中間——肝，肝的左右為膽；鼻頭（鼻端）——脾，脾兩側為胃；肝脾之間的兩側為小腸；鼻唇之間——膀胱、子宮；兩顴下——大腸；大腸外側——腎。臨證之際，不可過於機械呆板，應該靈活運用四診合參。

2.望色十法

即浮、沉、清、濁、微、甚、散、搏、澤、夭。其特徵與主病如下。

@浮沉：色澤顯露於皮膚之表為浮，主病在表、在腑；色澤隱約於皮膚之內為沉，主病在裡、在臟。

@清濁：色澤清明為清，主病在陽；色澤暗濁為濁，主病在陰。

@微甚：色淺淡為微，屬正氣虛；色深濃為甚，屬邪氣實。

@散搏：搏，音、義同團，積聚的意思。色澤疏散為散，主病新而未聚；

色澤壅滯為搏，主病久而深聚。

@澤夭：膚色潤澤為澤，氣血未傷；膚色枯槁為夭，精氣受損。

3.常色與病色

@常色：健康人面部的色澤，表現為紅黃隱隱，明潤含蓄。即所謂有神氣，有胃氣。表示精神氣血津液充盈，臟腑功能正常。

@病色：病人的面部色澤，失去常色，或晦暗枯槁，或鮮明曝露，或色不和諧等。因病情輕重不同，病色又可分作惡善。善色，病色尚光明潤澤，表示精氣未衰；惡色，病色晦暗枯槁，表示精氣衰敗。其次，是五色主病。青色，主寒證，痛證，瘀血和驚風。赤色，主熱證。赤甚屬實熱，赤微屬虛熱。若久病重病，面色蒼白，卻見泛紅如妝，嫩紅帶白，遊移不定，為虛陽浮越的戴陽證，垂危重證。黃色，主虛證，濕證。面色淡黃無光，稱萎黃，是脾胃氣虛，氣血不足。面黃虛浮，稱黃胖，脾氣虛，濕邪內阻。面目俱黃，稱黃疸。黃而鮮明叫陽黃，濕熱薰蒸；黃而晦暗叫陰黃，寒濕鬱阻。白色，主虛證，寒證，脫血，奪氣。黑色，主腎虛，寒證，痛證，水飲，瘀血。

望面色可以獲得很多辨證資訊，運用十分方便，一見病人便可觀察瞭解，了然於心，因此熟悉掌握以上內容，會給臨證帶來很多方便。

◎每日練習

1.何謂望診?

2.什麼叫「神」?望神有哪些內容?

3.何謂「得神」?何謂「失神」?

4.「神氣」和「胃氣」在面部的特徵如何?

5.什麼叫五色主病?

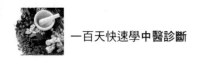
4

●望診（二）

◆ 望形態

望形態是透過觀察病人形體與姿態，來判斷臟腑氣血的盛衰，陰陽邪正的消長，病勢的順逆和邪氣之所在。

1.望形體

外形與五臟相應，五臟強壯的，外形一般強健。如骨骼粗大，胸廓寬厚，肌肉充實，皮膚潤澤等。觀察肌膚之滑澀，可知津液的盛衰；腠理疏密，可度營衛強弱；肉之堅軟，可知胃氣虛實；筋之粗細，可知肝血盈虧；骨之大小，可知腎氣強弱。形肥食少，脾虛痰濕；形瘦食多，中焦有火；形瘦食少，中氣虛弱。至於「雞胸」「龜背」等畸形，多屬先天稟賦不足，腎精虧損，或後天失養，脾胃虛弱。

2.望姿態

面唇指趾不時顫動，在熱病中多為痙風預兆，在內傷雜病中，多為血虛陰虧，經脈失養。四肢全體振動，多見風病，如證、破傷風、狂犬病等。戰慄多見於瘧疾發作或膿毒內攻。循衣摸床、兩手撮空，是垂危證候。半身不遂、口眼喎斜則屬中風。盛夏酷熱，仆倒面赤而汗出，多為中暑。臥時面常向外，身輕自能轉側，多為陽證、熱證、實證；臥時面喜向裡，身重不能轉側，多為陰證、寒證、虛證；臥時屈曲成團，多為陽虛惡寒，或腹部劇痛；臥時仰面舒足，常揭被為熱證；衣被重覆，為寒證。坐而仰，肺實；坐而伏，肺虛。但坐不得平臥，臥則氣逆，多為咳喘肺脹，或水飲內停；但臥不得坐，坐則昏眩，多為氣血俱虛；坐臥不寧，多屬臟躁。

◆ 望五官

體內的五臟，透過經絡與五官相連，五臟強弱將會反應到五官上。

1.望目

目為肝之竅，同時「五臟六腑之精氣，皆上注於目而為之精」。望目不僅在望神、診肝方面有重要意義，而且可以測知其餘五臟的變化，其中，望目在神的判斷上尤為客觀、重要，所以古人說「觀目為診法之首要」。

（1）目部的臟腑相關部位：診法中有五輪之說，不可不知。血輪，內外眥的血絡，屬心；風輪，黑珠，屬肝；氣輪，白珠，屬肺；水輪，瞳仁，屬腎；肉輪，上下眼瞼，屬脾。

（2）望眼神：得神指眼睛活動靈敏，精彩內含，炯炯有神，這裡的神包括前面介紹的廣義與狹義之神。失神指眼睛活動遲鈍，目無精彩，目暗睛迷，病屬難治。瞳仁散大，神虛散，瀕死。

（3）目部色診：某一輪色紅，則示意與該輪相應臟有火或有熱。急性全目赤腫，肝經風熱。目眥（血輪）淡白為血虧。目胞浮而鮮明，水腫病或痰飲病。目胞色暗晦，腎虛居多。

（4）目態主病：目睛正圓、上視、直視，均屬危重證候。斜視（先天、外傷者例外），多為肝風內動。入睡露睛，常見於小兒脾胃虛弱。開目喜明者多為陽證，閉目惡明者常屬陰證。羞明流淚者，多屬風熱。

2. 望耳

耳為腎之竅，耳又是宗脈之所聚。耳針的研究進一步證明了耳廓與五臟六腑、四肢百骸有著密切的聯繫。不過在傳統耳診的記載方面，凡見虛象多歸於腎，實象多歸於少陽。如，耳薄乾枯，腎陰不足；耳輪乾枯焦黑，多為腎水虧極；耳薄形小，腎氣虧損。耳輪紅腫，少陽相火上攻，或肝膽濕熱火毒上蒸；耳腫，少陽相火上攻等。耳道流膿，多由足少陰、手少陽兩經風熱上壅，或肝膽濕熱，或腎虛相火上攻。

3. 望鼻

鼻為肺竅，而與脾、胃兩經有聯繫。所以望鼻，主要是觀察肺與脾胃之疾。如鼻翼煽動，熱病初起多屬風熱壅肺，久病則可能是肺絕之症。鼻頭色紅生粉刺者，叫酒糟鼻，多因血熱入肺。鼻內息肉，多由肺氣熱極所致。鼻中窒塞，多由熱客陽明。鼻頭黃黑枯槁，為脾火津涸，惡候。

4. 望口唇

脾開竅於口，其華在唇；足陽明胃經環口唇，故望口唇可診脾胃的虛

實。唇淡,血虛、氣虛或寒;唇赤,熱。唇青,主寒、血瘀。環口黑色為腎絕。口唇乾裂為津液損傷,或因燥邪外邪,或因脾熱,或熱病傷陰。口角流涎,多屬脾虛濕盛,或胃中有熱,或中風。小兒撮口,不能吸吮,稱噤口,為動風之症。口開不閉,主虛,主脾肺之絕。

@常見的口腔內病變還有:口糜,口內糜腐,色白似苔,拭去白膜底見色紅,刺痛。口疳,口內唇側生白色小泡,潰爛後紅腫熱痛。鵝口瘡,指嬰兒滿口白斑如雪片。以上三病多屬心脾積熱或脾經濕熱。

5.望齒、齦

齒為骨之餘,腎之標,而手足陽明經脈絡於齒齦,故望齒、齦可以測知腎與腸胃的病變。

(1)望齒:齒鬆稀疏,齒根外露,多屬腎虛。小兒齒落不生,腎氣虧。牙齒枯槁,腎精內竭。咬牙齧齒,多屬動風。睡中齧齒,多為內熱或積滯。

(2)望齦:齦淡,血虛。齦淡萎縮,胃陰不足或腎氣虛乏。齦紅腫,陽明之火。齒縫出血,伴紅腫疼痛的,胃熱傷絡;不紅不痛,多屬氣虛或兼有虛火。

◆ 望皮膚

望皮膚的內容主要包括色澤、潤枯、痘瘡、斑疹、白 和癰、疽、疔等。

丹毒、流火,皮膚發紅,灼手,範圍廣者稱丹毒,發於小腿足部的稱流火,多屬濕熱內蘊。

黃疸,指膚、目盡黃,鮮明的叫陽黃,晦暗的叫陰黃。前屬脾胃濕熱,後屬脾胃寒濕。

皮枯起鱗,叫肌膚甲錯,為瘀血之症。

頭面軀幹四肢水腫曰腫;腹部膨脹鼓起曰脹。

水痘,橢圓形,膚淺易破,大小不等,陸續出現,漿薄如水,不留痘痕,係外感時邪所致。

斑,色紅成片,平攤膚下,摸不應手。陽斑,色鮮紅而深,發於熱病之中,濕熱之邪深入營分、血分。陰斑,色暗紫而淺,發於內傷雜病,氣血虧

虛。

疹，形如粟粒，色紅隆起，摸之礙手。常見的有，麻疹，其為兒童常見傳染病，初有感冒之症，發熱三四日，疹點出現，從頭面至胸腹四肢。風疹，感於時邪，疹形細小，瘙癢不已，時發時止，或伴有微熱。隱疹，血虛而受風，其疹時現時隱，膚癢，搔之則起，連片成大丘疹，不時舉發。

白㾦，白色粟米狀水皰，多見於頸項和胸腹部，是濕熱之邪鬱於肌表所致；水皰先少後多，顯示濕熱外透；水皰呈枯白色，為津液不足。

癰、疽、疔、癤都是瘡瘍一類的外科疾病。癰，紅腫高大，根盤緊束，灼熱疼痛，多由濕熱火毒內蘊。疽，漫腫無頭，膚色不變，不熱少疼，多由氣血虛而寒痰凝滯，或五臟風毒積熱，日久攻注肌肉，內陷筋骨。疔，初起如粟如米，但根腳堅硬較深，頂白而痛者。癤，形小淺表，紅腫熱痛不甚，容易化膿，膿潰即癒。

◆ 望絡脈

即診察小兒（三歲以下）食（示）指掌側前緣的絡脈，以往叫望指紋或稱望三關。風關，食指近手掌心的第一節；氣關，食指中間一節；命關，食指末端一節。

@診法：左手輕持小兒食指，右手拇指用力適中，從指尖向掌側直推，連推數次，絡脈癒推癒明顯，即可察視。

@三關輕重：在外感熱病中，絡脈顯於風關，邪氣客絡，病勢輕淺；絡脈透至氣關，邪氣入經，病增；絡脈搏顯於命關，病危重，邪氣深入臟腑；絡脈直抵指端，叫「透關射甲」，病勢兇險，預後不佳。至於色澤深淺沉浮含義近於望面色。

◎每日練習

今日內容較多，主要講了四方面，即望形態、望五官、望皮膚和望絡脈。有道是望而知之謂之神，可見望診的重要性。請多讀兩遍，熟記在心。

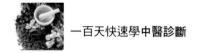
5

●望診（三）

◆ 望舌

望舌又叫舌診，是望診中的重要內容，也是辨證中不可缺少的客觀依據。正如《臨症驗舌法》所說：「凡內外雜證，亦無一不呈其形，著其色於舌……據舌以分虛實，而虛實不爽焉；據舌以分陰陽，而陰陽不謬焉；據舌以分臟腑、配主方，而臟腑不差，主方不誤焉。危急疑難之頃，往往證無可參，脈搏無可按，而惟以舌為憑；婦女幼稚之病，往往聞之無息，問之無聲，而惟有舌可驗。」概括起來，舌象能客觀地反映正氣盛衰、病邪深淺、邪氣性質、病情進退，可以判斷疾病的轉歸、預後和指導處方用藥。換句話說，每當察看舌象之時，就要考慮到以上因素，去體驗，一一記錄下來。

不過，也有例外的。有時病重而無舌象變化，或正常人卻見舌象異常。古人也已觀察到這一點，如《辨舌指南》說：「無病之舌，形色各有不同，有常清潔者，有稍生苔層者，有鮮紅者，有淡白色者，或為緊而尖，或為鬆而軟，並有牙印者……此因無病時，各有稟體之不同，故舌質亦異也。」所以，還是要四診合參。

舌為心之苗，為脾胃之外候，此外，五臟六腑的經脈、經別、絡脈大多與舌發生聯繫，透過經脈，將其生理、病理狀態顯現到舌、舌苔及味覺上。與面部臟腑有分屬一樣，舌象也有臟腑分屬：舌根為腎，舌中脾胃，兩邊肝膽，舌尖心肺。

1.舌診的方法與注意事項

（1）光線：自然光，光照充足為好。避免四週不同色彩的光源或反射光的干擾。

（2）姿勢：坐勢，張口，舌自然舒展伸出口外，舌體放鬆，平展。舌體緊張、捲曲、過分用力等均會造成假象。

（3）飲食：飲食、服藥常常染苔。如牛奶致白苔；咖啡、橄欖、含色素飲料、中藥致褐苔；橘子、黃連粉等致黃苔等。此外，粗食，或刮、刷苔會使厚苔變薄；辛辣、冷熱食品會使舌變色；張口呼吸或飲水會改變舌的潤

燥，應予注意鑒別。

此外，地域、季節、年齡、體質等對舌苔有一定的影響。

2.舌診的內容

（1）正常舌：舌色淡紅明潤，柔軟靈活，胖瘦老嫩適中，苔薄白，乾濕適中，不黏不膩。稱之為有神。

（2）舌色主病

@淡白舌：較常規舌為淡，主血虛、氣虛、陽虛和寒證。

@紅舌：較常規舌為紅，主熱證，有虛、實之分。

@絳舌：舌紅而深，在外感熱病中屬熱入營血，在內傷雜病中屬陰虛火旺。

@紫舌：絳紫屬熱盛傷陰，青紫屬寒凝血瘀或陽虛。

@青舌：寒凝或血瘀。

（3）舌形主病

@老嫩：舌體紋理粗糙，堅斂蒼老為老，實證。舌體紋理細膩，浮胖嬌嫩為嫩，虛證。聯繫到上述紅舌，紅且老則屬實熱，紅且嫩則屬虛熱。可以此類推。

@胖大：舌體較常舌為大，多屬水濕痰飲阻滯。

@腫脹：舌體腫大，較胖尤甚，常見主病有三。其一，心脾積熱，舌紅而疼；其二，患溫熱病者素嗜飲酒的，舌色絳紫；其三為中毒，舌色青紫晦暗。

@瘦薄：舌體較常者為小，主氣血兩虛或陰虛。前者舌色多淡，後者偏紅，赤甚為陰虛火旺。

@點刺：點為紅點；刺多指芒刺，後者係舌面乾燥，絲狀乳頭上端的角化質增加而刺手，兩者多屬熱證。

@裂紋：舌面出現裂溝，多見於熱盛傷陰。此外，血虛不潤或脾虛失養也偶可見，前者舌赤而斜線或痛。

@光滑：舌面光滑無苔，主陰虛或胃氣大傷。

@齒痕：舌體兩側見有牙齒的痕跡，主脾虛、濕盛。

（4）舌態主病

@強硬：又稱舌強，以致語言蹇澀。熱病之中，主熱入心包；雜病中主痰濁內阻或中風。

@痿軟：多屬虛虛已極，如津傷陰虧，氣血俱虛之類。

@顫動：主虛損、動風。

@歪斜：主中風。

@吐弄：有吐舌、弄舌之分，主心脾積熱。

@短縮：危重之證。

（5）苔色主病

@白苔：主表證、寒證。

@黃苔：主裡證、熱證。

@灰苔、黑苔：主裡證。

（6）苔質主病

@厚苔：主裡證、邪盛。

@滑苔：舌面水分過多，涎流欲滴，主寒、濕。

@燥苔：主傷津，或因於熱，或因於燥。

@膩苔：苔質顆粒融為一體，視之濁膩，主濕、濁、痰飲、食積。

@腐苔：苔質似豆渣罩於舌面，主食積痰濁。

@苔剝：有光剝、花剝之分，前者舌面無苔，甚至光潔如鏡，後者苔剝斑駁，存有舌苔，主胃之氣陰兩傷。

以上是舌診的主要內容，把舌、苔的幾個方面結合起來，往往就可以判斷出正氣的盛衰、邪氣的深淺和性質、疾病的進退、預後等。如舌淡胖，苔厚膩，多屬脾氣虛，痰濕內盛。舌紅絳而顫動，苔剝奪而少津，多屬熱入營血，傷津脫液。這些在以後的章節中，會反覆出現，請仔細體驗。

◎每日練習

1.舌診有哪些內容?正常舌像是如何的?

2.舌質由淡變紅，苔由薄變厚，各有什麼臨床意義?

3.舌紅有虛證、實證之分，如何辨別?

4.痰濕為病，舌象有哪些變化?

5.舌尖紅，薄白苔主何病?

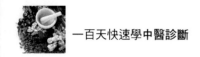

第二週•

1

●聞診

什麼叫聞診?聞診就是醫生用聽覺和嗅覺診察病人有關的聲音和氣味。聽聲音指仔細分辨病人發聲、語言、呼吸、咳嗽、嘔吐、呃逆、噯氣、太息、噴嚏、腸鳴等各種聲響;嗅氣味指診察病人散發出的氣味以及分泌物、排泄物的氣味。

◆ 聽聲音

健康人因性別年齡不同,聲音有低濁、高清、尖利、深厚之別,均為常音。常見的病變聲音如下。

1.發聲

音啞、失音,有「金實不鳴」(指實證)和「金破不鳴」(指虛證)之分。據病史和四診來判斷。發聲高亢有力,聲音連續,形壯氣足多屬實證;發聲低微細弱,聲音斷續,語聲輕清,多屬虛證。

2.語言

沉默寡言,多屬虛證、寒證;煩躁多言,多屬實證、熱證。語言蹇澀,多屬風痰阻絡或風痰蒙蔽清竅。錯語(語言錯亂)、獨語(自言自語,喃喃不休,見人則止,首尾不續)多為心氣不足,神失所養。笑罵狂言,多屬陽熱實證,心神被擾。譫語、鄭聲均發生在神識不清的情況下,前者語無倫次、聲音高亢,後者時斷時續、聲音低弱;前者屬實,後者屬虛。

3.呼吸

呼吸氣粗而快,屬實證、熱證;呼吸氣微而慢,屬虛證、寒證。但有時實證會見息微,虛證會見息粗的假象,須仔細辨認。常用表達呼吸異常的術語還有:「喘」指呼吸困難、短促急迫,甚者張口抬肩,鼻翼煽動,不能

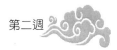

平臥。「哮」類似於喘，而有痰鳴之聲。「上氣」指咳逆不止，呼吸急促。「短氣」指呼吸短促，不足以息。「少氣」又叫「氣微」指呼吸微弱。以上除少氣屬虛證外，其餘均有外感內傷、寒熱虛實之分。

4. 咳嗽

咳聲悶而不暢，屬肺氣不宣，或外感風寒，或痰濕水飲內停，有虛實夾雜，而以實證居多。乾咳、咳逆，以肺失清肅多見，津液不足，或感受於燥邪，或日久傷陰。咳聲低微屬肺虛；久咳不止，夜間咳甚的可見腎水虧；天亮咳甚的多見脾虛濕甚。發於小兒的百日咳，又名「頓咳」，特點是咳嗽陣發，連續不止，甚則嘔惡咳血，終止時作「鷺鷥叫聲」。白喉，咳聲如犬吠樣。

5. 嘔吐

嘔吐是胃氣上逆，嘔指有聲有物，乾嘔則有聲無物，吐指有物無聲。大凡吐勢輕緩，聲音微弱，吐出物清稀，氣味不強烈的，屬虛寒之證；嘔勢迅猛，聲音壯厲，吐物黏稠或氣味濃烈的屬實熱之證；「反胃」指朝食暮吐、暮食朝吐。

6. 呃逆

古作「噦」，亦屬胃氣上逆。新病見呃逆，其聲有力，多屬邪客於胃；久病見呃，其聲低怯，可能是胃氣將絕，病危。一般而言，呃聲頻頻，高亢有力，多見實熱；呃聲低沉而長，音弱無力，良久一聲，多屬虛寒；呃逆上沖，氣不能上越咽喉的，為脾胃氣衰。常人偶見呃逆，可自癒，無妨。

7. 噯氣

古作「噫」，胃中之氣上逆，出於咽喉而發出聲響，亦屬胃氣上逆。飲食之後，偶有噯氣，不是病態。噯氣為病，多見食積和肝氣犯胃。前者宿食不消，胃脘脹滿，噯出酸腐；後者噯聲響亮，頻頻發作，常隨情緒變化而增減。

8. 太息

胸悶、抑鬱不暢，引一聲長籲歎息，稍覺舒適。多屬氣機不暢，或因於肝氣鬱結，或因於操勞疲乏。

9. 噴嚏

病初見者，多為外邪犯肺，肺氣失宣；病久見者，或為氣機來復，病癒佳兆。

10.腸鳴

腹中氣機失和，或因於痰飲，或因於客邪，如風、寒、濕之類，或因於脾胃虛弱。其特徵詳見有關章節。

◆ 嗅氣味

1.口氣

即口臭，可見胃氣不和（胃熱、食積之類）、齲病、口腔不潔或潰腐瘡瘍。

2.汗氣

腥膻者，多屬風濕熱之邪蘊結於皮膚。

3.痰

咳吐濁痰膿血，氣味腥臭的為肺癰。

4.大便

穢臭為熱，腥氣為寒；屁出酸臭，多為傷食。

5.小便

黃赤濁臭，多屬濕熱。

6.經帶

臭屬熱，腥屬寒。

病人散發出腐臭味的，是臟腑敗壞；血腥味的，多患失血證；尿臊味的，多見水腫病晚期的尿毒症；爛蘋果味的，為糖尿病（古稱消渴病）重證。

綜上所述，聞診包括聽聲音和嗅氣味兩個方面。

聲音大凡響亮氣粗重濁者為實，反之為虛。

氣味大凡酸腐臭穢者為實為熱，無臭或略有腥氣的為虛為寒。

以上介紹了聞診的一些最基本的內容。掌握好則有利於判斷證之真偽、虛實。茲舉兩案。

1.男子年二十餘，病勞嗽數年。其聲欲出不出。戴人曰：曾服藥

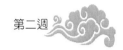

否?其人曰:家貧,未曾服藥。戴人曰:年壯不妄服藥者易治。先以苦劑湧之,次以舟車濟川丸大下之,更服重劑,瘥。(引自《名醫類案》)

本案聲欲出不出,表明邪實內壅,氣機失宣,有金實不鳴之義,為張子和(戴人)擇用重劑滌邪提供了依據。

2.壯年因勞倦不得睡。患嗽,痰如黃膿,聲不出。時春寒,醫與小青龍四帖,喉中有血絲,腥氣逆上。兩日後,覺血腥漸多。有血一線,自口右邊出,一茶頃遂止,晝夜十餘次。脈弦大散弱,左尺為甚。此勞倦感寒,強以辛甘燥熱之劑動其血,不治恐成肺痿。以參、芪、歸、術、芍、陳、草、帶節麻黃,煎熟,入藕汁服之。二日而咳止。乃去麻黃,又與四帖而血除,但脈散未收,食少,倦甚。前藥除藕汁。加黃芩、砂仁、半夏。半月而癒。(引自《名醫類案》)

本案聲不出,有虛有實,是虛實夾雜,初治專攻其邪,有所偏頗。可見同為聲不出,還大有不同,臨證要仔細地加以辨別。

◎每日練習

1.聽聲音主要有哪些內容,有何規律?

2.嗅氣味包括哪些方面,如何辨寒熱虛實?

2

●問診(一)

什麼叫問診?問診是醫生詢問病人或陪診者,瞭解疾病的發生、發展、治療經過、現在症狀和其他與疾病有關的情況,以診察疾病的方法。

從中可以看出，四診內，問診十分重要，如病人的發病過程，自覺症狀，以往生活工作情況和健康、嗜好、家族史等，這些對診斷、辨證都是不可缺少的資訊，只有透過問診才能獲得。但是，四診之中，問診最難操作，不去講醫生水準有高有低，問得出問不出，問得深問得淺，更主要的是病人常常不予配合。自古以來，民間有一種誤解，高水準的醫生只要切脈便可知百病，至多再加望診，問診是水準低的表現。既問病人，病人還來看醫生幹嘛?於是前來看病，手往桌上一伸，讓醫生切脈。被問，還往往不悅。所以，早在兩千年前，《內經》就講「必審問其所始病，與今之所為病，而後各切循其脈」。在《素問•徵四失論篇》中更加強調了問診的重要性：「診病不問其始，憂患飲食之失節，起居之過度，或傷於毒，不先言此，卒持寸口，何病能中？」因此，一旦見病人有牴觸者，需悅色解釋。

◆ 問診要注意幾個問題

　　首先要抓住病人的主要病痛，進行有目的、有步驟的詢問，既要突出重點，又要全面瞭解。有目的詢問與醫學知識掌握得深淺多少有關，或詳問，或簡問，這不是一朝一夕可以學到的，要多鑽研，不可因問而耽誤病情。

　　其次要注意態度，要認真、熱情、同情、和藹、耐心、簡單。還要注意不要給病人帶來不良刺激，產生不良影響。

　　再次要保證客觀性，不可暗示或套問病人，造成所獲資料與實際情況不符。

◆ 問診的主要內容

　　1.問一般情況

　　包括姓名、年齡、性別、婚否、籍貫、職業、住址等。並於診單上註明就診日期，或電話號碼，以便隨訪。不同年齡、性別、職業、居住環境和就診日期常常能提示好發病、多發病，比如婦女有經、帶、胎、產的疾病；工作環境潮濕，易中濕邪；還有職業病、地方病等。進入夏季，多病暑濕；而秋季則多燥。瞭解這些顯然有助於在問診過程中有所側重。

　　2.問生活史

　　生活、習慣主要指病人的生活經歷、飲食嗜好、勞逸起居等。經歷曲

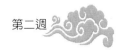

折、坎坷，多患肝鬱氣滯；飲食偏嗜，常致臟氣偏盛偏衰；不同職業，可致不同勞傷病證；不良生活習慣，也是誘發多種疾病的直接原因。事實上，不良的生活習慣、條件不予糾正的話，治療往往難以奏效。

3.問家族病史和既往病史

主要瞭解可能的遺傳疾病、傳染病，而既往病史可能是目前疾病的誘因、開端，或目前疾病是舊病的復發，如癲、狂之類。

4.問病因

包括疾病是如何發生的，有什麼誘發因素，剛發病時的情況，以後有什麼變化，是否用藥或作其他治療，治療結果怎樣，做過什麼醫療儀器檢查等。這些問題，病人往往能比較準確地回答，有助於判斷疾病的病因、病性、邪正盛衰、病變趨勢、以往診斷與治療得當與否。所以問起病對正確診斷疾病十分重要。

5.問現在症狀

病人的病勢病情往往隨著時間推移而改變，不同階段的病機會有獨特的表現，所以，問現在症狀，並結合望聞切等得到的其他資訊，是做出正確辨證的重要保證。問症狀一般會出現兩種情況，其一，不知問什麼，病人主訴之後，不知如何進一步瞭解病情；其二，自以為瞭解病情，能做出診斷和辨證，無需進一步詢問。前者是初涉醫門，能力不足；而後者是自以為是，危害不小。怎麼辦?熟記十問歌則有助於按部就班，逐一詢問，以免遺漏重要的辨證資訊。十問歌是：「一問寒熱二問汗，三問頭身四問便，五問飲食六胸腹，七聾八渴俱當辨，九問舊病十問因，再添片語告兒科，天花麻疹全占驗。」其中的九問十問前已介紹。由此可以舉一反三，把四診次序編成歌訣，用於診病，這樣可避免錯失有用的診斷資訊。下面，依次介紹問現在症狀的主要內容。

（1）問寒熱：問寒熱是詢問病人寒熱的特徵，主要適用於那些以惡寒、發熱為主要症狀的病人。

①惡寒發熱：惡寒即怕冷，甚至身著暖衣，蓋以厚被仍怕冷；發熱指自覺發熱，體溫測量可高，可正常。惡寒發熱並見為外感表證。古人認為，有一分惡寒，便有一分表證。所以惡寒發熱是外感熱病之初的典型症狀。有人

把惡寒與發熱的輕重作為診斷表寒證（惡寒重，發熱輕）或表熱證（與前相反）的標誌，可供參考。此時，如伴有微汗，叫做營衛不和。

②但寒不熱：有兩種情況，一為外邪，即寒邪入侵，於惡寒發熱之前；二為裡寒之證，沒有外邪。區分的要點為惡寒的性質，取暖可緩解的，叫畏寒，屬裡寒、虛寒；取暖不解的，叫惡寒，屬寒邪入侵之寒，屬表寒、實寒。病暴發的，往往受之於外寒；病程長久的，往往是裡寒之證。

③但熱不寒：沒有怕冷的發熱，有壯熱、潮熱、微熱的區別。

壯熱：高熱（體溫高），面赤，脈洪大，口渴引飲，或大汗出。提示表邪入裡化熱，正盛邪實。

@潮熱：發熱似潮汐有定時或定時熱甚。又可分作，陽明潮熱：發熱，日晡（下午3～5點）為甚，腹脹便秘，提示邪熱結於陽明胃腸，正盛邪實；濕溫潮熱：身熱不揚，不似壯熱面赤引飲汗泄，午後熱甚，無陽明潮熱的便結，而具濕邪之症；陰虛潮熱：低熱甚於午後或入夜，可伴顴紅、盜汗、消瘦、舌紅少苔等，提示正虛邪戀。

@微熱：發熱輕淺，常見於內傷雜病和外感熱病的恢復期。

@寒熱往來：惡寒與發熱交替發作。見少陽病與瘧疾。

◎每日練習

1.問診的主要內容有哪些?

2.怎樣詢問現在症狀?

3.但寒不熱，但熱不寒各有哪些內容?

3

●問診（二）

（2）問汗：問汗要問有汗無汗，出汗多少，出汗部位，出汗時間及兼

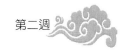

症等。常見的汗出異常如下。

①表證之汗：所謂表證即前面問寒熱所講，惡寒發熱並見，病程短，初起，或伴頭痛、鼻塞的病。表證無汗，屬表實證。表證有汗，多屬營衛不和（《傷寒論》中所講的太陽中風證）。此外，風熱襲表、風濕襲表有時也會出現表證有汗。

②裡證之汗：指外感熱病，表證入裡所形成的裡證，或內傷雜病所見的出汗。據出汗特點，有自汗、盜汗、大汗、戰汗等不同稱謂。

@自汗：易於出汗，動則汗出，甚至無名汗出，每伴有神疲、乏力、畏寒、易於感冒等，屬氣虛、陽虛不固衛表。

@盜汗：入眠汗出，可伴潮熱、顴紅，屬陰虛。

@大汗：汗出量大，主要有兩種情況。其一，伴壯熱、面赤、引飲、脈洪大，屬實熱證；其二，伴面色蒼白、肢冷脈微，屬亡陽證。

@戰汗：惡寒戰慄，而後汗出，多屬邪盛正虛。

@局部之汗：諸如頭汗，辨寒熱虛實同裡證之汗；半身汗，半身經絡阻閉；手足心汗，其虛實有賴全身辨證。

（3）問頭身

@頭痛：頭痛的問診要緊緊抓住疼痛的部位和性質兩個方面。

@部位：前額痛屬陽明經，頭側痛屬少陽經，頭後痛屬太陽經，頭頂痛屬厥陰經。頭痛無明顯部位局限的，須參照其他症狀、體徵辨證。

@性質：頭痛無休止而較劇，發病急，多屬外感頭痛。惡寒重者屬風寒頭痛，面赤咽痛者屬風熱頭痛，頭痛如裹伴肢體困重者屬風濕頭痛。而病程長，痛勢緩者多屬內傷頭痛。

@頭暈：暈是昏眩的意思。病人自覺頭昏物轉，輕者閉目可止，重者視物旋轉，不能站立，可伴噁心嘔吐。頭暈的虛實之分與頭痛類似，還要結合四診所見。常致頭暈的有肝陽上亢、痰濕內阻、氣血兩虧、腎精虧虛等。

（4）問胸脅脘腹

@胸：胸內為心肺，悶痛常與心肺之病有關。心病多為胸痹、真心痛，類似心絞痛發作。表現為胸痛憋悶，痛引肩背，甚則面青肢冷，多見於中年以上，於勞作或情緒波動後加劇。由肺部病變引起的胸痛多伴有咳、痰、喘之

類的症狀，且不似心病的突發，病程要長些。另外，婦女乳房脹痛，或病人胸部疼痛不適，多與氣機不暢有關。

@脇：脇部病變多與肝有關，部位在乳下兩側至肋骨盡處。

@胃脘：胃脘即上腹中部。胃脘不適多與脾胃有關。冷痛屬寒，灼痛並伴口臭、便祕等屬熱。痛與情志波動有關多屬肝氣或肝火犯胃，久病疼痛則多見陰虛、陽虛、瘀血之類，小兒則多見傷食、蟲疾。

@腹部：腹部位於胃脘之下，習慣上腹部叫胃脘，以下稱腹部，又有中腹（臍週）、小腹（臍下）、少腹（小腹兩側）之分。中腹病變多歸脾胃，小腹多與膀胱有關，少腹多與肝經有關。婦女子宮位於小腹，所以婦女小腹不適還應暸解經、帶、胎、產等情況。

（5）問耳目

①問耳：耳疾常見耳鳴、耳聾、重聽。

@耳鳴：暴鳴聲響屬實，常鳴聲微多虛。實多為肝膽三焦之火，虛多為腎精虧虛、髓海不充。

@耳聾：大凡新病多實，久病多虛。實可由傷寒、溫病、感冒引起，虛可因心、腎虧虛或年邁所致。

@重聽：聽力減退，病機類於耳聾。

②問目：包括目眩、目昏、目痛等。

目眩：視物轉動，重者站立不穩。與目痛、目昏（視物不清）等相似，暴病多實，久病多虛，實與風、痰有關，虛則咎之肝、腎。

（6）問飲食、口味

①渴、飲：主要是問渴與飲的關係。

@口渴多飲（或稱引飲）：熱盛傷津，可見外感熱病的實熱證，消渴病，或汗、吐、下等耗傷了津液。

@渴不多飲：口渴而不想多喝水。可見於陰虛、濕熱、痰飲、瘀血等。

②食欲：包括食欲下降和過旺、偏食等。

@納少、納減：表示食欲下降，食量減少。納呆：程度加重，無食欲，甚則厭食。久病多屬脾胃虛弱，嚴重者是胃氣將亡的危候；新病多實，如濕邪困脾，肝膽濕熱，食積等。饑不欲食多屬胃陰虛。此外，懷孕早期的妊娠反

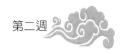

應，一般不屬病態。

@消穀善饑：指食欲過旺而攝入多，多屬胃火亢盛。

@偏嗜：可見於民俗不同、妊娠和蟲積病人。

@除中：為病重本不能食，而突然食欲大增，甚至暴食，屬胃氣將絕的惡象。

③口味：指口中味覺。

@口淡乏味：為脾胃虛或濕困脾胃。

@口甜、口中黏膩：為濕困脾胃，或傷食。

@泛酸：或指口中作酸，或指酸水胃中上泛，與肝、胃失和有關。

@口中酸餿：多見於傷食者。

@口苦：常表示熱證。

@口鹹：多與腎有關。

（7）問睡眠

@失眠：古稱不寐，表現形式不一，如不易入睡，入睡易醒（睡眠不實），時或驚醒，徹夜不眠和夢魘等。虛證多屬心、脾、腎陰血不足，實證多因火、熱、痰、食積等影響心、膽、胃。

@嗜睡：有兩種含義，一指神疲困倦，睡意偏濃；一指心神受擾，出現不時入睡，為昏迷前惡候。前者多屬脾虛清陽不布，或因於陽氣虛，或因於痰濕困擾；後者多為心腎陽衰或邪陷心包，蒙蔽心神，是危候。

（8）問二便

①問大便：包括排便難易、次數及排泄物。

@便秘：大便燥結，排出困難，便次減少。多由津液損傷所致。久病、老年、產後便秘多因氣液兩虧。

@泄瀉：又稱腹瀉，多因寒、濕、食積傷脾，或脾虛所致。另有「痛泄」，指因情緒波動，引發腹痛，瀉後痛減之證（是肝鬱乘脾）。此外，還有常用術語如下。

@完穀不化：指腹瀉物夾不消化食物。溏結不調：或瀉或秘，或者先乾後溏。下痢膿血：為痢疾的特徵。遠血：便血似柏油。近血：便血鮮紅。裡急

後重：腹痛窘迫，時時欲瀉，便出不爽，多見於痢疾。滑瀉失禁：指便瀉不能控制。

②問小便

@尿多：屬虛寒或消渴病。

@尿少：或傷津，或腎氣化不利，或水濕內停。

@癃閉：指小便不暢。點滴而出為癃；小便不通為閉。

還有餘瀝不盡、小便失禁、遺尿、夜尿增多等，多與腎虛有關。小便澀痛、急迫、灼熱，則屬濕熱蘊結膀胱。

（9）問婦女：主要問婦女的經、帶、胎、產情況。

@月經：月經是女子週期性子宮出血的生理現象。始於13～15歲，週期為28天左右，持續3～5天，經色正紅或伴血塊，妊娠期與哺乳期月經不來潮，停經期年齡在49歲左右。月經的異常主要有：月經先期，月經週期提前8～9天以上者；月經後期，月經週期錯後8～9天以上者；月經愆期，月經提前、錯後不定，提前或錯後在8～9天以上者，統稱為月經不調。行經腹痛、停閉（月經中斷3個月以上者）和崩漏（月經量多不止稱崩，長期淋漓不斷稱漏），都是常見的月經異常。月經異常多與肝、脾、腎三臟有關，實則多為寒、熱、瘀血、痰濕之邪所致，虛則有氣、血、陰、陽之別。

@帶下：正常婦女陰道內的少量白色無臭的分泌物，稱為白帶或帶下。一旦量、色、臭發生異常，即為帶下病。常見有白帶，色白、量多、質稀無臭，屬脾虛寒濕；黃帶，色黃、量多、質稠、臭穢，屬濕熱下注；赤帶，色紅或赤白相間、質稠、微臭，多屬肝鬱化熱。

@妊娠：已婚婦女，平素月經正常，出現停經而脈象滑，應考慮妊娠。妊娠期常見異常有：妊娠惡阻，妊娠婦女出現厭食、噁心、嘔吐、甚則不能進食；胎動不安，妊娠後小腹部下墜疼痛，腰部痠痛，甚至見漏紅者，為墮胎或小產先兆。

@產後：產後血性惡露淋漓不斷，持續20天以上的稱為產後惡露不淨，可由氣虛、血熱、血瘀等引起。

（10）問小兒：兒科古稱「啞科」，問診不易。大致應注意以下幾點：

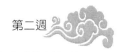

@新生兒（出生後至1個月）問出生前後情況；嬰幼兒應重點詢問餵養、發育情況（如坐、爬、立、走、出牙、學語等）；6個月以後要問預防接種、傳染病史各傳染病接觸史：著重瞭解一些常易引起小兒疾病的原因，如餵養、驚嚇、著涼，以及發熱、咳喘、驚叫、吐瀉等。

◎每日練習

1.重點掌握問診的內容。碰到病人，要圍繞主訴問診，以蒐集翔實的辨證資料。

2.飲食異常的常見症狀有哪些?

3.二便異常的常見症狀有哪些?

4

●切診（一）

> 什麼叫切診?切診是運用雙手對病人肌體進行觸、摸、按壓，從而獲得重要辨證資料的診察方法，切診包括脈診和按診兩個部分。脈診是按脈搏，按診是對肌膚、手足、胸腹等部位的觸摸按壓。以下重點介紹脈診。

◆ 脈診

脈診是四診中發展較早的診法，早在兩千多年前，已形成了比較完備的學說。其原理是血脈周絡全身、五臟六腑，由脾胃吸收的水穀精微輸灌血脈，濡養周身。血液晝夜不停地循行於十二經脈，其所經過的臟腑組織器官的正常與否就會在脈搏上反映出來。所以診察脈象可以判斷疾病的病位、性質、邪正盛衰，以及推斷疾病的預後。因此診脈具有重要的臨床意義。另一方面，脈診與其他診法一樣，也有其局限之處，不易掌握，甚至臨床上還會出現脈症不相應、不符合的情況，故有「捨症從脈」或「捨脈從症」的講

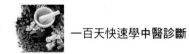

法,而關鍵在於四診合參。

1.脈診的三種方法

（1）遍診法：即《素問》的三部九候法。三部指頭、手、足三部,每部又有三候,得三部九候。頭部（上部）：上部上,兩額動脈（太陽穴處）,候頭角之氣;上部中,耳前動脈（耳門穴處）,候耳目之氣;上部下,兩頰動脈（巨髎穴處）,以候口齒之氣。手部（中部）：中部上,手太陰（寸口脈）以候肺;中部中,手少陰（神門穴）以候心;中部下,手陽明（合谷穴）候胸中之氣。足部（下部）：下部上,足厥陰（上位於五里穴,下位於太沖穴）候肝;下部中,足太陰（上位於箕門穴,下位於沖陽穴）候脾胃;下部下,足少陰（太溪穴）候腎。

（2）三部診法：見於《傷寒雜病論》診人迎、寸口、跌陽三脈。

（3）寸口診法：始於《內經》推廣於《脈經》,以後診脈多取寸口,沿用至今。以下就介紹寸口脈的診法。

寸口,又稱氣口,或脈口,是脈氣的窗口,長約一寸,故稱寸口。《難經》說：「十二經中皆有動脈,獨取寸口,以決五臟六腑死生吉凶之法,何謂也?然,寸口者,脈之大會,手太陰之動脈也。」表明以寸口脈取代三部九候的原理。從操作上看,診寸口脈最為方便。

寸口脈位於前臂掌後拇指側的橈動脈搏動處。定位方法：以橈骨莖突（掌後高骨）準確向內為「關」,關前（腕端）為「寸」,關後（肘端）為「尺」。初學方法：左手前掌托起右手腕後,中指上屈觸及橈骨莖突,再向內移,即可觸及搏動的橈動脈,稱「關」。食（示）指上屈,所對應的是寸;無名（環）指上屈,所對應的是尺。兩手各有寸、關、尺三部,計六部脈。寸口脈也有個三部九候的診法,三部即寸、關、尺,九候指每一部中的浮、中、沉,三三得九候。

左右寸口脈各有臟腑的歸屬：左寸候心與膻中,左關候肝、膽與膈,左尺候腎與小腹;右寸候肺與胸中,右關候脾胃,右尺候腎與小腹。

2.脈診的方法和注意事項

（1）時間：通常在清晨,其意義在於「陰氣未動,陽氣未散,飲食未

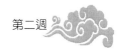

進，經脈未盛，絡脈調勻，氣血未亂，故乃可診有過之脈」（《素問•脈要精微論篇》）。如果能做到這一點，未進食，未運動，就不必拘泥於「平旦」，因為臨證平旦診脈的機會不多。所以這個早晨診脈意義上的時間不是呆板的。醫家汪機就講：「若遇有病，則隨時皆可以診，不必以平旦為拘也。」

時間的第二個含義是切脈的時間，以前講是必滿五十動，即脈要跳動五十下。目前通常的3～5分鐘為度，時間太少，有的細微變化容易漏掉。當然，碰上危急脈象則應立即給予治療，不可膠柱以耽誤病情。

時間的第三個含義主要是對醫生所言，又稱「平息」。即被診的人要靜，診者也要「虛靜」，排除雜念，體會脈象。古時候沒有手錶，判斷病人脈搏數率是以醫生呼吸次數來定，因此，不花點時間調勻呼吸不行。

（2）體位：體位有兩個要求，第一坐直或正臥，身體要放鬆，不可緊張；第二，手臂平展，與心臟近同一水準，手腕下墊一布枕，使腕舒展。不然脈象易受干擾，診脈不便。

（3）指法：通常以左手診右手，右手診左手。臨證先用中指按在掌後高骨內側關脈處，再以食（示）指按寸脈、無名（環）指按尺脈，三指成弓形，指尖平齊，以指前腹最敏感處觸脈。布指疏密與病人身高相應，高者疏、矮者密。診時根據需要可三指同按（總按），或輕提二指，以一指上下體驗某部脈象。

（4）舉按尋：是診脈時運用指力的輕重和上下左右尋查脈象的手法。舉是輕按，按是重按，上下左右尋找最佳脈象稱尋。輕與重是相對的，胖者脈多沉，瘦者脈多浮，但胖瘦均有舉按的要求，所以要反覆實踐，才能操作好。

以上介紹了一些脈學的基本診法，文字雖不多，但若能正確掌握，則受益匪淺。

下面看兩個病例：

★1.羅謙甫治建康道按察副使奧屯周卿子，年二十有三，至元戊寅春間，病發熱，肌肉消瘦，四肢困倦，嗜臥盜汗，大便溏，多腸鳴，不思飲食，舌不知味，懶言。時來時去，約半載餘。羅診脈浮

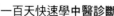

數，按而無力。處甘溫補劑而癒。該案病人有發熱，羅氏不去清熱，而用甘溫補劑，為什麼?在於按脈無力，虛證明矣!若不用舉按尋去細細體驗，見熱證，又見脈數，不免苦寒之劑直折，犯虛虛實實之戒!

★2.老人頭目昏眩而重，手足無力，吐痰相續。脈左散大而緩，右緩大不及左，重按皆無力。飲食微減而微渴，大便四日始一行。醫投風藥。朱曰:若是，至春必死。此大虛證，宜大補之。以參、芪、歸、芍、白朮、陳皮，濃煎，下連柏丸三十粒。服一年後，精力如丁年。該案朱（丹溪）氏力主大補而取效，也得益於切脈之細緻。若脈沉實有力而不散，則失去了大補法的依據。

◎每日練習
　1.為什麼切脈能瞭解五臟氣血正常與否?
　2.何謂三部九候?
　3.何謂舉按尋?

5

●切診（二）

3.平脈

平脈即正常人的脈象。特點是從容和緩，每分鐘72次左右，節律一致，並具有「胃、神、根」三個特點。這裡的胃指脈搏有徐和之象，神與胃的脈象相似，根是指脈搏沉取應指有力。雖然晝夜四季、氣候地理、性別年齡、體質高矮、情志勞逸和飲食等因素會引起脈象的差異，但胃、神、根這些平脈的特徵應該存在，不然便稱不上平脈，而是病脈。當然，這些因素對胃、神、根也會有影響，它們的特徵會在一定幅度內變動，所以不能刻舟求劍，要細心體驗，不斷累積。

4.病脈

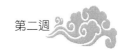

這裡介紹28種病脈。

（1）浮脈：①脈象：輕取即得，為舉之有餘，按之不足。②主病：表證。脈大無力則主虛證。

（2）沉脈：①脈象：輕取不應，重按始得。②主病：裡證。有力為實，無力為虛。

（3）數脈：①脈象：一息五至以上（約每分鐘脈搏90次以上）。②主病：熱證。有力為實，無力為虛。

（4）遲脈：①脈象：一息不足四至（約每分鐘脈搏60次以下）。②主病：寒證。有力為寒積，無力為虛寒。

（5）洪脈（附大脈）：①脈象：脈搏大如潮，來盛去衰。②主病：氣分熱盛。無力為虛證。

大脈：僅脈形寬大。有力為實，無力為虛。

（6）細脈（附小脈）：①脈象：脈細如線。②主病：虛證。

@小脈：與細脈同。也有指脈細而短，應指短促。

（7）微脈：①脈象：脈細無力，按之欲絕，若有若無。②主病：陽衰氣微。

（8）散脈：①脈象：浮散無根，按之則無。②主病：氣脫。

（9）實脈：①脈象：舉按均有力。②主病：實證。

（10）虛脈：①脈象：舉按均無力。②主病：虛證。

（11）滑脈：①脈象：往來流利，如盤走珠，應指圓滑。②主病：痰、食積、實熱。孕脈常見滑脈。

（12）澀脈：①脈象：往來艱澀，似輕刀刮竹。②主病：血瘀、傷精血少。

（13）長脈：①脈象：脈長超過本位。②主病：有餘之證。

（14）短脈：①脈象：脈短不能滿部。②主病：有力為氣鬱，無力為氣損。

（15）弦脈：①脈象：端直而長，如按琴弦。②主病：肝膽病、諸痛、痰飲。

（16）緊脈：①脈象：脈搏繃急而緊。②主病：寒、痛、宿食。

（17）革脈：①脈象：類緊脈而外強中空。②主病：亡血、失精、半產、漏下。

（18）牢脈：①脈象：沉按實大弦長。②主病：陰寒內實、疝氣、癥、瘕。

（19）伏脈：①脈象：重手推筋按骨始得。②主病：邪閉、厥證、痛極。

（20）芤脈：①脈象：浮大中空，如按蔥管。②主病：失血、傷陰。

（21）濡脈：①脈象：浮而細弱。②主病：諸虛、主濕。

（22）弱脈：①脈象：沉細而軟。②主病：氣血不足。

（23）緩脈：①脈象：一息四至，來去平緩。②主病：濕病、脾胃虛弱。

（24）動脈：①脈象：脈形如豆，滑數有力。②主病：痛、驚。

（25）疾脈：①脈象：脈來急速，一息七八至。②主病：陽極陰竭，元氣欲脫。

（26）促脈：①脈象：脈來數而時一止，止無定數。②主病：陽盛實熱，痰飲宿食停滯，或主痛。

（27）結脈：①脈象：脈來緩而時一止。②主病：陰盛氣結，寒痰血瘀，癥瘕積聚。

（28）代脈：①脈象：脈來一止，止有定數。②主病：臟氣衰微。

為了便於記憶，有人把28脈分作6類。

@浮脈類：浮、洪、濡、散、芤、革。

@沉脈類：沉、伏、牢、弱。

@遲脈類：遲、緩、澀、結。

@數脈類：數、促、疾、動。

@虛脈類：虛、微、細、代、短。

@實脈類：實、滑、緊、長、弦。

臨證發現，以上脈象往往兼而見之，如浮數、細數之類，而有的脈即由若干脈象組成，如弱脈由虛、沉、小三脈合成。脈象組合變化繁多，有些組合後的脈象還有特殊的診斷意義，難以枚舉，讀者宜反覆體驗，博覽群書，

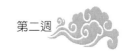

逐漸累積。

5.脈症順逆與從舍

脈症順逆，指脈象與症的相應與否，相應為順，不相應為逆，逆則預後不佳。如實證見虛脈，即為相逆。如果進一步分析，還可看到，脈症不符有兩類情況，一是病情錯綜複雜，疾病深重，難以挽回；一是脈或症出現的假象，或脈的畸形，此時就要取捨症從脈、捨脈從症之法。

腹痛脹滿，按之益甚，大便祕結，舌紅苔黃厚，脈反見細者。脈細係熱結阻滯所致，為假，此乃症真脈假，當捨脈從症，用瀉法治療。

高熱，脈滑數，而四肢厥冷。此屬熱閉，肢冷為假，乃脈真症假，當捨症從脈，用寒法治。

可見，只有全面運用四診，四診合參，才能從捨得宜，做出正確的診斷。

◆ 按診

按診手法包括觸、摸、按等，具體有按肌膚、按手足、按胸腹和按俞穴等方法。

按肌膚主要是探明肌表的寒熱、潤燥以及腫脹。

按手足主要是探明肌體的寒熱。

按胸腹有按胸、按腹之分，按胸以探明虛裡處的宗氣強弱，按腹則有辨寒熱、痛脹、癥瘕、痞滿、腫塊、蟲積之別。

按腧穴指瞭解某些特定穴位是否有結節、條索狀物、敏感反應，如壓痛等，以瞭解相應臟腑及經絡循行部位的病變。

◎每日練習

1.二十八脈的脈象特點是什麼?

2.說出浮、洪、濡、散、芤、革六脈的異同。

3.怎樣辨別虛、細、微、代、短五脈的特點和主病?

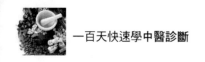

第三週•

1

三、 八綱

●什麼叫八綱

> 　　八綱指八個最基本的辨證綱領，即表、裡、寒、熱、虛、實、陰、陽。八綱是中醫辨證中最基本的辨證，也是其他辨證的有機組成部分，因此，掌握好八綱辨證十分重要。

　　所謂八綱辨證，即透過四診蒐集到的資料，對病位的深淺，病邪的性質、盛衰，人體正氣的強弱等加以綜合分析，然後歸納為八類證候，這就是八綱辨證。

　　八綱又分作四對，表裡辨病邪的深淺，寒熱辨疾病的性質，虛實辨邪正的盛衰。陰陽則有兩層含義，其一，辨人體陰或陽的盛衰，其二，對其餘六綱的概括：陽證包括表、熱、實三證，陰證包括裡、寒、虛三證。

　　由於八綱中的某一綱是對不同的病性歸納，有其獨特的適應範疇，放之以實際的病例，其千變萬化往往會出現八綱的相兼、夾雜、轉化、真假等現象。相兼指兩綱或兩綱以上並存，如表寒、表虛寒之類；夾雜如虛實夾雜；轉化如寒化熱、表轉入裡等；真假如真寒假熱，真虛假實等。因此，辨證時不僅要熟練掌握各類證候的特點，還要注意八綱間的相兼、轉化、夾雜、真假，以做出正確的辨證。

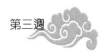

●表證與裡證

> 表裡辨證在於辨別病位的深淺，適用於外感熱病。外感熱病有病邪由表入裡、由淺入深的演變過程，病邪所侵犯的部位不同，治療法則迥異，這就要運用表裡辨證。而內傷雜病，非感受外邪所致者，沒有表證，於是表裡辨證就失去了意義。因此，首先要明確表裡辨證的運用範圍。

　　表和裡的部位是這樣劃分的，軀殼、經絡為表，臟腑為裡。再要分的話，三陽經及所屬六腑屬表，三陰經及所屬五臟屬裡。不過，通常表裡辨證講的表主要指軀殼（包括皮毛、膚腠）、經絡，裡則指臟腑。

　　一般認為，病在表則病淺而輕，病入裡則病深而重，表邪入裡則病進，裡邪出表則病退。

◆ 表證

　　表證指外邪經過皮毛、口鼻侵入機體，停留於肌表所產生的證候。表證的特點是起病急、病程短。

　　臨床表現：發熱惡寒（或惡風），頭身痛，舌苔薄白，脈浮。兼見鼻塞流涕、咽喉癢痛、咳嗽等症狀。

　　通常新發病，發熱與惡寒或惡風並見，即可診斷為表證。邪氣客於肌表，腠理開合紊亂，衛氣被遏，失去溫分肉故寒，熱鬱於內則熱，或惡寒發熱並見。惡寒即怕冷，輕的稱惡風、怕風。若逢體弱年邁，可僅見惡寒，不見發熱，此時，如兼見頭身痛、鼻塞流涕、噴嚏等一二症狀，仍可診斷為表證，而苔薄、脈浮卻非主要依據。因為苔薄表示無裡證，脈浮也有類似的含義。如果平素已患有內傷雜病，復感外邪，呈一夾雜的病證。此時，表證雖存，而脈搏不一定浮，苔不一定薄。所以表證最基本的特徵是惡寒（或惡風），發病急和病程短，並可結合發熱、鼻塞、流涕、咽喉癢痛、噴嚏、咳嗽等一二症。

◆ 裡證

　　裡證是外邪深入於裡（臟腑、氣血、骨髓）的一類證候。有人把非外邪引起的內傷雜病也視作裡證，未嘗不可。因為內傷雜病起於五臟六腑，邪在內、在裡，治療上同外邪入裡的裡證一樣，不用汗法，所以歸為裡證也是有依據的。這樣一來，裡證的成因可以歸納為三類：外邪不解，內傳入裡；外邪直接侵犯臟腑；情志內傷、飲食勞倦等因素直接損傷臟腑（內傷雜病）。

　　臨床表現：疾病發生失去表證的特點而出現了非表證的症狀、體徵。由於裡證的病因複雜，病位廣泛，出現不同的症狀，其臨床表現不是若干症狀可以概括的。而傳統講的外邪化熱入裡的症狀主要有壯熱，煩躁神昏，口渴，腹痛，便祕或腹瀉嘔吐，小便短赤，舌苔黃或白厚膩，脈沉。外邪入裡的裡證，追問病史，大多有表證的過程，這一點至關重要。

　　以上症狀，壯熱、口渴、小便短赤、苔黃係熱證；煩躁神昏是邪擾心神；腹痛、便祕或腹瀉嘔吐是邪乾脾胃；苔厚、脈沉表明病深入裡。

　　此外，還有以下幾種情況。

　　@半表半裡證：指邪在表裡之間，證見寒熱往來，胸脇苦滿，心煩喜嘔，默默不欲飲食，口苦，咽乾，目眩，脈弦。見《傷寒雜病論》少陽病證。

　　@表裡同病：表證和裡證同時出現。多因表證未罷卻已入裡，或外感內傷先後致病以致夾雜同病。

　　@表邪入裡：指表證未解，內傳入裡，表明病情有了發展。

　　@裡邪出表：指某些裡證，病邪從裡透達於外，稱順證。如先病內熱煩躁，咳逆胸悶，繼而汗出或見痧、疹點伴隨著發熱減退。

　　接下來，舉兩個病證，辨別表裡。

　　★1.昨日驟冷，外出受寒，今日頭痛，惡寒，鼻塞流清涕，項背及四肢痠痛，測體溫39.5℃，脈數，舌苔薄白。該證屬什麼證?

　　再看一例：

　　★2.上週末感冒，自服感冒藥若干，未見緩解。今診，發熱，口渴，面赤，舌紅，苔稍黃而少津，脈數。該證屬何證?理由是什麼?

　　前一證應辨作表證，特點是惡寒與發熱並存，往往有受寒史，病程短。

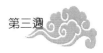

此時，不論有沒有宿痰、兼症，表證一般可以確認。辨表證與體溫高低關係不是很大，例如，前一例病人，體溫達39.5℃，辨證仍屬表證。

後一證應辨作裡證。特點是有感受外邪的病史，而發展至今，惡寒與發熱並見的特徵消失，說明表證已入裡。由於面赤、舌紅、苔黃，可辨為裡熱證。

你的辨證與此結論一致否？

◎每日練習

1.什麼是表證、裡證？

2.表證、裡證的鑒別要點是什麼？

2

●寒證與熱證

> 寒熱辨證是區別疾病性質的兩個綱領。陰寒邪盛或人體陽虛則表現為寒證；陽熱邪盛或人體陰虛則表現為熱證。所以《內經》用兩句話來概括，即「陽勝則熱，陰勝則寒」「陽虛則外寒，陰虛則內熱」。這裡，「內」「外」是互文，是內外寒、內外熱的意思。

◆ 寒證

寒證是陰寒邪盛或陽氣虛弱所表現的證候。所以寒證的形成原因有兩類，其一，感受陰寒之邪，如受寒、淋雨、過服生冷、寒藥等；其二，人體自身的陽氣虛弱，溫煦作用下降。寒證的特點主要是冷、白、清、稀等。

@臨床表現：惡寒喜暖，肢冷；面色白，舌淡苔白而潤滑；口淡不渴，痰、涎、涕清稀，小便清長，大便稀溏；脈遲或緊。

陽氣內虛或陽氣為寒邪所遏，失去溫煦、推動功能，以致出現以上冷、白、清、稀等症狀。陽虛陰盛，陰寒主收引，故脈象緊。

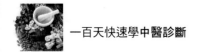

◆ 熱證

　　熱證，是感受熱邪或陽盛陰虛，人體的功能活動亢進所引起的證候。與寒證的成因有內外兩類相似，熱證的形成原因也有內外兩類：其一，外邪所致，外邪主要有兩種，一是熱邪，如高溫環境下，炎熱逼人，或氣候炎熱、酷暑逼人之類；二是原本感受的寒邪，逐漸入裡化熱，變作了熱邪。其二，非外邪引起，如七情過激化火；飲食不節，蓄積化熱；陰虛陽亢等。熱證的特點是熱、赤、乾、稠、動。

　　@臨床表現：面紅目赤，頭身熱，煩躁不寧，小便短赤，口渴喜冷飲，痰涕黃稠，大便乾結，舌紅，苔黃而乾燥，脈數。

　　@陽盛則熱，會出現一派熱、赤的徵象，陽盛的程度不同，病機不同，症狀及其強度會有許多變化，但熱、赤的特徵是一致的。熱灼津液，所以會出現乾、稠的特徵。陽熱主動，亢盛則會脈數、煩躁。

◆ 寒證熱證的關係

1.寒熱錯雜

可分作四種。

　　@上熱下寒：如胸中煩熱，頻頻欲嘔的上熱與腹痛喜暖，大便稀溏的下寒並見。

　　@上寒下熱：如胃脘冷痛，嘔吐清涎的上寒與尿頻尿痛，小便短赤的下熱並見。

　　@表寒裡熱：如惡寒發熱，頭身疼痛，脈浮緊的表寒與煩躁、口渴、氣喘的裡熱並見。

　　@表熱裡寒：如發熱頭痛，咳嗽，咽喉腫痛的表熱與大便溏泄，小便清白，四肢不溫的裡寒並見。

2.寒熱轉化

　　@寒證化熱：如先是表寒，見惡寒發熱，苔薄白潤，脈浮緊，以後過渡到裡熱證，見壯熱不惡寒，心煩口渴，舌紅苔黃，脈數。

　　@熱證化寒：如先是實熱，見壯熱大汗，面赤脈數，繼而出現體溫下降，

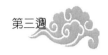

四肢厥冷，面色蒼白，脈微欲絕的虛寒證。

所以，寒證熱證雖各有其獨特的證候，但不能因此把兩者割裂開來。病人的疾病是複雜的，由於身體的稟賦、嗜好、工作生活環境、患病後的處理等多種因素，便使之出現寒熱錯雜、轉化等複雜的表現，如同表裡和以後介紹的虛實一樣，臨證應仔細認真辨別。

3.寒熱真假

真寒假熱：內寒而有若干外在的假熱證候。如本屬陰寒內盛，喜少量熱飲（熱證多喜冷飲，且量多），欲蓋衣被，脈無力，或四肢厥冷，下痢清穀，小便清長，舌淡苔白等症，同時出現假熱之證，如身熱，面紅，口渴，脈大等症。這種稱之為陰盛格陽。陰寒內盛，把陽氣格拒於外，是危重之候。

@真熱假寒：熱證而外有若干假寒之象。熱證的表現有身熱不惡寒，反惡熱，脈沉數而有力，或見煩渴喜冷飲，咽乾，口臭，譫語，小便短赤，大便燥結或熱痢下重，舌質紅，苔黃少津等。卻見有手足逆冷，脈沉等陰寒假象。這叫著陽盛格陰，是熱證的重證。

當瞭解了疾病的全過程，並四診合參，多能辨出寒熱的真假。

在八綱辨證中，寒熱的典型證候辨證起來並不難。試辨兩例：

★1.發熱2週，體溫下午多在38.8℃左右，上午稍低，有汗，用抗生素後未解。煩躁，食少，大便黏滯不暢，舌紅，苔黃膩，脈數。此證該如何辨？

再看一例：

★2.脘腹不適，惡寒冷，每每食溫暖衣。昨因酷暑難當，喝冷飲一杯，即胃脘作痛，腹瀉。腹部畏冷，舌淡胖，苔薄白，脈緩。

以上兩例反差很大，已經辨出來了吧。

上例屬熱證，下例屬寒證。

再仔細辨證，上證屬濕熱證，感受了濕熱之邪，特點是病程可相對長些，有濕礙脾胃的食少、苔膩之症。

下例屬脾胃虛寒，複受寒邪。病人有脾胃虛寒的背景，再遇上飲食寒冷飲料的誘因，更傷脾胃之陽。

◎每日練習

1.何謂寒證、熱證，各自的主要表現有哪些?

2.何謂寒熱錯雜，常見有哪幾種類型?

3

●虛證與實證

> 虛實，是辨別邪正盛衰的兩個綱領。所謂虛，指的是正氣虛，正氣的不足;實，指的是邪氣實，邪氣的亢盛。所以《素問•通評虛實論篇》指出「邪氣盛則實，精氣奪則虛」。由此可以看出，實是邪多，治法宜攻，而攻多會傷及正氣;虛是正少，治法宜補，而補又會有助於邪氣。辨證一旦失誤會導致實實虛虛的誤治，因而要準確掌握虛實辨證。

◆ 虛證

虛證是人體正氣虛弱所表現的證候。虛證形成的原因眾多，但歸納起來可分先天不足和後天失調兩類，而臨床就診的病人中多以後天失調為主。後天失調包括飲食失調，營養失衡;七情六欲、過度勞倦;房室過度以及久病失治誤治等。形成的虛證有陰虛、陽虛、氣虛、血虛、精虧、脫液傷津、臟腑虧虛及相兼的多種變化。這裡，主要介紹陰虛和陽虛兩證，其他虛證及相兼虛證詳見以後的氣血津液辨證、臟腑辨證等章節。

1.陽虛

@臨床表現:面色淡白或萎黃，精神萎靡，身疲乏力，心悸氣短，形寒肢冷，自汗，大便滑脫或下痢清穀，小便失禁或清長，舌淡胖嫩，脈虛沉遲等。

陽氣虧虛，溫煦、推動、氣化和固攝等功能下降是產生上述證候的主要

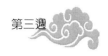

原因。通常，陽虛證舌苔無特殊表現，故略。

2.陰虛

@臨床表現：五心煩熱（心煩、手足心熱），消瘦顴紅，口咽乾燥，盜汗潮熱，舌紅少苔，脈虛細數。

臨床上一般稱的陰虛不包括血虛。血虛就叫血虛，不會去叫陰虛，如果相兼則稱陰血虛。陰虧不足，既失去滋潤濡養的功能，又出現陰不制陽的熱象。其中，熱象並不是十分顯著的，不然則稱之為陰虛火旺，陰虛陽亢。大凡出現形質虛少之證，如消瘦、舌體瘦小、苔少或光剝、脈細等即可辨為陰虛。

◆ 實證

實證是外邪侵犯人體或人體內病理產物蓄積所產生的證候。外邪有風、寒、暑、濕、燥、火、疫氣之類，人體內的病理產物包括痰飲、水濕、瘀血等。

@臨床表現：發熱，痰涎壅盛，胸悶煩躁，甚至神昏譫語，腹脹痛拒按，大便祕結，或下痢，裡急後重，小便不利，或淋瀝澀痛，舌質蒼老，舌苔厚膩，脈實有力。

以上列舉了一些實證的常見症狀。熱邪亢盛則發熱，侵犯心神則煩躁，甚至神昏譫語；邪實犯肺則氣粗、喘咳、痰涎壅盛；邪乾中焦腸胃則大便祕結、下痢或裡急後重；邪犯下焦膀胱則小便不利、淋瀝澀痛。證中舌質蒼老、舌苔厚膩、脈實有力既反映了邪實，亦表明正氣未虛的邪正相搏。

◆ 虛實的關係

1.虛實錯雜

虛指正氣虛，邪實的實主要指病邪的多少。實際上，臨床就診病人大多兼有正氣虛與邪氣實，即所謂虛實錯雜。為了便於擬定相應的治則，抓住病機的關鍵，以實為主側重在攻，以虛為主側重在補，或攻補並重，這就要求診斷出虛實的輕重緩急來。常見有以下三種。

@實證夾虛：特點是實邪為主，正虛為次。這種病人往往病程較短，身體

狀況尚可；或原為實證病人，因治療不當，延誤治療等引起，治法以去實為主，正虛可望逐漸平復。

@虛證夾實：特點是正虛為主，邪實為次。這類病人病程往往遷延不癒，身體狀況已弱；或身體素虛，復感新邪者，這類病人往往治當扶正為主，兼用去邪，甚至先用扶正，待正複而邪實突出再攻補兼施。

@虛實並重：由邪未去正已傷或正氣素弱復感外邪而來，虛證與實證的表現均突出，由於年齡、性別之異，程度有很大不同，通常去邪與扶正治法並重。

2.虛實轉化

虛實轉化不能簡單地理解為虛證轉化為實證，實證轉為虛證。通常是在虛證的基礎上出現實證，是虛實夾雜；實證的基礎上出現虛證，甚至虛證佔了主導地位。比如高熱實證，突然大汗、面色蒼白、脈細無力有陽氣欲脫的虛證出現，雖然邪氣未消，按理仍是虛實夾雜，但此時重在挽救危陽，搶救生命，注意力則集中到虛證之上，習慣上稱之實證轉虛。當然根據臨床症狀不同，可以在挽救的同時進行去邪，或待危象緩解後去邪，邪不去，就不可能阻止實證轉虛。

3.虛實真假

對虛實真假，初學者千萬要留意，不可膠柱。前人曾有例，如《顧氏醫鏡》：「心下痞痛，按之則止，色悴聲短，脈來無力，虛也；甚則脹極而不得食，氣不舒，便不利，是至虛有盛候。」「聚積在中，按之則痛，色紅氣粗，脈來有力，實也；甚則默默不欲語，肢體不欲動，或眩暈昏花，或泄瀉不實，是大實有羸狀。」顯然，前一段引文講的是真虛假實，後一段引文講的是真實假虛。

有時，虛實真假與虛實夾雜、虛實轉化的界線不易劃清，三者病證範圍有相相容的地方。至此，診斷的命名可有不同，但虛與實的孰輕孰重，孰急孰緩的判斷是一致的，不得有誤。此時辨舌、脈、病程經過這三個要素十分重要。舌質蒼老多實，嫩胖或瘦多虛；脈有力有神多實，無力無神多虛；新病、素強之人多實；久病、素弱之人多虛。此外，詳細的四診資料的蒐集、合參是明辨虛實的重要保證。有時你會發現，辨證山窮水盡之際，病人的既

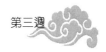

往史往往會給你以啟發，而進入柳暗花明之境。

◎每日練習

1.何謂虛證、實證，兩者的主要表現有哪些？

2.什麼叫虛實錯雜，有哪些類型，臨床表現如何？

4

●寒熱、表裡、虛實的關係

＊寒熱、表裡、虛實的關係通常有12種。

1.表寒證

由寒邪侵襲肌表所致。證見：惡寒重，發熱輕，頭身疼痛，無汗，苔薄白而潤，脈浮緊。

2.表熱證

由溫熱病邪侵犯肌表所致。證見：發熱，微惡風寒，頭痛，口乾，微渴，或有汗，或咽痛，舌邊尖紅，脈浮數。

表寒、表熱證均為邪客在表，因外邪寒熱性質不同，臨床上表現略有所異。有時不易區分開來，如脈數，表寒也會有，表熱惡寒也會較重等。也有一些臨床學家認為有咽痛者為表熱，而舌的潤與不潤，脈的緊與不緊，以及發病的季節等是鑒別表熱、表寒較為重要的因素。

3.裡寒證

多由陽氣素虛，寒邪直接入裡。證見：形寒肢冷，面色白，口淡不渴或喜熱飲（目的在於飲熱以去寒），靜而少言，小便清長，大便稀溏，舌質淡，苔白而潤，脈沉遲。或有腹痛。

4.裡熱證

多由外邪傳裡化熱導致的證候。證見：面紅身熱，口渴飲冷，煩躁多言，小便黃赤，大便乾結，舌質紅，苔黃脈數。

裡寒證、裡熱證一般由外邪侵犯演變而來，外邪的屬性寒熱及人體體質的強弱陰陽對裡寒、裡熱證的形成關係密切。熱邪侵犯體質較強而偏陽熱之人，轉成裡熱證的機會多，反之則裡寒多。

5. 表虛證

表虛證通常分作兩種。

（1）傷寒表虛證：源於《傷寒論》的桂枝湯證，證見：惡風，發熱，汗出，頭痛，項強，脈浮緩。特點是：外感初起，有汗而熱不減。

（2）氣虛及表：氣虛有不同證型，比如正氣虛、脾氣虛、上氣不足等。其中一種氣虛證突出表現為易汗出及易感冒，證見：常自汗出，或動則汗出，容易感冒，乏力，食少，面淡，氣短，脈浮等。

6. 表實證

表實證是相對傷寒表虛證而言。同樣外感熱病之初，有汗的稱表虛證，無汗的即表實證。證見：惡寒，發熱，頭痛身疼，無汗，脈浮緊等證。可表寒或表熱。

7. 裡虛證

臨床上見到的虛證大多屬此類，即裡虛證，或稱虛證。內容與證型繁多，詳見以後各章節。

8. 裡實證

裡實證大致可分作兩類，一是外感熱病，外邪由表入裡，形成的裡實證；二是內傷雜病中的實證，習慣上也歸於此類。

9. 虛寒證

由陽氣不足形成的一種證候。證見：神疲，面色淡白，畏寒肢冷，舌淡（或胖，或嫩，或有齒痕），脈弱（或遲，或微），或見腹痛喜溫喜按，大便溏薄，小便清長。

10. 虛熱證

由體內陰液不足所導致的一種證候。證見：潮熱盜汗，形體消瘦，五心煩熱，口燥咽乾，舌紅少苔，脈細數。

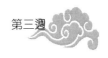

11.實寒證

因寒邪侵襲人體而致陽氣困遏而形成的一種證候。證見：惡寒，面色蒼白，四肢欠溫，舌苔白潤，脈遲（或緊），或見腹痛拒按，小便清長，腸鳴腹瀉等。

12.實熱證

由溫熱之邪侵入人體，或其他外邪化熱入裡而致的一種證候。證見：壯熱，口渴喜冷飲，面紅目赤，煩躁，腹滿脹拒按，大便祕結，小便短赤，舌紅苔黃，脈洪數滑實。

按寒熱、表裡、虛實六綱兩兩組合可見這12種病證，實際也是比較常見的病機。臨床上病例千變萬化，有不少相兼病證，相兼得十分複雜，即使用以上六綱來辨證，也可見到表虛寒證、表實寒證（一般所指的表寒證）、裡虛寒證（本週二所舉病例中裡寒證者，即含有裡虛寒證。但該證還有部分外來之邪未解，即飲冷之寒邪），裡實寒證等。

★病案：男性，58歲，膚色蒼紫，平素食欲佳，多食肉。一年前夏季饑餓，淋雨之後過食冷物，致腹中脹痛，嘔吐，後經治癒。今年再作，食則胃脘疼痛，大便溏瀉，入寐常驚醒，左脈濡小無力，右脈虛豁。

該病例有個證的演變過程。一年前屬什麼證?該屬裡實證。此番再病，僅據身高膚蒼的印象，還會認為實證居多。但是，脈象說明了問題，無力、虛豁為正氣大虛。這時的證較之年前要複雜得多；首先是有了虛證，而且程度嚴重，其次臟腑已不僅僅局限於脾胃，而是涉及心神。由於症狀和體徵記錄得不夠全面，比如舌象、苔象，以及胃脘疼痛喜按與否等，給我們辨證帶來了困難。但據年前病史，不能排除還夾有邪實的可能，雖然此次主要病機屬虛無疑。從進食即痛，大便溏瀉看，多屬陽氣虛弱。用我們已學到的六綱辨證分析大致可有以下印象，即該病屬裡虛寒證，兼有部分邪實。若脈案記錄得再詳細些，辨證的依據會更充分。這也提醒我們，在進行四診時，要做到診察務詳，記錄務全。不詳、不全是誤診的最主要原因，切記!

★病案：一人年逾三十，形近肥，色淡紫。冬月感寒咳嗽，痰有血絲，頭眩體倦。醫作傷寒，發散不癒。更醫，用四物加黃柏、知

母，益令身熱自汗，胸膈痞悶，大便滑泄，飲食不進，夜不安寐。診之，右脈洪緩無力，左脈緩小而弱。曰此氣虛也。彼謂痰中有紅，或咯黑痰，皆血病也。古云黑人氣實，今議形色近黑，何謂氣虛？曰：古人治病有憑色者，有憑脈者。丹溪云：脈緩無力者，氣虛也。今脈皆緩弱，故知為氣虛矣。氣宜溫補，反用寒涼；陽宜升舉，反用降下，又加以發散，則陽氣存也幾稀。遂用參芪四錢，茯苓、白芍、麥冬各一錢，歸身八分，黃芩、陳皮、神曲各七分，蒼朮、甘草各五分。中間稍有加減，不過行滯散鬱而已。服百劑而安。（引自《續名醫類案》）

此案仍以虛證為主，脈洪、胸膈痞悶及治法中提及的行滯散鬱，和方中用黃芩、神曲、陳皮，表明邪實未盡。此人冬月感寒，遷延至今，已無表證，只能作裡證。熱證的特徵莫過於舌紅、苔黃、脈數，三診案中均未載，從痰有血及用黃芩看，邪熱未消是可以確認的。所以該辨為虛證，兼有實、熱。

◎每日練習

1.何謂虛證與實證？其關係如何？

2.如何認識虛實真假，虛實夾雜與虛實轉化？

5

●陰證與陽證

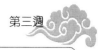

陰陽是八綱的總綱。在診斷上，可以根據臨床證候判斷其病理性質，將疾病分為陰陽兩個方面。陰證與陽證的形成原因與臨床表現各有不同。《素問•陰陽應象大論篇》中說：「陰勝則陽病，陽勝則陰病。」《素問•調治論篇》說：「陽虛則外寒，陰虛則內熱，陽盛則外熱，陰盛則內寒。」《景岳全書•傳忠錄》把陰陽兩證歸納到了綱領地位：「凡診脈施治，必先審陰陽，乃為醫道之綱領。」由此可見陰陽辨證在疾病辨證中具有重要地位。

◆ 陰證

凡是符合「陰」一般屬性的證候，稱作陰證。通常把裡證、寒證、虛證歸屬於陰證的範圍。不同的疾病，所表現的陰證證候可以不同，但歸納起來陰證主要表現出寒靜神衰的現象。證見：精神萎靡，語聲低微，面色暗淡，形寒肢冷，納呆，大便溏薄，小便清長，舌淡胖嫩，脈沉遲，或微弱，或細澀。

◆ 陽證

凡是符合「陽」一般屬性的證候，稱作陽證。表證、熱證、實證歸屬於陽證的範圍。不同疾病，所表現的陽證側重亦豐富而多變，但歸納起來，陽證主要表現出熱動神躁的現象。證見：面紅、神煩躁動，口乾欲飲，大便祕結，小便黃赤，舌紅絳，苔黃少津，脈洪大數實滑。

◆ 陰證與陽證的鑒別

典型的陰證與陽證十分容易判別，辨出了寒熱虛實類型，再做簡單歸類即可。例如，從望診來講，陰證多表現為面色暗淡，身重蜷臥，精神不振，舌淡胖嫩；而陽證則表現為面紅，神煩躁動，舌質紅絳，苔黃乾。從聞診來講，陰證表現為語聲低微，呼吸氣弱；而陽證則表現為語聲粗壯，呼吸氣粗。從問診來看，陰證具有納呆，口淡不渴，大便溏薄，小便清長的特點；陽證則具有口渴欲飲，大便祕結，小便短赤的特點。從切診而言，陰證脈沉遲（微弱或細澀）；陽證則脈洪大數實滑。通常，陰證較陽證更顯危重難

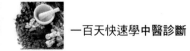

治。

　　以上介紹的陰證、陽證是對表裡、寒熱、虛實的概括，統領六綱，作為判斷病情總體狀況的綱領。臨證診斷，抓住這個綱領，就能把握住病證的大方向，治則便不會大錯。不然，失去這基本的、總的辨證，斤斤於個別症狀、體徵，見小不見大，治療往往失當。

　　陰陽的要領在中醫學中運用十分普遍，含義可有出入，體現在辨證中也是如此，如真陰不足、真陽不足、亡陰、亡陽中的陰陽概念與陰證、陽證不同，不是對不同辨證的歸類，而是指人體內兩類不同物質陰精陽氣的虧損及耗亡。

1.真陰不足與真陽不足

　　（1）真陰不足：真陰不足是指人體陰精不足，主要是腎陰不足導致的一系列證候。證見：面白顴赤，咽乾口燥，心煩，頭暈眼花，耳鳴，腰腿痠軟無力，盜汗，手足心熱，二便祕結，脈數無力等。

　　（2）真陽不足：真陽不足是指人體陽氣虧虛，主要是腎陽不足導致的一系列證候。證見：面色白，畏寒肢冷，腰腿痠軟無力，頭目眩暈，精神萎靡，舌淡胖，苔白，脈沉弱。婦女可見宮寒不孕，男子可見陽痿，或見五更泄瀉、水腫、喘咳等。

2.亡陰與亡陽

　　亡陰與亡陽是疾病危險之證。一旦造成救治延誤，容易造成患者的死亡！因此一定要認真學習，在臨證中反覆體驗，提高辨證的能力。

　　亡陰與亡陽一般由高熱大汗，吐瀉過度，失血過多等原因引起。什麼情況下出現亡陰或亡陽要根據具體情況來分析。通常在一些疾病的危重階段，或不同原因，如酷暑高溫導致的大汗，脾病、胃病、肝硬化、肝癌等的血管破裂大出血、產後、外傷的大出血和一些傳染病的吐瀉過度等會出現亡陰亡陽。由於陰陽互根，亡陰時陽氣也往往無所依附而隨陰液而耗散；亡陽時陰液也會隨陽氣失固而流失。但畢竟有主有次，明確以何為主，便能當機立斷，制訂相應治法。

　　（1）亡陰：亡陰是指體內陰液急劇大量脫失，人體功能嚴重衰竭，以

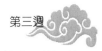

致生命垂危的證候。證見：神昏煩躁，手足溫肌熱，口乾渴喜飲冷，熱汗淋漓味鹹，舌紅絳而乾，脈細數無力。

（2）亡陽：亡陽是指體內陽氣急劇大量亡失，人體功能嚴重衰竭，以致垂危的證候。證見：神昏，手足厥冷，汗冷如油，味淡，口不渴或喜熱飲。舌白潤，脈微欲絕。

亡陰與亡陽的鑒別可從汗、渴飲、四肢溫度、舌、脈等方面來加以區別。通常亡陰身熱汗出如油，亡陽冷汗淋漓；亡陽引飲不突出或喜熱飲，亡陰則引飲；亡陽四肢厥冷，亡陰則手足溫熱；亡陽舌淡紫，多胖大濕潤多津，亡陰則舌多紅赤、舌乾、少苔；亡陽脈多散空，亡陰脈多細小。若陰陽相繼亡失則證可兼見。

亡陰亡陽不同於真陰真陽不足的臨床表現，突出地表現在神志的突然散失，病情急轉而下。參考前面介紹的望神，一旦見到失神、假神之證，兼見陰陽離散的證候，辨證還是不難做出的，所以掌握望神的技術十分重要。

◎每日練習
1.何謂陰證、陽證?兩者如何鑒別?
2.什麼是真陰不足與真陽不足?其臨床表現有哪些?

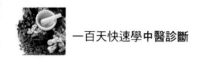

第四週•

1

四、辨證

（一）什麼是辨證

「辨證」這個詞在前三週的介紹中已反覆提及，四診蒐集的證候用於辨證，八綱也是一種辨證，有了這些認識，再來給辨證下定義，理解起來會方便些。

證，是指在疾病發展過程中，某一階段所出現病機的概括。

辨證，是指透過望、聞、問、切四診蒐集辨證素材的基礎上，對所得資料進行分析與綜合，以判別疾病，探求病因，確定病位，預測疾病發展趨勢的一種診斷方法，並為臨床治療提供依據。

辨證的方法很多，是歷代醫家透過長期臨床實踐所不斷創造的。除前面介紹的八綱辨證，主要還有：病因辨證、氣血津液辨證、臟腑辨證、經絡辨證、六經辨證、衛氣營血辨證、三焦辨證等。病因辨證著重從證候分析入手判別病因；臟腑辨證主要應用於各種內傷雜病，是綜合運用其他辨證的方法，直接為治則的擬定創造條件；氣血津液辨證和經絡辨證與臟腑辨證密切相關，互為補充；六經辨證與衛氣營血辨證分別適用於外感熱病中「傷寒病」與外感熱病中的「溫病」。此外，三焦辨證也是溫病的辨證方法之一。各種辨證各有千秋，相互間有部分內容是交叉的，學習時定要細習體驗它們之間的關係，這樣才能掌握好。

學習辨證的另一方面是要認清證與病的區別。病是指有一定的致病原因，發病有共同的特點，經歷不同階段，雖然不同患者表現可有所不同，但基本特點和病理是一致的。古代，對病的認識有一個過程，有的認識與當代

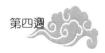

相近，如瘧疾，早在兩千年前就認為是一個獨立的疾病；有的認識顯得不確切，把目前認為的一類證候指為病。現代，對人類的常見病基本都有相當的認識，尤其大量的傳染病、遺傳性疾病，發病原因已認識到了分子水準。既然這樣，辨證還有沒有意義?有。這是因為病有不同階段，不同階段病的特點、人體的反應不同，表現為不同的證，治療的方法也應有差異的，一方一法包治一病，往往不是最佳的方案。其次，也是最重要的，古人叫異法方宜，即由於各人稟賦不同、強弱不一、居處環境、飲食結構、社會環境、地理環境、年齡性別、經受治療等方方面面的不同，同一種疾病，表現千差萬別，再合理的治療方法都難適應這樣的差異，落實到具體病人身上，往往就不是最佳治療方法。因而，辨證就是針對每個具體的病人，抓住證給予論治，提供最適合病人的治療方法。大量的臨床資料表明，這樣診治方法，可以達到療法合理，療效顯著，病期縮短，病痛減輕，生活品質提高，而前提就在於辨證。

（二）病因辨證

形成疾病的原因很多，概括起來可以分為六淫、疫癘、七情、飲食勞逸和外傷等。病因辨證就是對病人的症狀、體徵進行分析，參照各種病因的致病特點，來識別疾病誘發於何種致病因素，從而為進一步治療提供依據。

●六淫

六淫屬於外感病因，六淫指異常的引起人類疾病的風、寒、暑、濕、燥、火之氣。

◆ 風證

風性輕揚開泄，易侵犯機體的體表；風為百病之長，風邪致病具有起病迅速、變化多端、遊走不定的特點。

@主要臨床表現：發熱惡風，汗出，頭身疼痛，咳嗽，鼻塞流涕，苔薄白，脈浮緩；或皮膚見紅色丘疹，時發時止，瘙癢難忍；或見肢體關節疼

痛，或見顏面麻木，口眼喎斜。

@病機分析：風邪從皮毛、口鼻侵入，傷人衛氣，衛氣受擾則發熱惡風，汗出，頭身疼痛；肺合皮毛，肺衛受邪，故咳嗽；風邪犯衛未及深入故見苔薄白，脈浮緩；風邪襲於肌膚，故可見紅色丘疹，時發時止，瘙癢難忍；風襲經絡阻滯於經脈關節則肢體關節疼痛，顏面麻木，甚至口眼喎斜。

◆ 寒證

寒為陰邪，其性清冷、凝滯、收引，容易損傷人體陽氣，阻礙人體氣血運行，導致各種病證。

@主要臨床表現：惡寒發熱，無汗，頭身疼痛，咳嗽，喘促，苔薄白，脈浮緊。或見肢體拘急，關節冷痛；或見腹痛腸鳴，腹瀉，嘔吐。

@病機分析：寒邪束於肌表，腠理閉塞，衛氣不能宣發，故發熱，惡寒，無汗；寒邪鬱於經絡，則頭身疼痛；皮毛受邪，內舍於肺，肺宣降失司，出現咳嗽，喘促，寒襲肌表則脈浮緊，苔薄白；寒邪凝結，鬱結經脈，陽氣受損，阻遏氣機，則肢體拘急，關節冷痛；寒邪入裡，損傷脾胃之陽，升降失司，運化不利，故見腹痛腸鳴，腹瀉，嘔吐等症。

◆ 暑證

暑為陽邪，其性炎熱升散，為病多見熱象，暑邪易耗氣傷津，且多夾濕，與濕邪相合為病。暑邪致病有傷暑、中暑之分。

@主要臨床表現：傷暑則惡熱，口渴，汗出，身體疲乏，小便黃，舌紅，苔黃，脈虛數。中暑則出現猝然昏倒，發熱，大汗淋漓，口渴，氣急，甚則猝然昏倒，不省人事，牙關緊閉，四肢抽搐，舌絳乾燥，脈濡數。

@病機分析：感受暑濕之邪、耗傷津氣則為傷暑。暑性炎熱，迫津外泄，出現惡熱、口渴、汗出、尿黃；氣隨汗泄，則身體疲乏，脈虛數；暑熱熾盛，可見舌紅、苔黃。中暑多為夏季，人在烈日或高溫下工作過久所致。暑熱炎蒸，上擾清竅，內灼神明，因而猝然昏倒，不省人事；暑熱傷及筋脈，筋脈拘急，故見牙關緊閉，四肢抽搐；暑熱灼傷營陰，則舌絳乾燥，脈濡數。

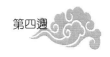

◆ 濕症

濕邪重著,黏滯,易耗傷陽氣,阻遏氣機,其病變常纏綿難癒。濕邪致病有傷濕、冒濕之分。

@主要臨床表現:傷濕則頭脹而痛,胸悶,口不渴,身體困重而疼痛,發熱,身體倦怠,小便清長,舌苔白滑,脈濡或緩。冒濕則頭重如裹,四肢懈怠,遍體不舒,脈濡弱。如果侵犯關節,則關節屈伸不利,痠痛重著,活動受限。

@病機分析:傷濕,是濕邪侵犯肌表之證。濕邪重著、黏滯,傷人後,阻遏氣機,當清陽被遏時,就會出現頭脹頭痛,胸悶不適,身重疼痛,倦怠乏力等症狀;濕困肌表,衛陽被鬱,故見發熱,濕為陰邪,故口不渴,小便清長;舌苔白滑,脈濡或緩,乃濕邪為患之象。冒濕,多指行居於雲瘴山嵐,感受濕邪,陽氣被遏所致。濕在頭部,清陽被困,故頭重如裹;濕性重著故四肢懈怠,遍體不舒;濕邪侵入關節,氣血運行不暢,故見關節痠痛,屈伸不利。

◆ 燥證

燥性乾澀,易傷津液,燥邪由口鼻而入,肺為嬌臟,最易傷肺。燥邪致病有涼燥、溫燥之分。

@主要臨床表現:溫燥,發熱,微惡風寒,頭痛,少汗,口渴,口鼻唇咽乾燥,乾咳少痰,心煩,舌乾苔黃,脈浮數。涼燥,惡寒,無汗,頭微痛,咳嗽痰稀,口不甚渴,鼻咽乾燥,舌白而乾,脈弦澀。

@病機分析:溫燥多因初秋氣候炎熱、乾燥,燥與熱相合迫於肺衛,故見發熱,微惡風寒,頭痛,少汗等證。燥傷津液,則見口渴,口鼻唇咽乾燥,心煩;燥傷肺系,可見乾咳少痰;舌乾苔黃,脈浮數,都為燥熱之象。涼燥多因深秋氣候變涼,寒邪與燥邪相合而致病。燥寒侵襲肺衛,故既有惡寒、無汗、頭微痛等類似風寒表證的現象,又可見咳嗽痰稀,口不甚渴,鼻咽乾燥等燥而兼寒的症狀;舌白而乾,脈弦澀都為涼燥之證。

◆ 火證

火與熱同類，都為陽盛之象，故火熱常常混稱。進一步比較，火與熱仍有所區別。一般說來，熱輕而火重。溫為熱之漸，火是熱之極。由於溫邪也是外感熱病的一類致病因素，故溫熱又常並稱。火、熱、溫邪致病，常有易傷陰津，動風、動血等特點。

@主要臨床表現：壯熱，口渴，面紅目赤，煩躁不眠，神昏譫語，甚至則躁擾發狂。或生瘡瘍疔毒，或吐血，衄血，發斑疹。舌質紅絳，脈洪數或細數。

@病機分析：火、熱、溫邪入氣分，則壯熱，口渴，面紅目赤，脈洪數；火熱入營血，則煩躁不眠，逼血妄行，則吐血，衄血，發斑疹；熱擾心神則神昏譫語，甚至躁擾發狂；火熱鬱結不解，腐肉成膿，則生瘡瘍疔毒；舌紅絳，脈細數，是火熱深入營血之候。

◎每日練習

1.什麼叫辨證?辨證的方法有哪幾種?

2.什麼叫病因辨證?

3.風淫證候與寒淫證候的臨床表現怎樣?

4.掌握暑淫、濕淫、燥淫、火淫致病的臨床表現。

5.掌握溫燥證候與涼燥證候的區別。

2

●疫癘

疫癘與六淫同屬於外感病因，是一種毒性與傳染性極強的致病因素，致病後稱作疫癘，或叫瘟疫。其特點是發病急，病情險惡，傳染性強等。疫癘所致之病證種類很多，但臨床常見的主要有瘟疫、疫

疹、瘟黃等證候。

◆ 瘟疫

是感受疫癘之氣而發生的急性、流行性傳染病。

@主要臨床表現：初起憎寒而後發熱，頭身疼痛，胸痞嘔惡，日後但熱而不憎寒，晝夜發熱，日晡益甚，苔白如積粉，脈數。若不及時救治，死亡率高。

@病機分析：疫毒伏於膜原，邪正相爭於半表半裡，故初起憎寒而後發熱，頭身疼痛。瘟疫病毒，穢濁蘊積於內，氣機壅滯，故見胸痞嘔惡，苔白如積粉等症狀；疫邪日久，化熱入裡，故見但熱而不憎寒，晝夜發熱，脈數等症狀。

◆ 疫疹

疫疹是指在瘟疫過程中熱毒侵入血分，迫血外溢而出現發疹病證。

@主要臨床表現：初起發熱遍體炎熱，頭痛如劈，斑疹透露，或紅或赤，或紫或黑，脈數。如果初起六脈細數沉伏，面色青，昏憒如迷，四肢逆冷，頭汗如雨，頭痛如劈，腹內絞痛，欲吐不吐，欲泄不泄，搖頭鼓頷為悶疫。

@病機分析：疫疹之外發斑疹，是因為外感疫毒之邪侵入血分，外發於肌膚所致；疫毒之邪充斥表裡，故初起見發熱，遍體炎熱，頭痛如劈；疫疹脈數，為毒熱鬱蒸之象。如果脈浮大而數，表明邪不太深，正能勝邪，可驅邪外出；如果脈沉細數，表明邪毒深入，正不能勝邪，邪熱閉伏於裡；如果脈不浮不沉而數者，表明為熱毒陷於半表半裡之間的證候。如熱毒深伏於裡，不能發露於外，則見悶疫之證；疫毒不外達，故見六脈細數沉伏，面色青，熱盛神昏，故昏憒如迷，熱深厥亦深，故四肢逆冷，火毒上攻，故頭汗如雨，頭痛如劈，腹中絞痛，欲吐不吐，欲泄不泄，甚則搖頭鼓頷等症，皆為疫毒伏於裡，不能暢達於外之象。

◆ 瘟黃

是因感受瘟毒夾有濕熱而引起的猝然發病的病證。

@主要臨床表現：初起可見發熱惡寒，隨即猝然發黃，全身皮膚、齒垢、眼白黃色深，名急黃。疫毒深重則變證蜂起，或四肢逆冷，或神昏譫語，或直視，或遺尿，甚至舌捲囊縮，循衣摸床，難以挽救。

@病機分析：瘟毒夾有濕熱，濕熱與瘟毒鬱於皮膚、肌腠之間，故發熱惡寒，猝然發黃。全身皮膚、齒垢、眼白黃色深為熱毒熾盛之症；疫毒內伏五臟，陰陽格拒而不相順接，則四肢逆冷；熱毒內陷心包，心神被擾故神昏譫語；疫邪上擾清空，故直視；下犯肝腎，下焦失固，則遺尿，甚則囊縮；少陰精氣脫絕，故見舌捲循衣摸床。這些都是疫毒內錮於五臟，精氣耗竭之危候。

●七情

七情，是指喜、怒、憂、思、悲、恐、驚七種情志變化。情志與五臟密切相關，五臟化五氣，以生七情，然而，當外來的刺激過於強烈或持續過久，超過了人自身的調節能力，便可反過來傷及五臟，導致疾病的發生。情志致病有以下幾個特點：①由耳目所聞，直接影響臟腑氣機，導致臟腑功能紊亂，氣血不和，陰陽失調；②不同的情志變化，所影響的臟腑也不同。但是由於五臟之間存在著相互依存、相互制約的關係，因此，情志所傷亦可相互影響；③情志致病與個人生活環境、性格有關，表現、反應各不相同。因此，臨床症狀頗為複雜。所以，臨證時需詳細審察。七情致病，追問其病史，往往還可以瞭解到情志誘因；與病人、家屬交談，可瞭解病人的稟性、特點，有利於做出準確的判斷。

@主要臨床表現：喜傷，心神不寧，精神恍惚，甚至神志錯亂，語無倫次，哭笑無常，舉止異常。怒傷，見頭暈或脹痛，面紅目赤，口苦，胸悶，兩脇脹痛，急躁易怒。有的可見呃逆，嘔吐，腹脹，泄瀉，甚則神昏暴厥。思傷，頭暈目眩，怔忡，健忘，食欲不振，腹脹便溏，形體消瘦，失眠多夢。憂傷，則見情志抑鬱，悶悶不樂，神疲乏力，食欲不振。悲傷，面色慘

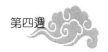

澹，顱歎飲泣，精神萎靡不振。恐傷，少腹脹滿，遺精滑精，二便失禁，或驚惕不安，常欲閉戶獨處，如恐人捕之。驚傷，則情緒不寧，甚則情志錯亂，語言舉止異常。

@病機分析：喜為心之志，喜傷心，則致氣緩。適度的喜樂能使人心情舒暢，營衛調和；但若高興過度，將造成心氣渙散，出現心神不安，精神恍惚，甚至語無倫次，精神錯亂，舉止異常等症。怒為肝之志，怒傷肝，大怒可導致肝失疏泄，氣機不暢，而致胸悶，兩脇脹痛，或急躁易怒；肝氣橫逆犯胃，胃失和降，而見呃逆，嘔吐，腹脹，泄瀉；怒則氣上，肝氣上逆，血隨氣生，氣血並走於上，故頭暈，頭痛，面紅目赤，甚則氣血蒙蔽清竅，而突然昏厥。思為脾之志，思傷脾，思則氣結，思慮太過，氣機鬱結，中焦阻滯不暢，影響脾的運化功能，而出現食欲不振，腹脹便溏等症；思慮過度，暗耗心血，心血虧虛，故出現怔忡，健忘，失眠多夢等症，形體不得氣血濡養，則形體消瘦，頭暈目眩。憂為肺之志，憂傷肺，且往往會傷及於脾；憂愁者肺氣鬱滯不暢，悶悶不樂；憂甚會影響到脾，造成食欲不振。過度悲哀，耗傷肺氣，意志消沉，可見面色慘澹，顱歎飲泣，精神萎靡不振等症。恐為腎之志，恐傷腎，恐則氣下；極度恐懼，使腎之精氣下泄，腎氣不固，故遺精滑精，二便失禁；下焦氣機不暢，故少腹脹滿；另外遭受突然恐懼驚嚇，導致氣機逆亂，心神不寧，可見忱惕不安，常欲閉戶獨處，如恐人捕之等症狀。驚則氣亂，內動心神，神氣被擾，故情緒不寧，甚至神志錯亂。

●飲食勞逸

　　飲食、勞逸是人類賴以生存和保持健康的必要條件。但飲食當要節制，若飲食不節，過多、過少、不淨、不潔，則會影響脾胃的功能活動，導致疾病發生。勞逸要合理，過勞、過逸累積起來會影響到氣血、筋骨、肌肉，而產生病理現象。另外，房勞過度，會耗傷腎之精氣，形成腎虛證候。

◆ 飲食所傷

飲食所傷，是指飲食不節導致的脾胃受傷的病證。

@主要臨床表現：飲食傷在胃，則見胃痛，惡聞食臭，食欲下降，胸膈痞滿，噯腐吞酸，舌苔厚膩，脈滑有力。如飲食傷於脾，則見腹痛，泄瀉，舌苔厚膩或黃，脈滑疾或沉實。若誤食不潔之品，則噁心嘔吐，或吐瀉交作，腹痛如絞。

@病機分析：胃主降納，飲食傷在胃，胃氣不降，納食無權，故見胃痛、惡聞食臭、胸膈痞滿等症；舌苔厚膩，脈滑有力，為宿食停滯之症。飲食傷在脾，脾失健運，小腸失於受承，大腸失於傳導，食積停滯，氣機不利，故腹痛，泄瀉；宿食與胃中失降的濁氣上蒸，故舌苔厚膩或黃；誤食不潔之品，驟傷腸胃，氣機逆亂，則吐瀉交作，腹痛如絞。

◆ 勞逸所傷

勞逸所傷是指因體力或腦力過度勞累，或過度安逸所引起的一類病證。

@主要臨床表現：過勞則倦怠乏力，嗜臥，懶言，飲食減退等；過逸則形體肥胖，行動不便，動則氣短喘促，心悸，肢體乏力，脈軟無力等。

@病機分析：過度勞累則損傷元氣，導致倦怠乏力，懶言嗜臥等症；過度安逸則氣血周流不暢，出現心悸氣短，肢軟無力等症。

◆ 房室所傷

房室所傷，是指性生活不節、過度，早婚或產育過多等導致的耗精傷腎的病證。

@主要臨床表現：頭暈耳鳴，腰膝痠軟，骨蒸潮熱，心悸盜汗，男子夢遺，女子夢交，經少經閉，或手足清冷，男子陽痿早洩，女子宮冷不孕，帶下清稀量多，月經不調。

@病機分析：房室過度，消耗腎精過多，腎精不足，無以生髓，腦髓不充，元神失養，故頭暈耳鳴；骨髓不充，骨骼失養，故腰膝痠軟；偏於陰虛

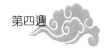

者，陰虛不能制陽，虛火內生，故骨蒸潮熱，上擾心神，故心悸，虛火逼津
外洩，故盜汗，虛火擾動精宮，故男子夢遺，女子夢交，精血相生，精虧血
少，故經少經閉；偏於陽虛者，陽虛則不能溫煦，故手足清冷，腎主生殖，
腎陽虛則生殖功能減退，故男子陽痿早洩，女子宮冷不孕，帶下清稀量多，
月經不調。

●外傷

> 外傷，指外受創傷，包括金刃、蟲獸、跌仆等損傷引起的病證。

◆ 金刃所傷

是指由金屬器刃損傷機體所致的病證。

@主要臨床表現：局部破損則出血，紅腫疼痛；傷筋折骨則疼痛劇烈，活
動受限。如果出血過多，則面色蒼白，頭暈，眼黑。傷處為風毒所侵則表現
寒熱，筋惕，牙關緊閉，面如苦笑，陣發性筋肉抽搐，角弓反張，痰涎壅盛
等症，稱破傷風。

@病機分析：金刃損傷局部，致使皮膚、肌肉脈絡破損血流脈外，則出
血；氣血鬱滯脈外，則疼痛紅腫；傷筋折骨，絡脈損傷嚴重，疼痛更為劇
烈，活動受限；嚴重者出血過多，則見虛脫之症。金刃創傷風毒侵入則發生
破傷風。其邪初在表，則出現寒熱，筋惕；邪入肌腠，半表半裡之間，則牙
關緊閉，筋肉抽搐，角弓反張。此外，痰涎壅盛亦為破傷風重證常見的表
現。

◆ 蟲獸所傷

蟲獸所傷是由毒蟲、毒蛇、狂犬、猛獸甚至家庭寵物等傷害人體所引起
的病證。

@主要臨床表現：毒蟲螫傷，輕者局部紅腫疼痛，發疹，肢體麻木疼痛，
重者頭痛，昏迷。見傷口疼痛，麻木，或腫脹，起水皰，甚至傷口壞死，形
成潰瘍。重者可出現全身中毒症狀。證見：頭暈，視物模糊，胸悶，四肢無
力，牙關緊閉，呼吸困難，瞳孔散大。狂犬咬傷，病發時有恐水、畏光、畏

聲等症。

@病機分析：毒蟲傷人者，若局部損傷，則見紅腫疼痛，若毒邪侵入經脈，則肢體疼痛麻木，如果毒邪彌散全身，擾及清竅，則頭痛，昏迷；毒蛇傷人，邪毒聚於患處，可見傷口疼痛麻木，或腫脹，起水皰，甚至傷口壞死，形成潰瘍，如毒邪流竄全身，可見頭暈，胸悶，視物模糊，牙關緊閉等全身中毒症狀；狂犬咬傷，病毒侵入人體潛伏一段時間，然後發病。發病之後，病毒內擾神明，經絡調節失常，經氣逆亂，可見恐水、畏光、畏聲等症。

◆ 跌仆損傷

跌仆損傷，是指因跌仆、撞擊、閃失、毆打、壓軋、墜墮等所引起的病證。

@主要臨床表現：傷處多有疼痛、腫脹、破損、出血、骨折、脫血等；如擠壓，或墜墮，可引起吐血、尿血、便血；如陷骨傷腦，則頭暈不舉，戴眼直視，神昏不語等。

@病機分析：跌仆損傷，經絡氣血鬱滯，則傷處疼痛、腫脹、皮膚肌肉破損，傷及血絡，則出血。擠壓，從高處墜下，傷及臟腑，則吐血、尿血、便血；若頭部受傷，骨陷傷腦，腦為元神之府，傷則元神失其所主，則出現頭暈不舉，戴眼直視，神昏不語等危象。

◎每日練習

1.疫癘證的臨床表現有哪些？

2.七情致病的臨床表現各有什麼異同？

3.飲食所傷、勞逸所傷、房室所傷的臨床表現是什麼？

3

（三）氣血津液辨證

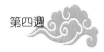

　　氣血津液辨證，是運用臟腑學說中氣血津液的理論，分析臨證錯綜複雜的證候，以辨別氣、血、津液病變的一種辨證診斷方法。

　　氣血津液與臟腑有著密切的關係。氣血津液是臟腑功能活動的物質基礎，同時，它們又是臟腑功能活動的產物，其生成以及運行等新陳代謝過程，都必須依賴於臟腑的功能活動。因此，如果氣血津液或臟腑發生病變，必然會互為影響。所以，氣血津液的病變和臟腑是密切相關的，在學習和運用氣血津液辨證時，都應與臟腑辨證互參。

　　為了便於描述，以下把氣血津液病證劃分為氣病辨證、血病辨證、氣血同病辨證、津液病辨證等四個方面。

●氣病辨證

　　《素問•舉痛論篇》說：「百病生於氣也。」指出氣病的廣泛性，不論外感內傷，最先波及的往往是氣，導致氣的異常，由此再影響到血、津液、臟腑、經絡，所以氣病也就最廣泛。氣病臨床常見的證候，可以概括為氣虛、氣陷、氣滯、氣逆四種。

◆ 氣虛證

　　氣虛證是指全身或局部氣的減少，而導致臟腑組織功能減退的證候。多由久病體虛、勞累過度，年老體弱、營養不足等原因引起。

　　@主要臨床表現：少氣懶言，神疲乏力，頭暈目眩，自汗，活動時諸症加劇，舌淡苔白，脈虛無力。其中乏力、無力是其主要症狀。

　　@病機分析：氣是人生命活動的動力，氣盛則臟腑功能旺盛，氣衰則臟腑功能減退。所以，氣虛以全身功能活動低下的表現為辨證要點。元氣不足，臟腑組織功能減退，故少氣懶言，神疲乏力；氣虛則清陽不升，頭目失養，故頭暈目眩；氣虛則毛竅疏鬆，肌表不固故自汗；勞則氣耗，使氣更衰，故活動時諸症加劇；氣虛無力鼓動血脈，血不上榮於舌，故見舌淡苔白；運血無力，故脈虛無力。

◆ 氣陷證

氣陷證是指氣虛無力升舉而反致下陷的證候，常由氣虛證進一步發展而來，或者工作用力過猛，過久損傷某一臟氣所致。

@主要臨床表現：氣虛證加下陷證。即頭暈眼花，少氣倦怠，並見久泄久痢，腹部有墜脹感，脫肛或子宮脫垂等。舌淡苔白，脈弱。

@病機分析：本證以內臟組織下垂為審證關鍵。本證多由氣虛證進一步發展而來，故見頭暈眼花，少氣倦怠；脾氣不升，清陽下陷，則久泄久痢；正氣不足，升舉無力，則導致內臟組織下垂，臨床常見脫肛、子宮脫垂等症；舌淡苔白，脈弱皆為氣虛之象。

◆ 氣滯證

氣滯證是指人體某一組織，某一臟腑氣機阻滯，運行不暢所表現的證候。多由情志不舒，邪氣內阻，陽氣虛弱、溫運無力等因素造成。

@主要臨床表現：以悶脹、疼痛為主症，疼痛特點是攻竄或陣陣發作。

@病機分析：本證以悶脹、疼痛為辨證要點。人體氣機以暢順為貴，如有鬱滯，輕則悶脹，重則疼痛，且常呈攻竄發作。無論臟腑經絡肌肉關節，都能反映這一特點。引起氣滯的原因很多，脹、痛出現的部位狀態也不同。因此必須辨因辨位相結合，如食積胃脘，以致胃氣鬱滯，故引起脘腹脹悶疼痛；肝氣鬱滯則以脇肋竄痛；胸痛以心肺病變為多；四肢關節痛，大多見於經絡病等。

◆ 氣逆證

氣逆證是指氣機升降失常，逆而向上所引起的證候。臨床以肺、胃、肝膽之氣上逆的證候較為多見。

@主要臨床表現：肺氣上逆，則見咳嗽、喘息；胃氣上逆，則見呃逆、噯氣、噁心、嘔吐；肝氣上逆，則見頭痛、眩暈、昏厥、嘔血等。

@病機分析：不同臟腑之氣上逆證，其病因以及臨床表現各不相同。肺氣上逆，多因感受外邪或痰濁阻肺所致，使肺氣失於宣發肅降，上逆而致咳嗽、喘息；胃氣上逆，多因寒飲，痰濁，食積停滯於胃，阻礙氣機所致，上

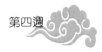

逆見呃逆、噯氣、噁心、嘔吐等症；肝氣上逆多因鬱怒傷肝，肝氣升發太過，氣火上逆，見頭痛、眩暈、昏厥，血隨氣逆而上湧，可導致嘔血。

●血病辨證

> 血行脈中，內灌臟腑，外養肌膚，無處不到，對全身各組織器官具有營養、滋潤的作用。如果外邪侵襲，臟腑失調，使血的生理功能失常，就會出現寒熱虛實的變化。根據臨床表現，可概括為血虛、血瘀、血熱、血寒四種。

◆ 血虛證

血虛證是指血液虧虛、臟腑百脈失養，所出現的全身虛弱性證候。形成血虛證的原因很多，有先天稟賦不足，或後天失養，脾胃虛弱，生化乏源；或各種急性出血；或久病不癒，傷氣耗血；或思慮過度，暗耗陰血；或瘀血阻絡，新血不生；或腸道寄生蟲影響氣血生化等。

@主要臨床表現：面色無華或萎黃，唇色淡白，爪甲蒼白，頭暈目眩，心悸失眠，手足發麻，婦女月經量少色淡，經期錯後或停經，舌淡苔白，脈細無力。

@病機分析：本證以面部、口唇、爪甲失其血色及全身虛弱為特徵。人體臟腑組織皆依賴於血的濡養，血盛則機體得其濡養故肌膚紅潤，身體強壯，血虛則肌膚失養，故見面、唇、爪甲、舌皆呈淡白色。血虛則腦髓、目睛失養，故頭暈目眩，心失所養則心悸，神失滋養而失眠，經脈、肌肉失其濡養則手足發麻，脈道失充則脈細無力。女子以血為用，血液不足，經血乏源，故經量少，經色淡，經期錯後甚至停經不行。

◆ 血瘀證

凡離開經脈的血液不能及時排出和消散，而停留於體內，或血液運行不暢，瘀積於經脈或臟腑組織器官之內的均稱為瘀血。由瘀血內阻而引起的病證，稱為血瘀證。引起血瘀的原因有寒凝、氣滯、氣虛、外傷等。

@主要臨床表現：疼痛如針刺刀割，痛有定處而拒按，常在夜間加劇。

腫塊在體表者，色呈青紫；在腹內者，堅硬按之不移，又稱之為癥積。出血反覆不止，色澤紫暗，或大便色黑如柏油。面色黧黑，肌膚甲錯，口唇爪甲紫暗，或皮下紫斑，或肌膚微小血脈絲狀如縷，或腹部青筋外露，或下肢青筋脹痛。婦女常見經閉。舌質紫暗，或見瘀斑瘀點，脈象細澀，總之以痛、紫、瘀、塊、澀為特點。

@病機分析：血瘀證以刺痛不移，拒按，腫塊，出血，唇舌爪甲紫暗，脈澀等為辨證要點。瘀血停積，脈絡不通，氣機阻滯，不通則痛，故疼痛劇烈，如針刺刀割，部位固定不移；因按壓使氣機更加阻滯，疼痛加劇而拒按；夜間陰氣盛，陰血凝滯而更加疼痛，瘀血凝聚局部，日久不散，形成腫塊，腫塊在肌膚組織間，色呈青紫色；如果腫塊在腹腔內部者，可以觸及堅硬有形的塊狀物，推之不動，按之疼痛，稱之為癥積。瘀血阻塞絡脈，氣血運行受阻，以致血湧絡破而見出血。由於瘀血停聚體內不除，堵塞脈絡，導致血難循常道，故其出血特點是出出停停，反覆不已；瘀血內阻，氣血運行不暢，肌膚失養，因此面色黧黑，皮膚粗糙如鱗甲，甚至口唇爪甲紫暗。瘀血的部位不同，臨床表現也不一樣，例如瘀阻皮下，則皮下見瘀斑；瘀阻肌表絡脈，皮膚表面出現絲狀如縷；瘀阻肝脈，則見腹部青筋外露；瘀阻下肢，則見小腿青筋隆起、彎曲，甚至蜷曲成團；瘀血內阻，新血不生，婦女可見經閉。舌紫暗，脈細澀為瘀血常見之象。

◆ 血熱證

血熱證是指臟腑火熱熾盛，熱迫血分所表現的證候。多由外感火熱之邪，飲酒過度，過食辛辣，惱怒傷肝，房室過度等因素引起。

@主要臨床表現：咳血、吐血、尿血、衄血，兼見心煩，口乾不欲飲，身熱入夜尤甚，舌紅絳，脈數。婦女可見月經先期，量多。總之，以出血和伴見熱象為診斷要點。

@病機分析：臟腑火熱，內迫血分，血熱沸騰，以致絡傷血溢而出現各種出血證。由於所傷臟腑不同，出血部位也不同。如肺絡傷則見咳血；胃絡傷則見吐血；膀胱絡傷則見尿血。血熱熾盛內擾心神，故見心煩；陰血被耗故口乾，熱不在氣分，故口乾但不欲飲；熱入血分，血屬陰，故身熱入夜尤甚；血熱妄行，故月經先期量多。舌質紅絳，脈數皆為血熱之症。

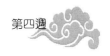

◆ **血寒證**

血寒證是指寒邪客於血脈，阻礙氣機，血行不暢所引起的證候。多由感受寒邪或機體陽虛陰盛所致。

@主要臨床表現：手足或少腹疼痛，喜暖惡寒，得溫痛減。手足厥冷色青紫，婦女月經愆期，經色紫暗夾血塊。舌紫暗苔白，脈沉遲澀。

@病機分析：血寒證以局部疼痛喜暖，膚色紫暗為診斷要點。寒為陰邪，其性凝滯，寒邪侵襲血脈，則使氣機凝滯，血行不暢，而見手足少腹冷痛，膚色紫暗。血得溫則行，得寒則凝，因此喜暖怕冷，得溫痛減。寒客血脈，宮寒血瘀，故見少腹冷痛，月經愆期，或經色紫暗夾有血塊。寒凝血脈，氣血運行受阻，不能上榮於舌，故舌質紫暗苔白。脈沉遲澀為寒凝血瘀之象。

◎**每日練習**

1.氣的病證有哪些類型，各類型的證候表現及辨證要點是什麼?

2.血的病證有哪些類型，各類型的證候表現及辨證要點是什麼?

4

●氣血同病辨證

> 氣血同病辨證是用於既有氣的病證，又兼見血的病證的一種辨證方法。

氣為血帥，血為氣母。氣和血有著相互依存、相互資生、相互為用的密切關係。兩者生理上維持諧調平衡；病理上，又常常互相影響，或同時發病，或互為因果。歸納起來，臨床上常見的氣血同病的證候，有氣滯血瘀、氣虛血瘀、氣血兩虛、氣不攝血、氣隨血脫等。

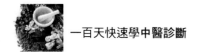

◆ 氣滯血瘀證

氣滯血瘀證，是氣機鬱滯而致血行瘀阻所出現的證候，多由情志不舒，或外邪侵襲引起肝氣久鬱不解所致。

@主要臨床表現：胸脇脹悶，走竄疼痛，急躁易怒，脇下痞塊，刺痛拒按，婦女可見月經停止，或痛經，經色紫暗有塊，舌質紫暗或見瘀斑，脈澀。

@病機分析：本證以情志不舒，同時伴有胸脇脹悶、刺痛，女子月經不調為診斷要點。肝主疏泄而藏血，具有條達氣機，調節情志的功能，情志不遂或外邪侵襲肝脈則肝氣鬱滯，疏泄失職，故情緒抑鬱或急躁，胸脇脹悶，走竄疼痛；氣為血帥，肝鬱氣滯，日久不解，必致瘀血內停，故漸成脇下痞塊，刺痛拒按；肝主藏血，為婦女經血之源，肝血瘀滯，瘀血停滯，積於血海，阻礙經血下行，經血不暢則致經閉、痛經。舌質紫暗或有瘀斑，脈澀，均為瘀血內停之症。

◆ 氣虛血瘀證

氣虛血瘀證是指既有氣虛之象，同時又兼有血瘀病證。多由久病氣虛，運血無力而漸致瘀血內停所致。

@主要臨床表現：身倦無力，少氣懶言，面色淡白或晦滯，胸脇部常見固定痛處，疼痛如刺，痛處不移而拒按，舌淡暗或見瘀斑，脈象沉澀。

@病機分析：本證屬虛中夾實，以氣虛與血瘀證候同時並見為特點。由於各種原因導致臟腑氣機衰減，氣虛推動無力，血行不暢而瘀滯。如面色淡白，身倦乏力，少氣懶言，皆為氣虛之證；瘀血內阻，不通則痛故疼痛如刺，拒按不移；血行緩慢，瘀阻絡脈，故可見面色晦滯。臨床上氣虛血瘀證，以心肝病變為多見，故疼痛出現在胸脇部位。氣虛舌淡，沉脈主裡，澀脈主瘀，或舌有瘀斑均為氣虛血瘀之象。

◆ 氣血兩虛證

氣血兩虛證是指既有氣虛之象，又有血虛之症的證候。多由久病不癒，

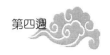

耗傷氣血，或先有血虛無以化氣所致。

@主要臨床表現：面色淡白或萎黃，頭暈目眩，少氣懶言，神疲乏力，或有自汗，心悸失眠，舌質淡嫩，脈細弱。

@病機分析：本證以氣虛證與血虛證並見為診斷依據。少氣懶言，神疲乏力，自汗，脈弱等是氣虛的主要表現；面色萎黃或淡白，舌淡，脈細等是血虛的主要表現。心悸失眠，為血不養心所致。在辨證時，除掌握氣血兩虛的證候外，尚需結合臟腑辨證，察明病變與哪些臟腑有關，尋找原發病，以揭露病變本質，才能使治療更具針對性。

◆ 氣不攝血證

氣不攝血證，又稱氣虛失血證，是指氣虛不能統血而見失血的證候，也是氣虛與失血並見的證候。多由久病、勞倦、脾虛等導致氣虛，氣虛不能統攝血液的運行，導致血溢脈外；或由於慢性失血，氣隨血耗，轉而氣虛不能攝血所致。

@主要臨床表現：吐血，便血，崩漏，皮下瘀斑，以及氣短，倦怠乏力，面色白而無華，舌淡，脈細弱等。

@病機分析：本證以出血和氣虛證共見為診斷依據。氣為血帥，其能統攝血液使其能正常循行於經脈之中。如氣虛統攝無權，致使血液離經外溢，則見出血證，如吐血、便血、皮下瘀斑，在婦女則出現崩漏；氣虛則出現氣短、倦怠乏力，血虛則面色無華。舌淡，脈細弱是氣血皆虛之象。

◆ 氣隨血脫證

氣隨血脫證是指大量出血所引起的氣脫證候。常常由於肝、胃、肺等臟腑素有痼疾以致脈道突然破裂大出血引起，或者由於外傷、婦女崩漏、產後大出血等所致。

@主要臨床表現：大出血時突然出現面色蒼白，四肢厥冷，大汗淋漓，甚至昏厥，舌淡，脈微欲絕，或芤，或浮大而散。

@病機分析：本證以大出血時突然出現氣脫之證為審證要點。由於氣血相互依存，當血液大量亡失之時，則氣無所依，乃隨之外脫。氣脫陽亡，不能

上榮於面，故面色蒼白；不能溫煦四末，故手足厥冷；不能溫固肌表，故見大汗淋漓；神隨氣散，神無所主，故昏厥。舌淡，脈微欲絕，或芤，或浮大而散皆為失血亡陽氣脫之象。

◎每日練習

①氣血同病的證候，臨床上常見的有哪幾種?其臨床表現各是什麼?

5

●津液病辨證

> 津液是人體各種正常水液的總稱，有滋養臟腑、潤滑關節、濡養肌膚等作用。其生成、輸布與排泄，主要與脾的運化，肺的通調，腎的氣化功能有密切關係。

津液病辨證，是分析津液病證的辨證方法。津液病證一般可概括為津液不足和水液停聚兩個方面。津液的病變可以由各種病因的侵擾而導致，亦可由臟腑功能的失常而形成。

◆ 津液不足證

津液不足又稱津虧、津傷，是指由於津液虧少，全身或某些臟腑組織器官失其濡潤滋養功能所出現的以燥化為特徵的證候，由於津液不足多從燥化，故又屬內燥證的範疇。津液不足的形成，有生成不足與喪失過多兩方面的原因：脾胃虛弱，運化無權，致津液生成減少，或因飲水過少、臟氣虛衰，津液生成不足而形成；或由燥熱灼傷津液，或因汗、吐、下及失血等均能造成津液不足的證候。

@主要臨床表現：口渴咽乾，唇焦而裂，甚則皮膚乾枯無澤，大便乾燥，

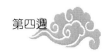

舌紅少津，脈象細數。

@病機分析：本證以皮膚口唇舌咽乾燥及便乾為診斷依據。津液有滋潤肌膚，濡潤空竅的作用，津液虧少則使皮膚口唇舌咽失去濡潤滋養，故呈乾燥不榮之象；津液虧則不能濡潤大腸，而致便乾；舌紅少津，脈象細數皆為津虧內熱之象。

◆ 水液停聚證

水液停聚證是指由於外感六淫，內傷七情，影響到肺、脾、腎對水液進行正常的輸布排泄所引起的痰飲、水腫等病證。水液停聚主要表現為痰、飲、水、濕四種，濕的表現類似於六淫濕邪的辨證，所以在這裡著重介紹水腫與痰飲。

1.水腫

水腫是指體內水液停聚，氾濫肌膚所引起面目、四肢、胸腹甚至全身水腫的病證。元代朱丹溪將水腫分為陰水和陽水兩大類，這已成為後世歷代醫家對水腫病進行辨證治療的基礎。

（1）陽水：發病較急，病程短，水腫性質屬實者，稱為陽水。多為外感風邪或水濕浸淫等因素引起。

@主要臨床表現：眼瞼先腫，繼而頭面，甚至遍及全身，來勢迅速，小便短少，皮膚薄而光亮，常伴有惡風、惡寒發熱，無汗，肢體痛楚，舌苔薄白，脈象浮緊，或咽喉腫痛，舌紅而脈浮數；或全身水腫，來勢較緩，按之沒指，肢體沉重困倦，小便短少，脘腹痞悶，納呆食少，嘔惡欲吐，舌苔白膩，脈沉。

@病機分析：陽水以發病急，來勢猛，眼瞼頭面先腫，上半身腫甚為特點。風邪侵襲，肺衛受病，宣降失常，通調失職，以致風遏水阻，風水相搏，氾濫於肌膚而成水腫，故又稱風水相搏證。風為陽邪，上先受之，風水相搏，因此水腫先見眼瞼頭面，繼而遍及全身；三焦不利，膀胱氣化失司，因此小便短少；伴見惡寒，發熱，惡風，無汗，苔薄白，脈浮緊，是風水偏寒，如有咽喉腫痛，舌紅，脈浮數，是風水偏熱之象。

@如果水濕浸淫，脾陽被困，運化失職，水泛肌膚，而致水腫，亦屬陽

水。其腫來勢較緩，逐漸遍及全身。脾氣被困，膀胱氣化不利，故小便短少。脾主肌肉四肢，水濕困脾，濕漬肢體，則沉重困倦，其他如脘悶納呆，嘔惡欲吐，舌苔白膩，脈沉等皆為濕盛困脾之象。

（2）陰水：發病較緩，病程較長，性質屬虛者，稱為陰水。常由於久病、正虛、房室不節、勞倦內傷等因素引起。

@主要臨床表現：身腫日久，腰以下為甚，按之凹陷不起，面色白，神疲肢倦，脘悶腹脹，納呆食少，大便稀溏，小便短少，舌淡，苔白滑，脈沉；或水腫日益加劇，小便不利，腰膝冷痛，四肢不溫，畏寒神疲，面色白或灰滯，舌淡胖苔白滑，脈沉遲無力。

@病機分析：陰水以發病緩，來勢徐，足部先腫，腰以下腫甚，按之凹陷不起，並多兼脾腎陽虛為診斷要點。脾主運化水濕，腎主水，由於久病正虛，勞倦內傷，導致脾腎陽氣虛衰，致使水液代謝障礙，下焦水濕泛濫而為陰水。陰盛於下，故腫以足部和腰以下為甚，按之凹陷不起，脾陽虛運化無權，病及中焦，健運失常，則脘悶腹脹，納呆便溏。脾主四肢肌肉，脾虛水濕內漬，則面色白，神疲肢倦。腰為腎之府，腎陽虛衰則無火溫煦，則腰膝冷痛，四肢不溫，畏寒神疲。面色白，為陽虛水停之象，灰滯為腎虛水泛之症。舌淡胖，苔白滑，脈沉遲無力，為脾腎陽虛，寒水內盛之象。

2.痰證

痰和飲，都是津液變化而成，多由臟腑功能失調，水液代謝障礙而形成的病證，但兩者的表現不同。痰證是指水液凝聚，往往濃度較高，質地稠厚，停聚於臟腑、經絡、組織之間而引起的病證。因此，痰證的臨床表現頗多，故有「諸般怪證皆屬於痰」之說。外感六淫，內傷七情，導致臟腑功能失調均可產生痰證。也有人認為痰屬陽，飲屬陰，痰因於熱，飲因於濕。在痰的方面，又有五痰之名，如風痰屬肝，寒痰屬腎，熱痰屬心，濕痰屬脾，燥痰屬肺，這是以五臟來分類的。常見的痰證如下。

（1）風痰證：是指痰盛而風動的證候。多由陰虛陽亢，風勝內動夾痰，或偏食甘肥厚味，痰涎壅盛所致。

@主要臨床表現：頭暈目眩，胸脇滿悶，喉中痰鳴，痰清而多泡，突然仆倒，或見口眼喎斜，舌強不語，四肢麻木，偏癱，舌紅苔膩，脈弦細滑。

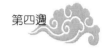

@病機分析：本證以眩暈，胸脇滿悶，突然仆倒，喉中痰鳴等風盛內動夾痰為特點。風盛夾痰上擾，閉塞清竅而見頭暈目眩，喉中痰鳴；痰迷心竅，則神昏仆倒，舌強不語；若痰濕流注經絡，則或見四肢麻木，肢麻偏癱，口眼喎斜。舌紅苔膩，脈弦細滑，均為陰虛陽亢，痰濕內蘊，風陽內動之象。

（2）熱痰證：痰熱互結，謂之熱痰。多因感受熱邪，或因機體陽氣亢盛，煎熬津液所致。

主要臨床表現：煩熱，咳痰黃稠，失聲，大便祕結，小便黃赤，或發熱癲狂，舌質紅，苔黃膩，脈滑數等。

@病機分析：本證以煩熱，咳痰黃稠，脈滑數等為辨證要點。痰熱內擾，則心中煩熱，甚則癲狂。熱盛煎熬津液，則咳痰黃稠。氣機阻塞，故見喉痺。痰熱結於腸胃，則便乾尿赤，痰熱互結，所以舌紅苔黃膩，脈滑數等。

（3）寒痰證：寒痰相互凝結或痰盛而有寒象的證候為寒痰證。多因感受寒邪，或機體陽虛陰盛津液凝滯不化所致。

@主要臨床表現：畏寒肢冷，咳吐稀白痰，四肢不舉，或骨痺刺痛，脈沉遲等。

@病機分析：臨床以咳吐稀白痰，脈沉遲為診斷要點。寒痰凝結陽氣受損，或機體陽衰陰盛，失其溫煦機體和溫化津液之功，而致畏寒肢冷，咳吐稀白痰，經絡阻滯氣不得伸，血不得溫，故見骨痺刺痛，四肢不舉，脈沉遲等。

（4）濕痰證：是指濕聚生痰，痰盛而又兼濕象的證候故又稱痰濕證。多由脾虛不運，痰濕內生，或外感寒濕，束肺困脾，水濕內停所致。

@主要臨床表現：胸痞，納呆食少，嘔惡，身體困倦，嗜臥，痰多色白，且痰滑易出，舌苔厚膩，脈濡滑。

@病機分析：本證以痰多色白，嘔惡，胸痞，舌苔厚膩為辨證要點。脾虛濕困，則納呆食少；痰濕阻於上焦，氣機不舒，則見胸痞，阻於中焦，胃氣上逆而嘔惡。痰濕鬱遏清陽，則肢體困倦，嗜臥。脾失健運，痰濕內生，則痰多色白且痰滑而易出。舌苔厚膩，脈濡滑，皆為痰濕內盛之象。

（5）燥痰證：痰盛而兼有燥象的證候，為燥痰證。係感受燥邪或熱灼津液而化燥所引起。

@主要臨床表現：咳痰黏稠如塊、如珠、如線，量少，難以咳出，甚或痰中帶血絲，口鼻乾燥，咽喉乾痛，大便乾結，脈細滑數。

@病機分析：本證以痰質黏稠，量少，難以咳出或帶血絲為辨證要點。津傷化燥，燥勝則乾，所以咳痰黏稠，難以咳出；燥傷肺絡，則痰中帶血絲。口鼻乾燥，咽喉乾痛，大便乾結，是燥傷肺與大腸所致，舌乾少津，脈細滑數，是痰熱津傷之象。

3.飲證

飲證則泛指各種水飲所引起的病證。由於飲與痰、水有許多相似之處，並在病變中有密切聯繫，故飲證亦常稱為「痰飲」或「水飲」。飲為臟腑功能失調以致水液停積所化生的質地清稀的病理產物。多由脾陽素虛，複加外感寒濕，飲食勞倦所傷，以致運化失職，水液停積而成。根據飲邪停積部位不同，臨床又可分為痰飲、懸飲、溢飲、支飲等四類病證。但其總的發病機制均為陽虛陰盛，運化失常，水液停積所致。

（1）痰飲：狹義的痰飲為四飲之一，是指飲邪停留於腸胃的病證。常由感受寒濕，飲食所傷，或久病脾陽不振，水液停聚於胃腸所致。

@主要臨床表現：胸脅支滿，胃脘有振水音，嘔吐痰涎清稀，口不渴或渴不欲飲，頭暈目眩，心悸氣短，苔白滑，脈弦滑。

@病機分析：中陽不振，水飲內停，支撐胸脅而支滿；留於胃脘，故有振水音；水飲上逆，則嘔吐清水痰涎；水停中焦，故口不渴或渴不欲飲水；水阻清陽不升，則頭暈目眩；水飲上凌心肺，則心悸氣短。苔白滑，脈弦滑，皆為水飲內停之象。

（2）懸飲：是指水飲留於胸脅所產生的證候，因其上不在胸中，下不及腹中，故名懸飲。多由外感寒濕，水停胸脅所致。

@主要臨床表現：胸脅脹痛，咳唾更甚，轉側、呼吸均牽引作痛，脅間脹滿，氣短息促，脈沉而弦。

@病機分析：胸脅為氣機升降之道，水留脅間，絡道被阻，氣機升降不利，故胸脅脹痛；水邪上迫於肺，影響肺主氣之功能，故脅間脹滿，氣短息促；水飲內結，則脈沉弦。

（3）溢飲：指水飲溢注於四肢肌肉所表現的病證。多由脾虛不運，風

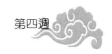

寒束表，不得汗泄，水濕內聚，泛溢於四肢肌膚所致。

@主要臨床表現：肢體疼痛沉重，甚則肢體水腫，小便不利，或見發熱惡寒無汗，咳喘痰多白沫，舌苔白滑，脈弦緊。

@病機分析：肺脾之氣輸布失職，水飲流溢於四肢肌肉，故肢體沉重疼痛，甚則水腫；感受外邪，風寒束表，衛氣閉塞，則發熱惡寒無汗；水飲迫肺，肺失宣降，故見咳喘痰多白沫，舌苔白滑，脈弦緊，是表裡皆寒之象。

（4）支飲：指水飲停留於胸膈所表現的病證。常由外感風寒或久病脾腎陽虛，伏飲上迫於肺，肺失宣降所致。

@主要臨床表現：咳喘上逆，胸滿短氣，倚息不能平臥，水腫多見於面部，痰沫多而色白，舌苔白膩，脈弦緊。

@病機分析：水飲上逆，肺氣不降，故咳喘上逆不能平臥，水液不能下輸而氾濫，故多腫在面部；水飲內擾陰寒盛則見痰沫多而色白。舌苔白膩，脈弦緊，均為內有水飲之象。由於內有伏飲，易感外寒，故支飲證常反覆發作，歷年不癒。

◎每日練習

1. 熟悉津液病辨證的分類。

2. 水腫分哪兩類，其臨床表現各有何特點？

3. 痰證分哪幾型，臨床上如何區分？飲證有哪幾型，臨床上如何區分？

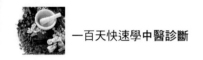

第五週•

1

（四）臟腑辨證

臟腑辨證，是根據臟腑的生理功能，病理特點，對疾病所反映的臨床症狀、體徵等進行分析歸納，從而推斷出疾病所在的臟腑病位、性質、正邪盛衰等情況的一種辨證方法。中醫講以五臟為中心的整體觀，認為人的各項生理活動都依賴於臟腑，各種病理變化也與臟腑密切相關。同時，疾病的發生與發展，大多會影響到臟腑，致使臟腑功能出現異常改變。

中醫有多種辨證方法，各有其不同特點，但在確定病位時，往往必須落實到臟腑。不落實到臟腑，辨證過程往往就沒有結束，治療也無從下手。臟腑辨證在臨床診治疾病時具有其他辨證方法無法代替的重要作用。

由於每一個臟腑都有各自生理活動的特點，各臟腑組織間的相互聯繫也有一定的規律性，因此，當某一臟腑發生病變時，反映出的臨床症狀也各不相同。所以只有熟悉各臟腑的生理功能以及它們之間的聯繫規律，熟悉臟腑的病理特點，辨證時才能準確區別疾病所屬臟腑，才能為進一步診治提供可靠的依據。

臟腑辨證，包括臟病辨證、腑病辨證、臟腑兼病辨證等三部分。其中臟病辨證是臟腑辨證的主要內容。由於臟腑之間具有表裡關係，在生理、病理上也相互影響，因此將腑的部分病變歸納在臟病中間，這樣便於理解。

●心與小腸病辨證

心居胸中，其經脈下絡小腸，兩者相為表裡。心的主要功能是主血脈，又主神明，為人體生命活動的主宰。心開竅於舌，小腸為「受盛之官」，有分泌清濁，化物的功能。

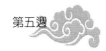

心的病證有實有虛。虛證大多由於久病傷正，稟賦不足，思慮太過等因素，導致心氣心陽受損，心陰心血虧耗；實證常由於寒凝、瘀滯、痰阻、火擾等引起，造成心的生理活動失常。心病的常見症狀有：心悸怔忡，心煩，心痛，失眠健忘，神昏譫語等。小腸的病變主要有小腸實熱證。

◆ 心氣虛、心陽虛與心陽暴脫

心氣虛、心陽虛與心陽暴脫是由於心臟陽氣虛衰，功能減退以及陽氣暴脫所表現的證候，三者程度不同，往往由心氣虛發展而來。多由久病體虛，稟賦不足，或年高臟氣衰弱等因素引起。

@主要臨床表現：心悸怔忡，胸悶氣短，活動後加重，汗出，神倦，面色淡白，舌淡苔白，脈虛為心氣虛。如兼有畏寒肢冷，面色蒼白，心痛，舌淡胖，苔白滑，脈微細或結代，為心陽虛。如若突然出現冷汗淋漓，四肢厥冷，面色蒼白，口唇青紫，呼吸微弱，神志模糊甚至昏迷，舌淡或紫暗，脈微欲絕，為心陽暴脫。

@病機分析：心氣虛則心中空虛惕惕而動，故見心悸怔忡；心氣不足、胸中宗氣運轉無力，故胸悶氣短；汗為心液，心氣虛則易於汗出；神氣不足故神倦；動則耗氣，心氣更虛，故活動後諸症加重；氣虛則血運無力，不能上榮於面與舌，故面淡白，舌淡苔白，血行失其鼓動故脈虛。病情進一步發展，損傷心陽，陽虛不運，氣機鬱滯，心脈痺阻，故心痛；陽氣不能溫煦肢體故畏寒肢冷，面色蒼白；舌淡胖，苔白滑，為陽虛寒盛之象；陽虛無力推動血行，脈道失充，故脈微細或結代。心陽暴脫不附陰，宗氣泄，故呼吸微弱；陽氣衰亡不能固則冷汗淋漓，不能溫煦肢體故四肢厥冷；陽氣亡，無力推動血行，血不榮肌膚故面色蒼白，口唇青紫，脈微欲絕；神隨氣散所致神志模糊，甚至昏迷。

@相似證候的辨別：心氣虛、心陽虛、心陽暴脫有相同點也有不同點，臨床上應加以鑑別。心氣虛的診斷要點是心悸、氣短、神倦等心臟及全身功能衰弱的表現；簡單地講，是心的症狀加上氣虛症狀。心陽虛是在心氣虛的基礎上有虛寒症狀，即心的症狀加上陽虛的症狀，特點是出現寒、冷、清、紫、瘀等症狀。心陽暴脫的診斷依據則為心的症狀加亡陽症狀。心陽暴脫往

往由心氣虛、心陽虛發展而來，特點是在心氣虛、心陽虛的基礎上症情加重，並出現心神渙散，意識模糊、喪失的症狀。

※ 辨證注意點：心氣虛、心陽虛、心陽暴脫均有心的症狀，主要包括：一是心悸怔忡；二是胸悶氣短，動則加劇，這一特點是心的氣虛、陽虛所特有的；三是出現心神渙散、喪失之症，這是心陽暴脫的特有症狀。一旦見到心神渙散，則為危重急證，必須立刻搶救，不可耽誤！有了心的症狀，即可辨證為心病。屬哪種病情，則要看屬氣虛，抑或陽虛。抓住了病位在心，再抓住病情為氣虛或陽虛，辨證便不難成立。

◆ 心血虛與心陰虛

心血虛與心陰虛是指由於心血不足與心陰不足，不能濡養心臟而表現的證候。常由於先天稟賦不足，或失血過多，或久病耗血或情志不遂，氣火內鬱，暗耗陰血等引起。

@主要臨床表現：心悸怔忡，失眠多夢是心血虛與心陰虛共有的症狀。心血虛兼有眩暈，健忘，面色蒼白或萎黃，口唇爪甲色淡，脈細弱等；心陰虛兼見潮熱，盜汗，五心煩熱，顴紅，咽乾，舌紅苔少，脈細數等。

@病機分析：心陰心血不足則心失所養，故見心悸怔忡；血虛少、陰不足皆能使心神失養故失眠多夢；血虛不能濡養腦髓，故眩暈健忘；不能上榮於面則面色蒼白或萎黃，口唇爪甲色淡，不能充盈脈道則脈象細弱。陰虛陽亢，虛熱內生，故見五心煩熱，潮熱，寐則陽氣入陰，陰液受蒸外流為盜汗；虛熱上炎則顴紅，陰不上承則咽乾，舌紅苔少，脈細數為陰虛內熱之象。

@相似證候的辨別：同心氣虛、心陽虛一樣，有了心的定位症狀，如心悸怔忡，便可以認定心臟功能異常，可與其他臟腑區別開來，不同臟腑均有各自的定位症狀。

@心血虛、心陰虛證的定位症狀多見以下幾種：心悸怔忡、失眠多夢，這組症狀在心的陰血虛方面比較多見。如果舌紅、升火、脈細數，或有盜汗，則可辨為心陰虛。缺少紅、赤、熱、汗的症狀，或見有脈細、舌淡、面色不華，則可辨為心血虛。

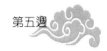

※ 辨證注意點：有心的定位症狀，再加上陰虛或血虛症狀，單純的心陰虛，心血虛辨證不難做出。心的定位症狀除去心悸、怔忡，還有神：失眠、多夢、神志異常；心所在部位：胸悶、胸痛；汗：盜汗，大汗；舌：舌體運動及色澤變化等。但是常見的，比較肯定的，是前面幾項。胸、汗、舌的變化，也可由其他臟腑所引起。基於血與神、與心的密切聯繫，當見心悸、失眠而無其他異常表現者，古人也往往辨證為心血虛，這是特例。

※ 此外，當心血虛兼見心煩、煩熱、盜汗等症，可辨作心陰血兩虛。

◆ 心火亢盛

心火亢盛證是心火內熾所表現的證候。多因火熱之邪內侵，六淫，七情化火，或進食辛辣厚味久而化熱生火。

@主要臨床表現：面赤，口渴喜飲，心中煩熱，失眠，溲黃便乾，口舌生瘡或腐爛腫痛，舌尖紅絳，脈數。或吐血，衄血，尿血，或譫語狂躁，或見肌膚瘡瘍。

@病機分析：火盛於上則面赤，火盛傷津則口渴喜飲，心火內熾則心中煩熱，心主神明，火熱擾心則失眠，心開竅於舌，火熱循經上炎則舌尖紅絳，灼傷絡脈則生瘡或腐爛腫痛；溲黃，便乾，脈數為裡熱證。心主血脈，心火熾盛迫血妄行，則吐血、衄血、尿血。熱擾心神則譫語狂躁，肌膚瘡瘍為火毒壅滯脈絡，局部氣血不暢的病理表現。

@相似證候的辨別：主要應該與心陰虛區別。心火亢盛乃一派實火之證，而心陰虛則必見虛象。如若又見火證，兼見陰虛之證，則可辨作心陰虛火旺證。

※ 辨證注意點：①有心的定位症狀，主要指神志方面，或舌赤或碎、痛；②熱證；③實證。有此三象，辨證不難成立。

◆ 心脈痺阻

心脈痺阻證是指心臟脈絡在某些致病因素作用下痺阻不通所表現的證候。常由年高體弱或久病正虛所致瘀阻、寒滯、痰凝、氣鬱而發病。

主要臨床表現：心悸怔忡，胸部憋悶疼痛，痛引肩背或手臂，時發時止。若痛如針刺，並見舌紫暗，或有瘀斑、紫點，胸悶較甚，苔白膩，脈沉

滑，為痰阻心脈；若疼痛劇烈，突然發作，畏寒肢冷，得溫痛減，舌淡苔白，脈沉遲或沉緊，為寒邪內盛之象；若疼痛且脹，發作多與情緒變化有關，舌淡紅或暗紅，脈弦，多為氣滯。

@病機分析：本證大多因正虛陽氣不足，心失所養而見心悸怔忡。由於心陽不足，運行血液無力，繼而導致瘀血內阻，痰濁停聚。陰寒凝滯，氣機阻滯等病理變化而致心脈痺阻，氣血因此不得通暢而發生疼痛。手少陰心經之脈循臂內，出腋下，直行上肺，故心脈痺阻時疼痛常出現在經脈循行線路上。辨證須分清痰、瘀、氣、寒的不同，這樣才能做出正確的診斷。本證大多屬本虛標實，疼痛發作時常由於實邪阻滯心脈所致。值得注意的是，臨床上雖然單純由某一致病因素引起的心脈痺阻多見，但致病因素之間常相互影響，相互兼夾從而出現兩種或兩種以上的病因，如氣滯血瘀，寒凝氣滯血瘀等，因此在辨證時需根據不同病因的證候特點，綜合分析來做出正確診斷。如瘀阻心脈其痛特點是刺痛，伴見舌質紫暗，瘀斑，紫點，脈細澀或結代等瘀血內阻的症狀；痰阻心脈疼痛以悶痛為主，病人多見體胖身重，困倦痰多，舌苔白膩，脈沉滑等痰濁內盛症狀；陰寒凝滯心脈的疼痛以突然發作，劇烈，得溫痛減為特點，伴有畏寒肢冷，舌淡苔白，脈沉遲或沉緊等寒邪內盛的症狀；氣滯心脈的疼痛以脹痛為特點，發作往往與情緒變化有關，且可見脇脹，脈弦，舌淡紅或暗紅之象。

@相似證候的辨別：本證特點是心胸憋悶而痛。類似於冠心病、心絞痛或心肌梗塞。心胸憋悶疼痛有外傷性的、有肺及胸膜疾病的，甚至還有因壓力大而無心肺疾病卻作痛的。辨證時，要分辨清楚。年齡因素要考慮進去，此證多見中老年男性，女性要少些，年輕人罕見。本證可兼見氣虛、陽虛、陰虛、血虛，還有寒凝（一派實寒證）、痰阻等證。見有兼證則可辨作心氣虛心脈痺阻，血瘀心脈痺阻，寒凝痰阻心脈痺阻等。

　　※ 辨證注意點：①具有心胸憋悶主症；②多有時發時止，反覆發作的心胸悶病史；③有西醫相關的檢查結論將有助於該證的確認和判斷預後。

◆ 痰迷心竅

　　痰迷心竅證是指痰濁蒙閉心竅所表現的證候。多由濕濁內留，久而化

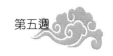

痰，或情志不暢，鬱而生痰引起。

@主要臨床表現：脘悶作惡，喉間痰鳴，意識模糊，語言不清，甚至不省人事，舌苔白膩，脈滑。或精神抑鬱，神情淡漠，神志癡呆，喃喃自語，舉止失常。或猝然昏倒，不省人事，喉中痰鳴，口吐痰涎，手足抽搐，兩目上視，發出如豬羊叫聲。

@病機分析：本證常見於癲癇或其他慢性病的危重階段，如中風也可見於外感濕濁之邪，閉阻中焦，醞釀成痰，上蒙心竅者。

神志癡呆，舉止失常屬癲證。多由情志不暢，鬱而成痰，痰蒙心竅所致。肝氣鬱結，疏泄失常故精神抑鬱，神情淡漠；痰迷心竅，故神識癡呆，喃喃自語，舉止失常。卒然昏仆，四肢抽搐屬證。多因先天，或猝然受驚致臟腑功能失調，痰濁伏於心經，肝風內盛，挾伏痰上蒙心竅，則呈發作狀態，肝風內動，痰隨風升上迷心竅，故猝然昏倒，不省人事，口吐痰涎，喉中痰鳴；肝主筋，肝風動目係急，筋膜緊，因此兩目上視，手足抽搐，肝氣上逆，喉中痰湧，痰為氣激，故口中如作豬羊叫聲。

外感濕濁之邪，濕濁鬱遏中焦，清陽不升，濁氣上泛，胃失和降，胃氣上逆故胸悶作惡，濕濁久留化痰，痰隨氣升故喉中痰鳴；痰迷心竅，故意識模糊，語言不清，甚至不省人事。舌苔白膩，脈滑為痰濁內盛之象。

@相似證候的辨別：本證同心火亢盛出現神志異常有近似之處。但心火亢盛是一派實熱證候，此證則痰的證候突出，如喉間痰鳴、舌苔白膩、胸悶泛惡、口吐涎沫等。如果在此證上再見火熱之症，則辨為痰火擾心。

※ 辨證注意點：①抓住心竅為痰所阻，神志異常的特點；②抓住痰濁上泛；③除濕熱病之外，此證常有反覆發作史。

◆ 痰火擾心

痰火擾心證是指痰火擾亂心神所表現的證候。多由五志化火，煉液成痰，痰火內盛；或外感熱邪，熱邪灼液成痰，熱痰內擾引起此證。

@主要臨床表現：面紅目赤，發熱心煩，狂躁譫語，痰黃稠，舌紅苔黃膩，脈滑數；或見失眠心煩，頭暈目眩，痰多胸悶；或見語言錯亂，哭笑無常，狂躁妄動，打人毀物等。

@病機分析：五志化火或外感熱邪，燔灼於裡，煉液為痰，上擾心竅所致。熱勢亢盛，故見面紅目赤，發熱，心煩；邪熱灼津成痰，故痰黃稠，痰火擾心，心神昏亂，故狂躁譫語。痰火內盛，故舌紅苔黃膩，脈滑數。

@相似證候的辨別：本證當與心火亢盛、痰迷心竅證相辨別。心火亢盛證以心胸煩熱、不寐，溲赤為主症；本證則以狂亂、意識障礙、喉間痰鳴為主症。而痰迷心竅證表現為神識癡呆或神志昏糊，苔白膩為主症。

※ 辨證注意點：抓住痰盛、熱盛及心神錯亂的臨床特徵，即可診斷本證。

◆ 小腸實熱

小腸實熱證是小腸裡熱熾盛所表現的證候。多由心熱下移於小腸所致。

@主要臨床表現：心煩口渴，口舌生瘡，小便赤澀，尿道灼痛，尿血，舌紅苔黃，脈數。

@病機分析：心火內盛，熱擾心神故心煩，熱灼津液則口渴，心火上炎故口舌生瘡，因心與小腸相表裡，心火過盛可隨經絡下移小腸，小腸有分清泌濁的作用，使水液入於膀胱，故可出現小便赤澀，尿道灼痛的症狀；如熱盛灼傷陽絡則可見尿血，舌紅苔黃，脈數為熱象。

@相似證候的辨別：小腸實熱又稱心火下移小腸，主要與膀胱濕熱相區別。兩證往往均有小便熱、赤，但小腸實熱必有心火之亢盛的症狀和病因；而膀胱濕熱往往伴隨腰痛，小腹脹悶等症。

※ 辨證注意點：①心火亢盛之症及誘因；②小便短赤刺痛；③無腰痠之症。

◎每日練習

1.什麼叫臟腑辨證?臟腑辨證的重要意義是什麼?

2.心的病變主要反映在哪幾方面?常見的症狀有哪些?

3.心氣虛與心陽虛、心陽暴脫，心血虛與心陰虛，其證候有什麼異同?

4.心脈痺阻常由哪些原因造成?其臨床表現有何異同?

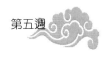

2

●肺與大腸病辨證（一）

> 肺居胸中，主氣，司呼吸，主宣發肅降，通調水道，外合皮毛，開竅於鼻。肺之經脈下絡大腸，與大腸相表裡。大腸的生理功能是主傳導，排泄糟粕。

肺的病變，主要是肺氣宣降失常，表現為肺主氣司呼吸功能的障礙和衛外功能的失職，以及部分水液代謝的病變。肺的病變有虛實之分，虛證有氣虛和陰虛，實證多由六淫等外邪侵襲和痰濕阻肺所致。大腸病證有濕熱內侵，津液不足和陽氣虧虛等。

@肺病常見的病位症狀有：咳嗽，氣喘，胸悶或痛，咯血等。

◆ 肺氣虛

肺氣虛證是指肺氣虛弱，肺的功能活動減弱所表現的證候。多由久咳耗傷肺氣或久病引起肺虛，或氣的生成不足所致。

@主要臨床表現：咳喘無力，氣短，動則尤甚，痰多清稀；聲低懶言，面色淡白或白，神倦疲乏；或有惡風，自汗易於感冒；舌淡苔白，脈虛。

@病機分析：本證以咳喘無力，氣短和全身功能減退為診斷要點。肺氣虧損，故咳喘無力，氣短，動則氣促。肺氣不足，輸布水液功能減弱，水液停聚肺係，聚而成痰，隨肺氣上逆，所以痰多清稀。肺氣虛則聲低懶言。面色淡白或白，神倦疲乏，舌淡苔白，脈虛為氣虛之症。肺氣虛不能衛外，腠理不固，故自汗，惡風，防禦功能減退，因此易於感冒。

@相似證候的辨別：在虛證，應與心氣虛鑑別，心氣虛亦常伴氣短，少氣及汗出之症，但多有心悸怔忡、脈搏異常。在咳嗽，易感冒則應與風寒束肺的外感鑑別，後者病程短為新病，一般虛象不嚴重。當然，兼證例外。

※ 辨證注意點：①最主要的是咳喘；②相對次要的是少氣，痰，胸痛，汗；③要排除其他臟腑受累肺臟的可能。一見有肺的定位證候，再加上氣虛證的

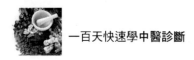

定性，本證便可成立。

◆ 肺陰虛

肺陰虛證是指肺陰不足，虛熱內生所表現的證候。多因久咳傷陰或癆蟲襲肺或燥熱傷陰而致。

@主要臨床表現：乾咳無痰或痰少而黏，消瘦，五心煩熱，盜汗，顴紅，口咽乾燥，或痰中帶血，聲音嘶啞，舌紅少津，脈細數。

@病機分析：肺臟喜潤惡燥，肺陰不足，虛熱內生，灼液成痰，膠固難出，故乾咳無痰或痰少而黏；肺陰虧虛，不能濡養肌肉故消瘦；津不上承則口咽乾燥；虛熱內熾故五心煩熱；虛火上炎則顴紅；熱擾陰營故盜汗；熱灼肺絡，絡傷血溢則痰中帶血；喉失陰津濡潤故聲音嘶啞。舌紅少津，脈細數為陰虛內熱之象。

@相似證候的辨別：主要是與燥熱犯肺相鑒別。燥熱犯肺有時令因素，見於秋季；燥熱犯肺病程短，屬於新病；燥熱犯肺以傷津為特徵，如鼻咽乾燥，乾咳少痰，卻無傷陰之象如消瘦、顴赤、潮熱、盜汗、舌紅、脈細等。據以上三條，不難辨別。

※ 辨證注意點：①肺的病位證候，乾咳、少痰，為其咳嗽的特徵。②病程往往較長，反覆遷延。③陰虛定性之證，如消瘦、盜汗、舌體小、脈細，或兼虛熱如舌紅、顴赤、五心煩熱、低燒、脈數等症。

◆ 風寒束肺

風寒束肺證是指外感風寒，肺氣被束所表現的證候。

@主要臨床表現：咳嗽，痰稀色白，微惡寒，輕度發熱，無汗，鼻塞流清涕，舌苔白，脈浮緊。

@病機分析：外感風寒，肺氣被束失宣故咳嗽，寒屬陰，故痰稀色白，鼻為肺竅，肺氣失宣，鼻不通氣故鼻塞流清涕。邪犯肺衛，衛氣被遏則微惡寒，鬱於內則輕度發熱，毛竅鬱閉故無汗，苔白，脈浮緊為風寒襲表之症。

@相似證候的辨別：本證主要與風寒表證和寒邪客肺相鑒別。風寒表證與本證均係外感引起，均為新病，所不同的是本證肺部症狀突出，寒邪束肺

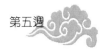

為主。束肺和犯肺還有區別，犯肺僅咳嗽痰多，而束肺則咳聲不爽，鼻塞無汗，氣機被束。寒邪客肺詳見於下，特點是表證不明顯，不似本證。

　　※　辨證注意點：①風寒表證；②肺部症狀突出，且有咳聲不爽等肺氣被束的特徵。

◆ 邪客肺

　　寒邪客肺證是指寒邪內客於肺所表現的證候。

　　@主要臨床表現：咳嗽，氣喘，痰稀色白，形寒肢冷，舌淡苔白，脈遲。

　　@病機分析：寒邪客於肺，陽氣被鬱，肺氣上逆，不能達於四肢溫煦肌膚故形寒肢冷。寒性凝滯，致使氣血運行不利，血不上榮於舌故舌淡苔白，脈道不利則脈遲。

　　@相似證候的辨別：參見「風寒束肺」節。

　　※　辨證注意點：①寒實證，如形寒肢冷、舌淡苔白、脈遲、痰稀色白等；②肺部證候，如咳、喘等。

◎每日練習

　　1.肺陰虛與燥邪犯肺如何區別？
　　2.風寒束肺證與寒邪客肺證表現各有何異同？

3

●肺與大腸病辨證（二）

◆ 痰濕阻肺

　　痰濕阻肺證是指痰濕阻滯肺係所表現的證候。多由脾氣虧虛，或久咳傷肺，或感受寒濕等外邪所引起。

　　@主要臨床表現：咳嗽痰多，質黏色白易咳出，胸悶，甚則氣喘痰鳴，舌

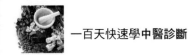

淡苔白膩，脈滑。

@病機分析：外邪襲肺，肺宣降失常，肺不布津，久之水液停聚而為痰濕；脾氣虛輸布失司，水濕凝聚為痰，上貯於肺；或久咳傷肺，肺輸布水液功能減弱，聚濕成痰；以上三種原因都能導致痰濕阻肺，肺氣上逆，故咳嗽痰多，痰質黏色白易於咯出。痰濕阻滯氣道，肺氣不利，故胸悶，甚則氣喘痰鳴。舌淡苔白膩，脈滑，均為痰濕內阻之症。

@相似證候的辨別：痰濕阻肺以其久病、痰多為特徵，往往不易與其他病證相混淆。應注意的是，痰濕阻肺的重證每每累及心臟，兼見心氣虛、心陽虛甚至心陽暴脫的危證。臨證應仔細審視。

※ 辨證注意點：①咳喘往往反覆發作，病程較長，有別於外邪犯肺的新感；②痰濕之症突出，即痰多、質黏色白易咳出，痰鳴，苔膩，脈滑或弦滑；③肺部症狀，如咳、喘、胸悶之類。

◆ 風熱犯肺

風熱犯肺證是指風熱外邪侵犯肺系，衛氣受病所表現的證候。

@主要臨床表現：咳嗽，痰稠色黃，發熱，微惡風寒，口乾咽痛，舌尖紅，苔薄黃，脈浮數。

@病機分析：風熱襲肺，肺失清肅則咳嗽，熱為陽邪，灼液成痰，因此痰稠色黃，肺衛受邪，衛氣抗邪故發熱，衛氣鬱遏則微惡風寒，風熱上擾，熱傷津液則口乾，咽喉不利則咽痛，肺氣失宣，鼻竅不利，故鼻塞，風熱灼津則鼻涕黃濁。舌尖紅，苔薄黃為上焦有熱，脈浮數為風熱犯肺之脈象。

@相似證候的辨別：本證主要與燥熱犯肺、熱邪壅肺相鑒別。燥熱犯肺是僅指發生於秋季，且有明顯傷津的燥證。本證則無季節限制。熱邪壅肺與前兩者不同在於裡熱證，而前兩者往往兼有表證，病程短。

※ 辨證注意點：①風熱表證；②突出的肺部症狀。

◆ 熱邪壅肺

熱邪壅肺證是指邪熱內壅於肺所表現的證候。多因溫熱之邪由口鼻而入，或風寒、風熱之邪入裡化熱，內壅於肺所致。

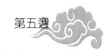

@主要臨床表現：咳嗽，痰稠色黃，氣喘息粗，壯熱口渴甚則心煩，鼻翼煽動，或胸痛咳吐膿血腥臭痰，大便祕結，小便短赤，舌紅苔黃，脈數等。

@病機分析：熱邪壅肺，肺失清肅，肺熱熾盛，煉液為痰故咳嗽，痰稠色黃，肺失清肅，氣壅不降故氣喘息粗。裡熱蒸騰則壯熱，內灼津液故口渴；熱擾心神，故心煩不安。如果痰熱交阻於肺，氣道不利，肺氣鬱閉，則出現鼻翼煽動之象，這時病情比較險惡。如熱傷肺絡，導致氣滯血壅，氣血失暢，則出現胸痛，咳吐膿血腥臭痰。裡熱熾盛傷津，大腸失潤則大便祕結，化源不足則小便短赤。舌紅苔黃，脈數皆為裡熱之象。

@相似證候的辨別：詳見前節。

※ 辨證注意點：①裡熱實證，程度可相差很大，預後也不一樣，輕則痰黃、發熱，重則咳吐膿血，痰稠腥臭，壯熱潮熱；②肺部證候，如咳、喘、痰、鼻翼煽動，胸痛等。

◆ **燥邪犯肺**

燥邪犯肺證是指秋季感受燥邪，侵犯肺衛所表現的證候。

@主要臨床表現：乾咳無痰，或痰黏少，咳之難出，甚至痰中帶血，胸痛，皮膚及口唇鼻乾燥，發熱微惡風寒，舌紅苔白或黃，脈數。

@病機分析：燥邪犯肺，肺失滋潤，清肅失常故乾咳無痰，或痰黏少不易咳出。燥傷肺津，津液不布，故皮膚及口唇鼻乾燥；咳傷肺絡，則胸痛、痰中帶血。燥邪外襲，肺衛失宣，故見發熱惡寒的衛表症狀。鑒於表證出現的寒熱有輕重不同，溫燥表證近似於風熱表證。燥邪傷津故舌紅，邪偏肺衛苔多白，脈多見浮數；燥熱襲肺，苔黃，津傷較重，脈細數。

@相似證候的辨別：詳見前兩節。

※ 辨證注意點：①新病；②發病於秋季；③傷津乾燥之證，如乾咳、痰黏不出、唇鼻乾燥等；④肺部症狀，如咳、痰之類。兼寒象為涼燥，兼熱象為溫燥。

◆ **大腸濕熱**

大腸濕熱證是指濕熱侵襲大腸所表現的證候。多因外感濕熱之邪，或因

飲食不節等因素造成。

@主要臨床表現：腹痛，下痢赤白膿血，裡急後重；或暴注下迫，色黃而臭，或腹瀉不爽，糞質黏稠腥臭。伴有肛門灼熱，小便短赤，身熱口渴，舌紅苔黃膩，脈滑數或濡數。

@病機分析：濕熱侵襲大腸，壅阻氣機，故腹痛，裡急後重；濕熱薰灼腸道，脈絡受損，血腐成膿，故下痢赤白膿血；濕熱下注，水穀傳導失司，清濁不分，故暴注下迫，色黃而臭；濕阻大腸，熱熾氣滯，大腸氣機不暢，故腹瀉不爽；熱熾腸道，則肛門灼熱；水液從大便外泄，故小便短赤，熱盛傷津故口渴，身熱，糞質黏稠腥臭。舌紅苔黃膩為濕熱之象；濕重於熱，脈象多見濡數，熱重於濕，脈象多見滑數。

@相似證候的辨別：腹瀉，一般實證歸大腸，虛證歸咎於脾。以下介紹的腸虛滑泄，治不離脾。實證加腹瀉，常見的兩種，一為此證，另一為傷食。後者有暴飲暴食史，腹瀉物酸腐，憑這兩點不難鑒別出來。虛證腹瀉，有腸虛滑脫（責之於脾、腸）、脾虛腹瀉（責之於脾）、五更泄瀉（責之於脾、腎）等等，或涉及單一臟腑，或累及多髒多腑。但與本證一派實證不難鑒別。

※ 辨證注意點：①大腸之證，腹痛、腹瀉；②實證，病程較短，身體不虧；③濕熱證，苔黃膩，瀉下較臭，或膿血，或如水注等。

◆ 大腸液虧

大腸液虧證是指體內津液不足，不能濡潤大腸所表現的證候。多因久病熱病傷陰，或素體陰虧，或婦女產後陰血內虧等因素引起。

@主要臨床表現：大便祕結乾燥，難以排出，數日一行，口乾咽燥，或伴有口臭，頭暈等症。舌苔黃燥，舌質少津，脈細澀。

@病機分析：津液不足，腸失濡潤，故糞便祕結乾燥難出，數日甚至十餘日一行；津液不得上充則口咽乾燥，濁氣不泄而上乾故口臭，頭暈；燥熱陰虧，故舌苔黃燥，舌質少津，脈細澀。

@相似證候的辨別：本證與若干便祕證要辨別開來，如氣虛便祕，以氣虛無力為特徵；血虛便祕，以產後或失血後多見；胃陰虛證，則必伴見乾嘔呃

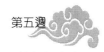

逆，饑不欲食，舌絳苔剝等症；陽虛便祕，多見年高腎陽虧虛，排便無力為特徵。而本證主要表現為大便乾結，津液不足之特徵。

辨證注意點：①大便乾結難解；②口乾咽燥等津液虧虛之證；③常發生於陰液耗損疾病的後期。

◆ **腸虛滑泄**

腸虛滑泄證是指大腸陽氣虛衰，不能固攝所表現的證候。多由久瀉，久痢所致。

@主要臨床表現：利下無度，或大便失禁，甚則脫肛，腹痛隱隱，喜溫喜按，舌淡苔白滑，脈沉弱。

@病機分析：久瀉久痢傷陽，陽氣虛衰，大腸失其固攝，故下痢無度，甚至大便失禁、脫肛；陽虛陰盛，寒從內生，寒凝氣滯，故腹痛隱隱，喜溫喜按。舌淡苔白滑，脈沉弱為陽虛之象。

@相似證候的辨別：參見大腸濕熱等。

※ 辨證注意點：①久泄，不是新病；②無實證之象，沒有邪實，諸如口臭、苔黃膩、腹劇痛、大便穢臭等；③大便失禁或腹瀉過頻。

◎每日練習

1.風熱犯肺、熱邪壅肺、燥邪犯肺在臨床上如何鑑別？

2.大腸病三證的臨床表現及診斷要點是什麼？

4

●脾與胃病辨證（一）

脾胃共處中焦，脾主運化水穀，胃主受納腐熟，脾氣主升，胃氣主降，兩者共同完成飲食物的消化吸收輸布，為後天之本，氣血生化

之源。脾與胃經脈互為絡屬，具有表裡關係。脾還有統血、主四肢肌肉的功能，脾開竅於口，其華在唇。

脾胃病都有寒熱虛實的不同。脾病常見症狀有腹痛、腹脹、泄瀉、水腫、少氣乏力。胃病多見脘痛、不欲食、嘔吐、噯氣、呃逆等症。

◆ **脾氣虛**

脾氣虛證是指脾氣不足，失其健運所表現的證候。多因飲食不節，勞累過度，久病耗傷脾氣所致。

@主要臨床表現：納少，脘腹脹滿，食後尤甚，大便溏薄，神倦乏力，少氣懶言，面色白或萎黃，或見水腫或消瘦，舌淡苔白，脈緩弱。

@病機分析：脾氣虛弱，運化失職，水穀內停，故納少，脘腹脹滿；食後負擔加重，故腹脹更甚；水濕不運，流注腸中，故大便溏薄；脾主肌肉四肢，脾虛日久肢體失養，故神倦乏力；中氣不足故少氣懶言；脾虛失運，水濕浸淫肌表，故面色白，水腫；脾胃為氣血生化之源，脾氣虛，日久可致營血虧虛，或氣血兩虛之證；肌膚失去血的濡養和溫煦，可致形體消瘦，面色萎黃，舌淡苔白，脈浮弱，是脾氣虛弱之象。

@相似證候的辨別：脾虛證的變化較多，不同病人表現差異很大。但作為氣虛證，不難與心和腎相鑑別，後者各有獨特的定位症候。比較相關的是胃、腸兩腑。由於氣虛多歸於脾，胃腸氣虛故多從脾治。因此，確定氣虛，排除心臟、腎臟氣虛，則大多為脾氣虛。另外便是與下面介紹的幾個濕證相區別，詳述於後。

※ 辨證注意點：首先是氣虛。其次脾所主的功能減弱。如運化水穀功能減退可見納少，脘腹脹滿，食後尤甚，或見腹瀉（腹痛不甚，無穢臭），再發展下去可見消瘦，面色不華，或虛浮等氣虛。再次，排除濕、痰之證，如苔膩舌胖、形豐等。

◆ **脾陽虛**

脾陽虛證是指脾陽虛衰，失於溫運所表現的證候，多因脾氣虛發展而

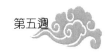

來，或過食生冷，過用誤用寒涼藥物，或腎陽虛衰所導致。

@主要臨床表現：腹脹納少，腹痛綿綿，喜溫喜按，形寒肢冷，大便溏薄清稀。或肢體困重，或肢體水腫，小便不利，或見白帶多質稀。舌質淡胖，苔白滑。脈沉遲無力。

@病機分析：脾陽虛衰，運化失職，故腹脹納少；陽虛則寒從中生，寒凝氣滯，故腹痛喜溫喜按；陽虛水濕不化，流注腸中，故大便溏薄清稀；脾陽虛不溫四末，故形寒肢冷；中陽不振，水濕內停，膀胱氣化失司，故小便不利；流溢肌膚則肢體困重，甚至肢體水腫，滲注於下則婦女白帶量多質稀。舌淡胖苔白滑，脈沉遲無力皆為陽氣虧虛、寒濕內停之證。

@相似證候的辨別：脾陽虛即脾氣虛加上寒象，所以不難與脾氣虛鑒別。但脾陽虛有許多兼證，如可出現腹瀉，或水腫，或白帶清稀。這裡均要排斥邪實存在才能成立脾陽虛的診斷。這裡的邪實主要指濕。

※ 辨證注意點：此證往往亦有著較長的病史，逐步發展而來。①脾的病位指征，如胃口、消化能力、肌肉等表現情況；②陽虛指征；③排除邪實，主要是濕邪。

◆ 中氣下陷

中氣下陷證是指脾氣虛，引致筋脈弛緩不收，臟器脫垂的病證。多因飲食、勞倦傷脾，或久病損脾，脾氣虛，脾陽虛陷，升提失司所致。

@主要臨床表現：脘腹墜脹，食入益甚；或便意頻數，肛門墜重；或先泄久痢不止，甚至脫肛；或子宮下垂；或小便混濁如米泔；伴有頭暈目眩，肢體困重倦怠，聲低懶言，舌淡苔白，脈弱。

@病機分析：脾氣虛衰，運化失職，內臟得不到氣血精微之供養，使臟氣虛衰，升舉無力而下垂，如子宮下垂、胃下垂等。胃下垂，故脘腹墜脹，食後氣陷更甚，故脘腹更覺不舒。中氣下陷，故便意頻頻，肛門重墜，或久泄痢不止，肛門外脫。脾主散精，脾虛氣陷致精穀不能散佈而下注膀胱，故小便混濁如米泔。脾虛清陽不升則頭暈目眩。中氣不足，故見肢體困重倦怠，聲低懶言。舌淡苔白，脈弱，都是脾氣虛弱之症。

@相似證候的辨別：本病是脾氣虛的一種類似證，所以相似證候的鑒別可

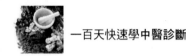

參見「脾氣虛」部分。

　　※ 辨證注意點：①脾氣虛；②下陷症狀，包括臟器下垂，如胃下垂、脫肛、子宮脫垂；氣機下陷，如頭暈目眩；精氣下陷，如小便混濁如米泔、白帶之類。其中，以臟器下垂為辨證指征。部分症狀可見於腎虛之中，詳見後述。

◆ 脾不統血

　　脾不統血證是指脾氣虧虛不能統攝血液所表現的證候。常因久病脾虛，或勞倦傷脾等因素引起。

　　@主要臨床表現：便血、尿血、肌衄、齒衄，婦女可見月經過多，崩漏等。常伴有眩暈，神疲乏力，少氣懶言，食少便溏，面色無華，舌淡苔白，脈細弱等症。

　　@病機分析：脾有統血的功能，脾氣虛則統血無權，血離經妄行，出現出血症。血脫於下，見便血，尿血，溢於肌膚，則見肌衄，脾虛統血無權，沖任不固，則婦女月經過多甚至崩漏；脾氣虛氣血生化不足，故眩暈、神疲乏力，少氣懶言，肌膚失血濡養，故面色無華，脾虛水穀難化，濕濁內生，故食少便溏，舌淡苔白，脈細弱均為虛象。

　　@相似證候的辨別：本證主要與各類不同原因引起的血證相鑒別。除外傷所致出血，內傷出血多因於邪熱和瘀血。邪熱往往一派熱象，血色鮮紅；瘀血則病程多長，血色暗淡。而本證血色多偏淡，且有明顯脾虛之症。

　　※ 辨證注意點：本證可以說是脾氣虛的重證之一，所以抓住脾氣虛辨證要領，見有血證者，即可做出診斷。

◆ 寒濕困脾

　　寒濕困脾證是指寒濕內盛，阻困中陽所表現的證候。多因飲食不節，嗜食生冷，或淋雨涉水，居處潮濕以致內濕素盛等因素引起。

　　@主要臨床表現：脘腹脹悶疼痛，泛惡欲吐，納呆，口淡不渴，便溏，頭身困重，面色晦黃，或面目肌膚發黃，黃色晦暗如煙薰或肢體水腫，小便短少。或婦女白帶量多。舌淡胖苔白膩白滑，脈濡緩。

　　@病機分析：過食生冷，寒濕內侵，脾陽受困，運化失司，故脘腹部脹悶

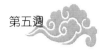

疼痛，納呆；胃失和降則泛惡欲吐；寒濕為陰邪，陰不耗津，故口淡不渴；濕注腸中，則便溏；脾主肌肉，濕性重著，故頭身困重；濕阻氣滯，氣血運行不暢，不能外榮肌膚，故面色不榮；脾為寒濕所困，陽氣不宣，膽汁外溢，故面目肌膚發黃，黃色晦暗如煙薰；寒濕阻遏陽氣，不能溫化水濕，泛溢肌表，故肢體水腫；膀胱氣化不利，則小便短少；寒濕內盛則舌淡胖苔白膩或白滑，脈象濡緩。

@相似證候的鑑別：區分寒濕困脾證與脾陽虛證。兩者皆有脾失健運，寒象以及濕阻的表現，但側重點不同。寒濕困脾證屬於寒濕內侵，中陽受困，屬實證，病程短，苔白膩或白滑，脈濡緩；脾陽虛證是陽虛失運，寒濕內生，屬虛證，病程長，苔白滑，脈沉遲。

※ 辨證注意點：①病程短，一般為新病；②素無脾氣虛證；③寒濕之症明顯，侵犯及脾，使脾的運化功能受到影響。

◆ 濕熱蘊脾

濕熱蘊脾證是濕熱內蘊中焦所表現的證候。由於過食肥甘酒醴，或感受濕熱外邪所致。

@主要臨床表現：脘腹痞悶，嘔惡納呆，小便黃，大便溏泄，肢體重困，或面目肌膚發黃，色澤鮮明如橘，皮膚瘙癢，或身熱起伏，汗出熱不解。舌紅苔黃膩，脈濡數。

@病機分析：濕熱之邪蘊結脾胃，脾失健運，胃失和降，故脘腹痞悶，嘔惡納呆；脾主肌肉，濕性重著，脾為濕困，故肢體困重；濕熱下注則大便溏泄，小便短赤；濕熱內蘊脾胃，薰蒸肝膽，膽汁外溢肌膚，故面目發黃，色鮮明如橘，皮膚瘙癢；濕遏熱伏，熱處濕中，濕熱鬱蒸，故身熱起伏，汗出而熱不解。舌紅苔黃膩，脈濡數為濕熱內盛之症。

@相似證候的鑑別：主要與濕困脾胃、外感濕熱、肝膽濕熱三證區別。有了熱的表現，即可與濕困脾胃區別開來；外感濕熱，則有病程短，多於夏秋之季發病和明顯的表證症狀，如發熱惡寒，周身疫痛之類；肝膽濕熱的肝區（兩脇）脹痛不適，而本證以脹滿為主，也可兩證合一。

※ 辨證注意點：本證的表現可以黃疸為主，可以發熱為主，亦可以腹瀉為

主。無論這些單獨或並見，凡出現濕熱證，如苔黃膩；脾胃證，如納呆、脘腹脹滿等，本證即可成立。

◎每日練習

1.寒濕困脾證與脾陽虛證各有何特點?臨床上如何鑒別?

2.脾不統血、中氣下陷，各自臨床表現如何?病機分別是什麼?

5

●脾與胃病辨證（二）

◆ 胃陰虛

胃陰虛證是指胃陰不足所表現的證候。由於胃病久延不癒，或熱病後期陰液被耗，或嗜食辛辣，或五志化火導致胃陰耗傷引起。

@主要臨床表現：胃脘隱痛，饑不欲食，脘痞不舒，乾嘔呃逆，口燥咽乾，大便祕結，小便短少，舌紅少津，脈細數。

@病機分析：胃陰虧虛，胃陽偏亢，虛熱內生，胃失和降，故胃脘隱痛，饑不欲食，脘痞不舒；虛熱內擾，胃氣上逆，則乾嘔呃逆；胃陰虧虛，上不能潤咽喉，則口燥咽乾；下不能潤腸，故大便乾結。舌紅少津，脈細數，為陰虛內熱之徵象。

@相似證候的辨別：胃陰虛主要與胃火區別，兩者均有熱象，所不同一為虛，一為實。實以口臭、苔黃、舌質蒼老為特點，見此不難區別兩者。當胃火向胃陰虛過渡時可兩證交錯出現，見此，即可辨作胃陰虛火旺。

※ 辨證注意點：主要為兩點，即陰虛證和消化道功能異常。如伴有脾氣虛證，則稱之為脾陰虛。

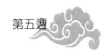

◆ 食滯胃脘

食滯胃脘證是指食物停滯胃脘所表現的證候。多由飲食不節，或脾胃素虛，運化失職所致。

@主要臨床表現：胃脘脹痛，厭食，噯腐吞酸或嘔吐食物，吐後脹痛減輕，或矢氣便溏，瀉下臭穢酸腐，舌苔厚膩，脈滑。

@病機分析：胃氣以降為順，食物停積胃脘，氣機阻滯，則胃脘脹痛；食積於內，拒於受納，故厭食；胃失和降，濁氣上逆則噯腐吞酸或嘔吐食物；吐後實邪得消，胃氣通暢，故脹痛得減；食濁下行，積於腸道，可致矢氣便溏，瀉下臭穢酸腐；胃中濁氣上騰，則舌苔厚膩；食滯於內，氣實血湧，故脈滑。

@相似證候的辨別：主要與脾虛證相鑑別。本證一派實證，而脾虛則虛證突出。且不一定有傷食的誘因。

※ 辨證注意點：關鍵要有傷食史，再排除脾氣虛、胃火證，本證的診斷便不難做出。

◆ 胃寒

胃寒證是指陰寒停留於胃腑所表現的證候。多因過食生冷所致。

@主要臨床表現：胃脘疼痛，輕則綿綿不已，重則拘急疼痛，遇冷尤甚，得溫痛減，口淡不渴；或伴有神疲乏力，形寒肢冷，喜溫，食後痛減，或伴有胃脘水聲轆轆，嘔吐清水。舌淡苔白滑，脈遲或弦。

@病機分析：胃寒證分為寒邪犯胃和胃氣虛寒。寒邪侵襲人體，陽氣受傷者為虛寒證；陽氣被遏者，為實寒證。寒性凝滯收引，寒留胃脘，氣滯不通，故胃脘疼痛；寒為陰邪，得冷更加凝滯，故疼痛遇冷加劇，得溫痛減；陰不耗液，故口淡不渴；如果病程遷延不癒，陽氣被耗，則由實證轉為虛證；脾氣被遏則神疲乏力，陽氣不能溫煦肢體，故形寒肢冷，喜溫；進食後陽氣振奮，故疼痛緩減；胃氣虛寒，不能溫化精微，致水液內停成為水飲，飲停於胃，故可聞胃脘水聲轆轆；隨胃氣上逆，可見嘔吐清水。舌淡苔白滑為陰寒內盛水飲內停之症，脈遲主寒，水飲可見弦脈。

@相似證候的辨別：主要與脾的病證相鑑別。但胃寒重在胃痛，脾則重在

腹瀉。脾病多虛，而胃寒虛象不顯著。

　　※　辨證注意點：要分辨清屬寒邪犯胃與胃氣虛寒。主要在病程上。寒邪犯胃係新病，突發的，而胃氣虛寒往往病程長，遷延不癒，症狀較輕而又兼有一定的虛象如長期的胃脘部怕冷，喜溫，面色少華等。

◆ 胃熱

　　胃熱證是指胃火熾盛所表現的證候。多由熱邪犯胃，或情志不舒鬱而化火，或平素過食辛辣肥膩，化熱生火等所致。

　　@主要臨床表現：胃脘灼痛，嘈雜泛酸，消穀善饑，渴喜冷飲，或齒齦腫痛，甚至潰爛出血，口臭，大便祕結，小便短赤，舌紅苔黃，脈滑數。

　　@病機分析：胃熱內熾，胃絡脈氣血壅滯，故胃脘灼痛；肝經鬱火，橫逆侮土（胃），肝胃氣火上逆，故嘈雜泛酸；功能亢進，故消穀善饑；熱盛傷津，故渴喜冷飲；胃經絡於齒齦，胃火循經上行，氣血壅滯，故牙齦腫痛，甚至潰爛出血；熱傷血絡，血熱妄行，故牙齦出血；胃中濁氣上泛，故口臭；熱盛傷津，腸失濡潤，故大便祕結；小便化源不足，故小便短赤。舌紅苔黃，脈滑數，俱屬熱盛之象。

　　@相似證候的辨別：本證主要與脾的濕熱證相鑑別。通常，出現胃痛、嘔吐、吞酸等症咎之於胃；而腹脹、腹瀉則咎之於脾。

　　※　辨證注意點：熱證加胃痛，或胃氣上逆之症，本證即可成立。所區別的是，有口腔、齒齦破碎者稱胃火上炎；有吞酸者，稱肝火犯胃，也可稱之為胃熱證。

◎每日練習

1.胃的病變主要反映在哪些方面？

2.胃陰虛證和食滯胃脘證的臨床表現及診斷要點是什麼？

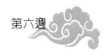

第六週·

1

●肝與膽病辨證（一）

> 肝位於右脇下，膽附於肝，肝膽經脈互相絡屬為表裡關係。肝主疏泄，即肝對全身氣機、情志、膽汁的分泌和排泄，脾胃的消化以及血和津液的運行、輸布等具有調節功能。此外，女子的排卵和月經來潮、男子的排精，也與肝主疏泄功能密切有關。肝又主藏血，即肝具有貯藏血液和調節血量的生理功能。肝在體為筋，開竅於目，其華在爪。
>
> 膽的主要功能為貯藏和排泄膽汁，有助於飲食物的消化，並與人的情志活動有關。膽貯藏和排泄膽汁的功能，是由肝的疏泄功能調節與控制，肝的疏泄功能正常則膽汁排泄暢達，共同維持人體生理功能。

　　肝的病證主要表現為肝失疏泄和肝不藏血兩個方面，常見胸脇脹痛或竄痛，煩躁易怒，頭暈脹痛，肢體震顫，手足抽搐或目糊，出血，月經不調，睾丸脹痛等症狀，有寒熱虛實之別。膽的病變主要表現為膽汁排泄異常或情志異常，常見口苦、驚悸、失眠、黃疸等症狀。

◆ 肝氣鬱結

　　肝氣鬱結證又稱肝氣鬱滯，是因肝的疏泄功能失常引起氣機失調所致的病證。多由精神刺激、情志抑鬱或其他臟腑病證長期不癒，影響肝的疏泄功能而致。本證以氣鬱、氣滯等氣機失調的病理為特點，常因部位不同而見不同的臨床表現。

　　@主要臨床表現：情志抑鬱，急躁易怒，喜太息，胸脇少腹脹悶或竄痛，

脈弦；或自覺咽喉中有物吐之不出，嚥之不下，俗稱「梅核氣」；或頸部瘿瘤，腹部癥瘕；或婦女乳房作脹結塊，月經失調，痛經，停經。

@病機分析：本證是肝失疏泄、氣機失調所致的病證，與精神因素密切相關。若精神刺激，情緒不暢，氣機鬱滯，常表現為情志的改變，如情志抑鬱，急躁易怒，喜太息等。弦脈為肝病之主脈。

@肝經分佈於兩脇及少腹，肝經氣滯，氣機不暢，則表現為胸脇少腹脹悶或竄痛；氣機不暢久鬱生痰，痰隨氣逆上行，鬱於咽部則成梅核氣，積於頸部則成瘿瘤，停於腹部則為癥瘕；氣病及血，血行不暢，沖任失調則見乳房作脹、結塊，月經失調，痛經，停經等。

@肝氣鬱結證是肝的常見證候，若肝氣鬱結氣機失調日久不癒，可氣鬱化火成為肝火上炎證，若肝氣鬱結橫逆犯脾又可出現肝氣犯脾證，若氣機不暢影響血的運行又可變為氣滯血瘀證等。

@相似證候的辨別：肝氣鬱結常因氣鬱化火而成肝火上炎證。本證以氣鬱、氣滯、情志改變為主，肝火上炎則以化火見熱象為主。

※ 辨證注意點：本證是由於精神刺激，情志抑鬱，肝的疏泄功能異常而出現的病證。臨床辨證當注意與本病密切相關的精神刺激等外因，臨床表現以氣鬱、氣滯、情志改變為主，證情的輕重變化與情志變化有關。

◆ 肝火上炎

肝火上炎證是由於肝氣鬱結，鬱而化火，肝經氣火上逆所致的病證。臨床以氣火上逆熱象明顯為特徵。常因肝氣鬱結日久，或過食辛溫之品，或濕熱內蘊化火上逆所致。

@主要臨床表現：頭暈脹痛，耳鳴，面紅，目赤腫痛，急躁易怒，心煩不眠或多夢，便秘，尿短黃，或脇肋灼痛，婦女月經量多、超前，舌紅苔黃，脈弦數。

@病機分析：本證以肝氣鬱而化火上逆為特徵。肝火上炎上擾清竅則頭暈脹痛；肝開竅於目，火性炎上則面紅、目赤腫痛；膽附於肝，膽經入耳，肝熱移膽則耳鳴；肝火內擾，肝失條達，心神不寧則急躁易怒，心煩不眠或多夢；肝火鬱於肝絡則脇肋灼熱疼痛；熱盛傷津則口苦口乾，便秘，尿短黃；

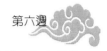

肝火灼傷脈絡，血熱妄行則衄血、吐血，經行量多、超前。本證為肝之實熱證，故舌紅苔黃，脈弦數。

@肝火上炎是肝氣鬱結的發展，若肝火得不到遏制則陽亢無制，耗劫肝陰引動肝陽而成肝陽上亢化風證。

@相似證候的辨別：本證當與肝陽上亢證辨別。本證以肝經氣火上逆為特徵。肝陽上亢證有陽亢的見症，如面紅目赤，急躁易怒等，這一點與肝火上炎相似，但肝陽上亢常見頭暈，且伴有腰膝痠軟等上盛下虛的臨床表現。

※ 辨證注意點：有肝氣鬱結或內熱化火的病史及依據。有肝經氣火上逆熱象明顯的臨床見症。

◆ 肝血虛

肝血虛證是肝血不足所產生的病證，以肝血的調節功能失常及相關臟器失養為特徵。多因生化之源不足，或失血過多及慢性病耗傷肝血所致。常常是全身性血虛證中有關肝的臨床表現。

@主要臨床表現：眩暈耳鳴，目糊乾澀，視力下降或夜盲，面色淡白無華或萎黃，手足麻木震顫，筋脈拘急，肌肉拆動，爪甲不榮，月經量少，色淡或停經，唇舌淡，苔薄，脈細。

@病機分析：本證以肝血不足，濡養功能減弱為特徵。肝血不足不能濡養清竅，故見眩暈耳鳴；肝開竅於目，肝血虧虛不能上注於目，則目糊乾澀、視力下降或夜盲；肝血不足不能上榮於頭面，則面色淡白無華或萎黃，唇舌淡；肝在體為筋，其華在爪，肝血虛不能滋養筋脈爪甲，則手足麻木震顫，筋脈拘急，肌肉顫動，爪甲不榮，脈細；肝血虛沖任失調則月經量少，色淡或經閉。若肝血虛得不到及時糾正則血虛症狀加劇，肝血的濡養功能進一步減弱，可變為血虛生風證。

@相似證候的辨別：本證當與心血虛相辨別，兩者均有血虛的臨床表現，可從各自的臟腑定位症狀加以鑑別。本證還當與肝陰虛作辨別，本證以血虛為特徵，肝陰虛以陰虛為特徵，常表現有虛熱之象。

※ 辨證注意點：具備一般血虛的臨床表現及具備肝的定位症狀。

◆ 肝陰虛

肝陰虛證是肝的陰液虧虛，濡養功能減弱所致的病證，為肝的虛熱證。多因情志不暢，肝氣鬱結，氣鬱化火，或肝病、溫熱病後期耗傷陰液使濡養功能不足所致。

@主要臨床表現：眩暈耳鳴，目澀乾痛，脇肋疼痛，面部烘熱，五心煩熱，潮熱盜汗，口乾舌燥，或手足蠕動，舌紅少津，脈弦細數。

@病機分析：本證為肝的虛熱證，以肝陰不足濡養功能減弱為特徵。肝陰不足不能上榮於頭目則眩暈耳鳴；肝開竅於目，肝陰虧虛則目澀乾痛；肝陰不足肝經失於濡養則脇肋疼痛；陰虛生內熱則面部烘熱，五心煩熱，潮熱盜汗，口乾舌燥，舌紅少津，脈弦細數；肝陰虧虛，筋脈失於滋養則手足蠕動。

@肝陰虛可下汲腎陰導致腎水虧損而成肝腎陰虛，肝腎陰虛不能制約肝陽，又可致肝陽上亢證。

@相似證候的辨別：肝陰虛證當與肝火上炎證相辨別，兩者均為熱證，均有熱象，但本證為肝之虛熱證，肝火上炎證為肝之實熱證。

※ 辨證注意點：有一般的陰虛症狀以及肝陰虛的定位症狀。

◆ 肝陽上亢

本證為肝陰不足，肝陽上亢所致的病證。既有肝陰不足的症狀，又有肝陽上亢的表現，但以肝陽上亢表現為主，是本虛標實證。多因肝氣鬱結，氣鬱化火，耗傷肝陰，或肝腎陰虛不能制約肝陽，陽升太過而致。

@主要臨床表現：眩暈耳鳴，頭脹頭痛，頭重足輕，面紅目赤，急躁易怒，失眠或多夢，腰膝痠軟，或五心煩熱，面部烘熱，舌紅，脈弦有力或弦細數。

@病機分析：本證以肝（腎）陰不足肝陽上亢為特徵，肝腎之陰不足，肝陽上亢，氣血上沖則眩暈耳鳴，頭脹頭痛，頭重足輕，面紅目赤；肝氣鬱結失於疏泄，心神不寧則急躁易怒，失眠或多夢；肝腎陰虛筋脈失養則腰膝痠軟。陰虛生內熱則五心煩熱，面部烘熱，舌紅，脈弦有力或弦細數。

@肝陽上亢得不到控制則陽亢無制，引動肝風而成肝陽化風證。

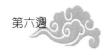

@相似證候的辨別：肝陽上亢證當與肝火上炎證辨別，兩者在病機上有相關之處，臨床表現均為熱證。但本證是本虛標實證，肝火上炎證以氣火臨床表現為特徵。本證還當與肝陰虛辨別，肝陰虛以陰液不足濡養功能減弱為特徵。本證除有肝陰虛症狀外，更有陽亢之臨床表現。

※ 辨證注意點：抓住本虛標實的特徵，即既有肝腎陰虛不足的臨床表現，又有水不涵木、肝陽上亢的症狀。

◎每日練習

1.肝氣鬱結證、肝火上炎證、肝血虛證、肝陰虛證、肝陽上亢證各有哪些臨床表現？

2.引起上述五證的病因病機是什麼？

2

●肝與膽病辨證（二）

◆ 肝風內動

肝風內動證是指臨床出現眩暈欲仆、震顫、抽搐等症狀的病證。多由肝腎陰液精血虧虛，血不養筋，肝陰不能制約肝陽而肝陽亢奮無制所致。根據造成肝腎陰虧的原因，臨床可分為肝陽化風、熱極生風、陰虛動風、血虛生風四種證型。

1.肝陽化風

肝陽化風證是由肝陽上亢發展而成，主要原因是肝腎陰液虧虛，不能制約肝陽以致陽亢無制化風為患，證情較為嚴重。

@主要臨床表現：眩暈欲仆，頭痛，頭重腳輕，步履不穩，或項強肢顫，手足麻木，語言蹇澀，伸舌歪斜，甚則猝然昏倒，不省人事，口眼喎斜，半

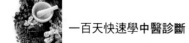

身不遂，舌強不語，喉中痰鳴，舌紅，苔薄或膩，脈弦有力。

@病機分析：本證常常有肝陽上亢的先期表現。肝腎陰虧不能制約肝陽，肝陽化風上擾清竅則眩暈欲仆，頭痛；肝陰虧於下，肝陽亢於上故頭重腳輕，步履不穩；肝風夾氣血逆走於上壅滯絡脈，則項強肢顫，手足麻木；肝風夾痰濁上擾阻於舌竅則語言蹇澀，伸舌歪斜；肝風夾痰濁蒙蔽清竅，心神被擾，則猝然昏倒，不省人事，舌強不語，喉中痰鳴；風痰阻於脈絡則口眼喎斜，半身不遂。舌紅，脈弦有力為陽亢風動之象。

@在肝陽上亢證的基礎上，若頭痛眩暈加劇，又見手足抖動，肢體麻木即為肝陽化風，此時為中風先兆。若猝然昏倒，不省人事，舌強不語，半身不遂，喉中痰鳴，即為通常所說的中風，證情十分嚴重，常可導致死亡。

@相似證候的辨別：由於本證是在肝陽上亢證的基礎上發展而成，故當與肝陽上亢證辨別。兩證均可有眩暈、頭痛等陽亢的症狀，但肝陽上亢證相對較輕，本證較重，若在此基礎上又見手足抖動，肢體麻木，甚則猝然昏倒，半身不遂等動風、神志症狀者，即為肝陽化風證。

※ 辨證注意點：有肝陽上亢的病史，在此基礎上又出現動風或神志症狀者。

2.熱極生風

熱極生風證是熱邪亢盛灼傷陰液引動內風的病證。常見於高熱為主的證候中。

@主要臨床表現：高熱，煩躁如狂，手足抽搐，頸項強直，角弓反張，或牙關緊閉，兩目上視，甚則神昏譫語，舌紅，苔黃，脈弦數。

@病機分析：本證以高熱引動內風為特徵。熱邪亢盛充斥表裡，故見高熱；熱邪上擾神明則煩躁如狂；熱邪燔灼津液，筋脈失養，肝風內動則手足抽搐，頸項強直，角弓反張，牙關緊閉，兩目上視。熱邪蒙蔽心包則神昏譫語。舌紅，苔黃，脈弦數為熱盛之象。本證的預後與伴隨的高熱等症狀有關。

@相似證候的辨別：本證當與肝陽化風證相辨別。兩者均有動風症狀，但肝陽化風有肝陰不足、肝陽上亢的病史，本證以高熱動風為特徵。

※ 辨證注意點：高熱伴有動風症狀。

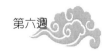

3.陰虛動風

陰虛動風證是陰液虧虛，筋脈失於濡養引動肝風的證候。多因陰液虧虛嚴重所致的虛證，常見於外感病後期或內傷雜病。

@主要臨床表現：手足蠕動或筋肉瞤動，午後潮熱，五心煩熱，盜汗，口乾咽燥，形體消瘦，舌紅，苔少，脈弦數。

@病機分析：本證以陰液虧損筋脈失養為特徵。熱病後期或內傷雜病長期不癒，陰液嚴重虧損，不能濡養筋脈則手足蠕動或筋肉瞤動。陰虛生內熱則午後潮熱，五心煩熱，口乾咽燥，形體消瘦，舌紅，苔少，脈弦數。

@相似證候的辨別：本證當與肝陽化風、熱極生風相辨別，三證均有動風症狀，但肝陽化風以陽亢及本虛標實為特徵；熱極生風以高熱伴動風症狀為特徵；本證為虛證動風，故以手足蠕動伴陰虛症狀為特徵。

※ 辨證注意點：虛證動風伴陰虛症狀。

4.血虛生風

本證是血液嚴重虧虛，筋脈失養而導致的動風證，是肝血虛證的臨床表現之一，也為虛證動風，常由於出血過多或久病血虛所致。

@主要臨床表現：手足蠕動，或肌肉瞤動，肢體麻木活動不利，眩暈耳鳴，目糊目澀，面色無華或萎黃，爪甲不榮，舌淡，脈弦細或細。

@病機分析：本證以血虛動風為特徵。肝主藏血，在體為筋，開竅於目，其華在爪。肝血虛，無以濡養筋脈則手足蠕動或肌肉瞤動，肢體麻木活動不利，爪甲不榮。肝血虛不能上榮於頭目則眩暈耳鳴，目糊且澀，面色無華或萎黃。舌淡，脈弦細或細，為肝血虛之象。

@相似證候的辨別：本證當與陰虛動風證相辨別，兩者均有動風症狀，但陰虛動風以潮熱盜汗等陰虛表現為特徵，本證以面色無華、舌淡等血虛症狀為特徵。

※ 辨證注意點：虛性的動風症狀伴血虛表現。

肝氣鬱結、肝火上炎、肝陰虛、肝陽上亢、肝風內動的鑑別。上述五證在病機上有著內在聯繫，如肝失疏泄導致肝氣鬱結，肝氣久鬱可化火而致肝火上炎，肝火灼傷肝陰可致肝陰虛或肝腎陰虛，一方面可使肝火更旺，另一方面陰虛水不涵木，陰不制陽而導致肝陽上亢，陽亢無制又可導致肝風內

動。故五證實際上是肝的陰陽失調在不同時期的不同表現。臨床當分析各個時期的病機特點及臨床表現特徵，從而做出正確辨證。

@肝氣鬱結證：以肝失疏泄、氣機鬱結為特點，常有與本證密切相關的精神刺激等外因，臨床表現以氣鬱、氣滯、情志改變為特徵。

@肝火上炎證：以肝氣鬱結鬱而化火為特點，表現為肝經氣火上逆、熱象明顯。

@肝陰虛證：以肝的陰液虧虛，濡養功能減弱為特點，常與肝火上炎、腎陰虛等有關。臨床表現以肝的虛熱證為特徵。

@肝陽上亢證：以肝陰不足、肝陽上亢為特點，與肝陰虛、腎陰虛有關。臨床表現以既有肝腎陰虛的表現又有肝陽上亢為特徵。

@肝風內動證：以肝的陰陽氣血失調、風動為特點，與肝腎陰虛血虧、肝陽上亢或熱邪亢盛有關。臨床表現以風動為特徵，有虛實之別。

◆ 寒滯肝脈

寒滯肝脈證是寒邪凝滯，肝經氣滯，氣血運行不暢所致的病證。

主要臨床表現：少腹冷痛牽引睪丸、陰囊，墜脹拒按，或疼痛牽引股側；遇寒則加劇，得溫則緩解，伴形體寒冷，面色蒼白等寒象；舌淡苔白或暗，脈沉弦。

@病機分析：本證以寒邪凝滯肝經氣滯為特徵，足厥陰肝經繞陰器抵少腹，寒邪凝滯肝經氣血運行不暢，故少腹及睪丸、陰囊冷痛、墜脹，並互相影響牽引股側。寒為陰邪主收引，寒邪侵襲則筋脈拘急，氣血凝滯，不通則痛，故疼痛拒按或遇寒加劇得溫則緩。感受寒邪陽氣被遏，或陽虛溫煦作用減弱，則形體寒冷，面色蒼白，舌淡、苔白。脈沉弦為肝病之脈。

@相似證候的辨別：本證當與疝氣病中的寒疝相辨別。疝氣病中的寒疝因其小腸從少腹下垂陰囊而出現脹氣墜痛，故又稱小腸氣痛，以痛為主，一般無肝經寒象。本證除疼痛外，還有明顯肝經寒象。

※ 辨證注意點：有少腹睪丸墜脹疼痛的主症，又有形體寒冷，疼痛遇寒加劇等肝經寒象。

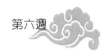

◆ 肝膽濕熱

肝膽濕熱證為濕熱內蘊，肝膽功能失常所致的病證。常因感受濕熱之邪或脾虛水濕內生，日久化熱，或長期過食甘肥厚味生濕助熱，影響肝膽功能所致。

@主要臨床表現：脅肋灼痛脹痛，或脇下有痞塊按之疼痛，目黃，小便黃，身黃，色鮮明如橘子色，發熱，口苦，納差，噁心嘔吐，腹脹，大便或閉或溏，舌紅，苔黃膩，脈弦數或弦滑。

@病機分析：本證以濕熱內蘊，肝膽功能異常為特徵。濕熱之邪內蘊，致氣機運行不暢，氣滯血瘀則脅肋灼痛，或脇下有痞塊，按之疼痛；濕熱內蘊，肝失疏泄，膽汁橫溢則口苦，目黃，小便黃。身黃如橘子色為陽黃之特徵；濕熱內蘊，脾失健運，胃失和降則納差，噁心嘔吐，腹脹，大便或閉或溏。舌紅，苔黃膩，脈弦數或弦滑均為肝膽濕熱之象。

@相似證候的辨別：本證當與脾胃濕熱證相辨別，由於兩者都屬濕熱內蘊，故都有濕熱的臨床表現。但脾胃濕熱證病變部位在脾胃，以納差，噁心嘔吐，胃脘痞脹，苔膩等脾胃濕熱的表現為主，也可見黃疸等症狀。本證病位主要在肝膽，除濕熱表現之外，還可見黃疸、脇痛等肝膽濕熱的臨床表現。

※ 辨證注意點：除濕熱表現外，還見脇痛等明確的肝膽定位症狀。

◆ 膽鬱痰擾

膽鬱痰擾證是膽失疏泄，痰熱內擾所致的病證。多因情志不遂，膽失疏泄，膽氣不寧，生濕生痰化熱所致。

@主要臨床表現：驚悸失眠，煩躁不安，膽怯，口苦泛惡，胸悶脇脹，頭暈，目眩，耳鳴，苔黃膩，脈弦滑。

@病機分析：本證以膽失疏泄，痰熱內擾為特徵。膽失疏泄，氣機鬱滯，痰濕化熱，膽氣不寧則驚悸失眠、煩躁不安，膽怯；痰熱內擾則口苦泛惡，胸悶脇脹；痰熱上擾則頭暈目眩耳鳴。苔黃膩，脈弦滑為痰熱內擾之象。

@相似證候的辨別：本證當與痰火擾心證辨別。痰火擾心證以心煩不寧，神志異常，甚則言語錯亂、妄躁為主。本證以驚悸、膽怯等為主，證情較

輕。

※ 辨證注意點：有驚悸、失眠、膽怯等輕度神志症狀，同時又有胸悶、泛惡、苔黃膩等痰熱之象。

◎每日練習

1.如何辨別肝氣鬱結證、肝火上炎證、肝陰虛證、肝陽上亢證、肝風內動證?它們在病機上有什麼內在聯繫?

2.寒滯肝脈證、肝膽濕熱證、膽鬱痰擾證各有哪些臨床表現?

3

●腎與膀胱病辨證

> 腎位於後腰部，左右各一，膀胱位於小腹中央。經脈上兩者相互絡屬，故為表裡關係。腎藏精，即腎對精具有閉藏而不致無故流失的作用。腎主生長、發育和生殖，主要是指其所藏之精是機體生長、發育和生殖的物質基礎，因而腎具有上述功能。由於腎藏先天之精，又主生殖，故腎又稱「先天之本」。腎主水液，是指腎中精氣的蒸騰氣化作用，對於體內水液的輸布、排泄及其平衡具有調節作用。腎又主納氣，即腎有攝納肺所吸入的清氣，使清氣深入人體的作用。腎在體為骨，開竅於耳，其華在髮。膀胱具有貯存和排泄尿液的功能，依賴於腎的氣化功能，故隸屬於腎。

腎的病變主要是由於上述功能異常所導致，大多為虛證。常可表現為腰膝痠軟，耳鳴耳聾，髮白早脫，齒牙鬆動，遺精陽痿，精冷不育，女子經少、經閉，及水腫、二便異常等。

膀胱的病變主要表現為排尿異常，如小便不利、尿頻、尿急、尿痛、遺

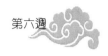

尿以及小便失禁等。

◆ **腎陽虛**

　　腎陽虛證是腎的陽氣虛衰所致的病證，多因素體陽虛，或先天不足，或房勞過度，或年高腎虧，或久病傷腎，或外邪損傷陽氣，或他臟虛損及腎等引起。

　　@主要臨床表現：腰膝痠軟或疼痛，形寒肢冷，眩暈，精神萎靡，面色白或黧黑，陽痿不育，泄瀉完穀不化，或五更泄瀉；舌淡苔白，脈沉細無力。

　　@病機分析：本證以陽氣虛見寒象為特徵。腰為腎之府，腎主骨，腎陽虛不能溫養腰府及骨骼，故腰膝痠軟疼痛。陽氣虛不能溫煦肌膚肢體，則形寒肢冷；陽氣虛清陽不升則眩暈，精神萎靡；陽氣虛衰，氣血運行無力，不能上榮於頭面則面色白或黧黑。腎陽虛損，命門火衰則陽痿不育；腎陽不足，脾失健運，故泄瀉完穀不化，或五更泄瀉；舌淡苔白，脈沉細無力為腎陽虛之象。

　　@相似證候的辨別：本證當與一般陽虛證辨別，一般陽虛證以全身性虛寒之象為主，本證既有陽虛的臨床表現，又有腎生理功能異常的定位症狀。

　　※ 辨證注意點：腎的生理功能減退伴有虛寒表現。

◆ **腎陰虛**

　　腎陰虛證是腎陰液不足所致的病證。多由久病傷腎，熱病傷陰及腎，或先天不足，房事過度，或失血津虧，或過食溫燥之品傷陰等引起。

　　@主要臨床表現：腰膝痠軟或疼痛，眩暈耳鳴，失眠或多夢，形體消瘦，潮熱盜汗，五心煩熱，咽乾舌燥，男子陽強易舉，遺精早洩，女子經少、經閉或崩漏，舌紅苔少，脈細數。

　　@病機分析：本證以陰虛內熱為特徵。腎陰不足，濡養功能減弱，則腰膝痠軟或疼痛；腎陰虧虛，髓海不足，故眩暈耳鳴；腎水不足，心火偏旺，心神不寧，則失眠多夢；腎陰虧損，虛熱內生，故形體消瘦，潮熱盜汗，五心煩熱，咽乾舌燥，舌紅苔少，脈細數；陰虛內熱，相火妄動，則陽強易舉，擾動精室則遺精早洩；腎陰虛則精虧血少，故經少經閉；虛火內熱，迫血妄

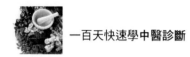

行則崩漏。

@相似證候的辨別：本證當與一般陰虛證辨別。一般陰虛證以全身性陰虛內熱表現為主，本證除有陰虛內熱症狀外，還有腎虛的定位症狀。

※ 辨證注意點：有腎虛見症及陰虛內熱的臨床表現。

◆ 腎精不足

腎精不足證為腎精虧虛，發育生殖等功能減退所致的病證。多由先天發育不良，稟賦不足，或後天調攝失宜，房事過度，大病久病傷腎等引起。

@主要臨床表現：兒童發育遲緩，囟門遲閉，身材矮小，智力低下，骨骼痿軟，動作遲鈍；男子精少不育，女子經少經閉，性功能減退；成人早衰，脫髮齒鬆，耳鳴耳聾，腰膝痠軟，精神呆鈍，健忘，舌瘦，脈細無力。

@病機分析：本證以發育遲緩，性功能減退，早衰為特徵。腎藏精，主生殖，為生長發育之本。腎精虧乏，無以生化，故兒童發育遲緩，囟門遲閉，身體矮小；腎精不足，髓少骨虛，故智力低下，骨骼痿軟，動作遲鈍；腎精虧虛，生殖無力，則男子精少不育，女子經少經閉，性功能減退；腎在體為骨，開竅於耳，其華在髮，腎精不足則脫髮齒鬆，耳鳴耳聾，腰膝痠軟；腎精虧損，腦海失充，則精神呆鈍，健忘；早衰、舌瘦、脈細無力，均為虛象。

@相似證候的辨別：本證當與腎陽虛、腎陰虛證辨別，三證均為腎虛證。腎陽虛、腎陰虛證有明顯的寒象與熱象，本證一般無明顯寒象或熱象，但以生長發育、生殖功能嚴重減退為特徵，證情有輕重之別。

※ 辨證注意點：有嚴重的生長發育遲緩或生殖功能減退臨床表現。

◆ 腎氣不固

腎氣不固症是腎氣虛損，固攝作用減弱所致的病證。凡先天不足，年幼腎氣未充，或房事過度，久病傷腎，年老腎氣虧虛等均可引起本證。

@主要臨床表現：小便清長而頻數，或尿後餘瀝不盡，或小便失禁，或遺溺，或夜尿增多。男子滑精早洩，女子帶下清稀，或胎動易滑。神疲乏力，腰膝痠軟，聽力減退，面色蒼白，舌淡苔白；脈細弱沉。

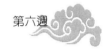

@病機分析：本證以腎氣虛、固攝作用減弱為特徵。腎氣虛，固攝作用減弱，膀胱失約，氣化失司，故小便清長而頻數，以及餘瀝不盡，小便失禁，遺溺，或夜尿增多。腎氣虛弱，精關不固，故男子滑精早洩；腎氣虛弱，帶脈失約，任脈失養，則女子帶下清稀，胎動易滑；腎氣虛，臟腑經絡功能減退，則神疲乏力，腰膝痠軟，聽力減退，面色蒼白，舌淡苔白，脈細弱沉。

@相似證候的辨別：本證的小便異常當與膀胱濕熱證辨別，但膀胱濕熱證常有尿頻、尿急、尿痛，小便短赤，苔黃膩，脈數等濕熱的臨床表現；本證一般無濕熱之象。本證的腎虛表現當與腎陽虛、腎陰虛證辨別，腎陽虛、腎陰虛證有明顯的寒象與熱象，本證一般無明顯寒象和熱象。

※ 辨證注意點：有膀胱失約以及精關不固、帶脈失約的臨床表現，同時又有腎氣虛的見症。

◆ 腎不納氣

腎不納氣證是腎氣虛弱，攝納無權，氣不歸元所致的病證。凡肺有宿疾，日久及腎，或久病傷腎等均可引起本證。

@主要臨床表現：喘息短氣，動則加劇，不能平臥，或張口抬肩，呼多吸少，聲音低怯，腰膝痠軟。甚則胸悶，肢冷面青，冷汗淋漓，脈虛浮無根。或面赤心煩，口燥咽乾，舌紅，脈細數。

@病機分析：本證以腎氣虛兼有肺氣虛為特徵。肺主呼吸，腎主納氣，肺氣虛，呼吸不利，則喘息短氣，動則加劇；腎不納氣則呼多吸少，不能平臥或張口抬肩；肺腎氣虛則宗氣亦虛，故聲音低怯；腎氣虛則腰膝痠軟；胸陽不振，陽氣運行不利，固攝無權，則胸悶，肢冷面青，冷汗淋漓。脈虛浮無根為陽氣虛衰之危象。若陰虛體質則生內熱，虛火上炎而見面赤心煩，口燥咽乾，舌紅，脈細數。

@相似證候的辨別：本證的喘息短氣，呼吸不利當與肺氣虛證辨別，單純的肺氣虛證往往表現為咳喘無力，少氣不足以息等肺氣不利及氣虛症狀，一般無呼多吸少等腎不納氣見症。本證的腎虛表現當與腎陽虛、腎陰虛證辨別，腎陽虛、腎陰虛證一般無肺的見症，本證為肺腎兩虛的表現。

※ 辨證注意點：既有呼多吸少等腎不納氣的表現，又有喘息短氣等肺氣虛

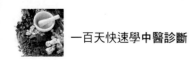

的見症。

◆ 膀胱濕熱

膀胱濕熱證為濕熱之邪蘊結膀胱所致的病證。凡感受濕熱之邪，飲食不節，脾胃內傷，濕熱內生，下注膀胱等均可引起本證。

@主要臨床表現：尿頻尿急，尿道澀痛，尿液短赤，淋漓不盡，少腹脹悶；或伴有發熱腰痛，或見血尿，尿中有砂石，或尿濁如膏；舌紅，苔黃膩，脈數。

@病機分析：本證以小便異常為特徵。濕熱蘊結膀胱，氣化不利，則尿頻尿急，尿道澀痛，淋漓不盡，少腹脹悶；熱盛則尿液短赤，濕盛則尿濁如膏，濕熱灼傷脈絡則見血尿，濕熱久蘊煎熬則成砂石；濕熱鬱蒸則發熱，累及腎臟則見腰痛，舌紅，苔黃膩，脈數均為濕熱內蘊之象。

@相似證候的辨別：本證的小便異常當與膀胱失約證辨別，膀胱失約證可見小便頻數，淋漓不禁等症狀，一般無尿急、尿痛之表現。本證除小便異常外還有濕熱內蘊之見症。

※ 辨證注意點：有尿頻、尿急、尿痛的膀胱刺激症狀，同時又有濕熱內蘊之見症。

◎每日練習

1.腎陽虛、腎陰虛、腎精不足、腎氣不固、腎不納氣五證均為腎病的虛證，它們有哪些相同點，又有哪些不同的臨床表現？

2.膀胱濕熱證的臨床表現有哪些？

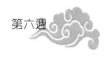

4

●臟腑兼證（一）

> 　　凡同時出現兩個以上臟腑病證的稱為臟腑兼證。人體是一個整體，臟腑之間在生理上有著互相資生、制約的有機聯繫。病理上也同樣，當某一臟或某一腑發生病變時，在一定的條件下可影響另一臟或另一腑，從而導致兼證。臟腑病證之間的相互傳變，取決於兩臟腑之間的關係。具有表裡、生剋、乘侮關係的臟腑容易發生傳變，反之則較少。現將常見的主要臟腑兼證介紹如下。

◆ 心腎不交

　　心腎不交證是因心腎既濟失調所致的病證。多由外邪損傷腎陰，或久病傷陰，房事過度，陰液暗耗，不能上濟於心，或思慮過度，情志鬱而化火傷陰等引起。

　　主要臨床表現：心煩失寐，心悸不安，眩暈，耳鳴，健忘，五心煩熱，咽乾口燥，腰膝痠軟，遺精帶下，舌紅，脈細數。

　　病機分析：本證以腎陰虛、心火旺為特徵。在生理狀態下，心火下達腎水，腎水上濟心火，使腎水不寒，心火不亢，則水火互濟，心腎相交。若腎水不足，心火失濟，則心火偏亢，或心火獨熾，下汲腎水，則腎陰暗耗，以致腎水虧於下，心火亢於上而心腎不交。心火偏亢，則心煩失寐，心悸不安，健忘；腎水不足，髓海空虛，則眩暈，耳鳴，腰膝痠軟；陰虛生內熱，則五心煩熱，咽乾口燥，舌紅，脈細數；虛火內擾精室則遺精，帶下。

　　相似證候的辨別：本證當與心火亢盛證相辨別，心火亢盛證僅表現為心煩失寐等心火偏亢的症狀，而無腎陰虛見症。本證既有心火偏亢的症狀，又有腎陰虛的見症。

　　※　辨證注意點：心火偏亢的臨床表現，伴有腎陰虛的見症。

◆ 心脾兩虛

　　心脾兩虛證是心血不足，脾氣虛弱所致的病證。多由飲食不節，勞倦傷

脾，或思慮過度暗耗陰血，或久病失調及慢性出血等引起。

@主要臨床表現：心悸怔忡，失眠多夢，面色不華，食欲不振，腹脹便溏，眩暈健忘，神疲乏力；月經量少色淡或淋漓不盡；舌淡，脈細弱。

@病機分析：本證以心血虛、脾氣虛為特徵。心血虛，心失所養，則心悸怔忡；心神不寧，則失眠多夢；氣血兩虛不能上榮於頭目，則眩暈健忘。脾氣虛弱，運化無力，則面色不華，食欲不振，腹脹便溏，神疲乏力。氣血兩虛則月經量少色淡或淋漓不盡，舌淡，脈細弱。脾為氣血生化之源，主統血，心主血，兩者在生理病理上均有聯繫。若脾氣虛弱則生血不足，統攝無權則血液喪失，血虛則無以化氣而氣更虛，兩者可互相影響。

@相似證候的辨別：當與氣血兩虛證相辨別，氣血兩虛證為全身性病證，常表現為一般的氣虛血虛症狀。本證除氣虛血虛臨床表現外，還見心脾的症狀。

※ 辨證注意點：有心血虛、脾氣虛的臨床表現，又有一般氣血虛的見症。

◆ 心肝血虛

心肝血虛證是心肝兩臟血液虧虛，失於濡養，功能減退所致的病證。多由體虛久病，陰血虛少，或失血過多，或他臟病變累及心肝兩臟等引起。心肝兩臟也可互相影響，先由一臟血虛，再影響另一臟，從而導致兩臟均血虛者。

@主要臨床表現：心悸怔忡，失眠多夢，健忘眩暈耳鳴，面色無華，目澀且糊，爪甲不榮，肢體麻木，女子月經量少色淡或經閉，舌淡，脈細弱。

@病機分析：本證以心肝兩臟血虛為特徵。心血虛，心失所養，心神不寧，則心悸怔忡，失眠多夢；心肝血虛，無以上榮頭目，則健忘，眩暈，耳鳴，面色無華；肝開竅於目，肝血不足，目失所養，則目澀且糊；肝主筋脈，其華在爪，肝血虛，筋脈爪甲失養，則肢體麻木，爪甲不榮；肝血虛，則女子月經量少色淡或經閉。舌淡，脈細弱為血虛之象。

@相似證候的辨別：本證當與單純的心血虛證與肝血虛證辨別。其區別在於心血虛證、肝血虛證，除了血虛症狀外有各自臟器的定位見症；而本證是兩臟的症狀同時存在。

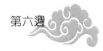

※ 辨證注意點：有一般的血虛症狀，以及心肝兩臟的定位症狀同時存在。

◆ 心腎陽虛

　　心腎陽虛證是心腎兩臟陽氣虛衰，陰寒之邪內盛所致的病證。多由外感寒邪，或素體陽虛，久病體虛，勞倦內傷等引起。

　　@主要臨床表現：心悸怔忡，神疲乏力，畏寒肢冷，或小便不利，面目肢體水腫，唇甲淡暗或青紫，舌淡紫，苔白滑，脈沉細。

　　@病機分析：本證以陰寒內盛、功能減弱為特徵。心主血脈、神明，心陽虛，心失所養，則心悸怔忡，神疲乏力；腎陽虛，溫煦作用減弱，則畏寒肢冷；腎陽虛，膀胱氣化不利，則小便不利；陽氣虛，水氣泛濫，則水腫；心腎陽虛，氣血運行無力，血脈瘀阻，則唇甲淡暗或青紫，舌淡紫；苔白滑，脈沉細為陽虛陰寒內盛之象。

　　@相似證候的辨別：本證當與單純的心陽虛證與腎陽虛證辨別，單純的心陽虛證與腎陽虛證有各自臟器的定位症狀，一般無另一臟病證的臨床表現。本證除有一般陽虛症狀外，還有心腎陽虛的定位見症。

　　※ 辨證注意點：有心腎兩臟的定位症狀，又有陽虛陰寒內盛的臨床表現。

◆ 心肺氣虛

　　心肺氣虛證是心肺兩臟氣虛、功能減弱所致的病證。多由肺有宿疾，肺氣虛弱，影響心臟而致心氣虛弱；或高年臟腑虧損，或思慮過度，暗耗心氣，進而影響肺臟等引起。

　　@主要臨床表現：心悸怔忡，咳喘氣短，動則加劇，神疲乏力，面色白，自汗，聲音低怯，胸悶，痰液清稀，舌淡苔白，脈沉弱或結代。

　　@病機分析：本證以心肺氣虛見心悸咳喘等為特徵。心主血脈，心氣不足，心失所養，則心悸怔忡；肺主呼吸，肺氣虛弱，肅降失職，則咳喘氣短，動則加劇；心肺氣虛，則神疲乏力，面色白，自汗，聲音低怯；肺氣虛，呼吸功能減弱，則胸悶；肺氣虛，津液輸布障礙，則水濕聚而為痰，故痰液清稀；舌淡苔白，脈沉弱或結代，為心肺兩虛，氣血運行無力之象。

　　@相似證候的辨別：本證當與單純的心氣虛證、肺氣虛證辨別。單純的心

氣虛證與肺氣虛證有各自臟器的定位症狀,如心氣虛證以心悸怔忡為主症;肺氣虛證以咳喘乏力等為主症,一般無他臟病證的臨床表現。本證除見一般氣虛證外,還同時存在心肺兩虛的定位症狀。

　　※ 辨證注意點:有心肺兩虛、功能減退的定位症狀,伴有一般氣虛見症。

◆ 肺脾氣虛

　　本證是肺脾兩臟氣虛,功能減弱所致的病證。多由久病肺氣虛弱,影響及脾,導致脾氣亦虛;或勞倦傷脾,氣血生化之源不足,肺失所養,而致肺氣虛;或其他慢性病影響肺脾兩臟等引起。

　　@主要臨床表現:咳喘不止,短氣乏力,痰多稀白,食欲不振,腹脹便溏,聲低懶言,面色白,或面浮足腫,舌淡苔白,脈細弱。

　　@病機分析:本證以肺脾兩虛所致的咳喘、納差、便溏為特徵。脾為生痰之源,肺為貯痰之器。脾氣虛,健運失職,則食欲不振,腹脹便溏;脾虛生濕,濕聚生痰,則痰多稀白,上貯於肺,肺氣不利,則咳喘不止;肺脾氣虛,則短氣乏力,聲低懶言,面色白;肺脾氣虛,運化無力,水氣泛濫,則面浮足腫;舌淡苔白,脈細弱為氣虛之象。

　　@相似證候的辨別:本證當與單純的肺氣虛證、脾氣虛證相辨別。單純的肺氣虛證以咳喘不止,短氣乏力等肺的定位症狀為主;脾氣虛證以食欲不振,腹脹便溏等脾的定位症狀為主。本證除了見一般氣虛症狀外,還同時見肺脾兩虛的定位症狀。

　　※ 辨證注意點:除一般氣虛表現外,還有肺脾兩虛的見症。

◎每日練習

1.心腎不交證有哪些臨床表現?其辨證注意點是什麼?

2.心脾兩虛證與心肝血虛證有哪些相同點?又有哪些不同點?

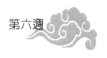

5

●臟腑兼證（二）

◆ 脾腎陽虛

脾腎陽虛證是脾腎兩臟陽氣虛弱所致的病證。多由感受寒邪較重，或久病耗氣損傷脾腎之陽氣，或久瀉不止，損傷脾腎之陽，或其他臟腑的虧虛，累及脾腎兩臟等引起。

@主要臨床表現：下痢清穀，或泄瀉滑脫，或五更泄瀉，畏寒肢冷，小腹冷痛，腰膝痠軟，小便不利，面色白，或面目肢體水腫，舌淡胖，苔白滑，脈沉細。

@病機分析：本證以脾腎陽虛、陰寒內盛為特徵。脾腎兩臟陽氣虛衰，溫煦、運化、固攝作用減弱，則下痢清穀，泄瀉滑脫或五更泄瀉；陽氣虛，陰寒內盛，則畏寒肢冷，小腹冷痛，面色白；腎陽虛，膀胱氣化失司，則腰膝痠軟，小便不利；陽氣虛，水氣氾濫，則面目肢體水腫；舌淡胖，苔白滑，脈沉細，為陽虛陰盛之象。

@相似證候的辨別：本證當與單純的脾陽虛證與腎陽虛證相辨別。單純的脾陽虛證、腎陽虛證以各自臟器的定位症狀為主，本證則脾腎陽虛的症狀同時出現。本證還當與陽虛水泛證辨別，陽虛水泛證以水氣氾濫水腫為主，本證則以下痢清穀、滑脫不禁、五更瀉、畏寒肢冷等虛寒症狀為主。本證與一般陽虛證的區別是，一般陽虛證有全身性的虛寒症狀，本證則還有脾腎兩虛的定位見症。

※ 辨證注意點：有脾陽虛、腎陽虛的臨床表現以及陽虛陰寒內盛的見症。

◆ 肺腎陰虛

肺腎陰虛證是肺腎兩臟陰液虧虛所致的病證。多由感受外邪入裡化熱傷陰，或肺有宿疾，肺陰暗耗，累及腎臟，或房室過度，腎陰虧耗，影響肺臟等引起。

@主要臨床表現：咳嗽痰少，或乾咳無痰，或痰中帶血，口乾咽燥，形體

消瘦，腰膝痠軟，骨蒸潮熱，顴紅盜汗，男子遺精，女子月事不調，舌紅苔少，脈細數。

@病機分析：本證以肺腎陰虛見咳嗽，腰膝痠軟等為特徵。肺陰不足，虛熱內生，清肅失司，則咳嗽痰少或乾咳無痰；虛熱灼傷肺絡，則痰中帶血；陰虛內熱，津液受損，則口乾咽燥；肺腎陰虛，肌肉失於濡養，則形體消瘦；筋脈失養，則腰膝痠軟；陰虛生內熱，則骨蒸潮熱；虛火上擾則顴紅，內迫營陰則盜汗；虛火內擾精室則遺精，影響沖任則月事不調；舌紅苔少，脈細數為陰虛內熱之象。

@相似證候的辨別：本證當與單純的肺陰虛證與腎陰虛證辨別。單純的肺陰虛證與腎陰虛證有各自臟器的定位症狀。本證除了見一般陰虛症狀外，還同時見肺腎陰虛的臨床表現。

※ 辨證注意點：有陰虛內熱的臨床表現以及肺腎陰虛的見症。

◆ 肝腎陰虛

肝腎陰虛證是肝腎兩臟陰液不足所致的病證。多由久病及腎，或房事過度，情志內傷，精血不足，損傷肝腎之陰等引起。

@主要臨床表現：腰膝痠軟，目澀目糊，耳鳴健忘，脇痛，五心煩熱，顴紅盜汗，口乾咽燥，失眠多夢，男子遺精，女子經少或崩漏，舌紅苔少，脈細數。

@病機分析：本證以肝腎陰虛、虛火內擾為特徵。肝腎同源，病理上肝腎之間也常互相影響。肝腎陰虛不能濡養筋脈，則腰膝痠軟；肝開竅於目，肝陰不足，則目澀目糊；腎開竅於耳，腎陰不足，則耳鳴；肝腎陰虛，髓海失充，則健忘；筋脈失養，則脇痛；陰虛內熱，則五心煩熱，顴紅，內迫營陰則盜汗；津液受損則口乾咽燥；虛火內擾，心神不寧，則失眠多夢；擾動精室則遺精，影響沖任則經少或崩漏；舌紅苔少，脈細數為陰虛內熱之象。

@相似證候的辨別：本證當與單純的肝陰虛證與腎陰虛證辨別。單純的肝陰虛證與腎陰虛證有各自臟器的定位症狀，本證除見一般陰虛表現外，還見肝腎陰虛的臨床表現。本證還當與肺腎陰虛證辨別，兩者都有腎陰虛、虛火內擾的臨床表現，區別在於，肺腎陰虛證還有肺陰虛見症，本證則還有肝陰

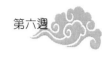

虛症狀。

　　※ 辨證注意點：有陰虛內熱、虛火內擾的臨床表現，同時又有肝腎兩虛的見症。

◆ 肝脾不和

　　肝脾不和證是肝失疏泄，脾失健運，兩臟關係失調，功能紊亂所致的病證。多由情志不遂，久鬱傷肝，或飲食失調，勞倦傷脾等引起。兩者可互相影響，如肝失疏泄導致脾失健運者，稱木橫侮土；若脾失健運，氣滯濕阻，而影響肝氣疏泄者，則稱為土壅侮木。

　　@主要臨床表現：胸脇脹滿或竄痛，時欲太息，情志抑鬱或急躁易怒，食欲不振，腹脹便溏，或發作性腹痛腹瀉，舌苔白或膩，脈弦。

　　@病機分析：本證以肝失疏泄、脾失健運為特徵。肝氣條達有助於脾的運化功能，脾氣健運也有助於肝的疏泄。肝失疏泄，氣機鬱滯，故胸脇脹滿或竄痛；氣機鬱滯，肝失條達，則時欲太息，情志抑鬱或急躁易怒；脾失健運，運化失司，濕邪中阻，則食欲不振，腹脹便溏；肝氣橫逆犯脾，氣機阻滯，健運失職，則發作性腹痛腹瀉，證情之發作與輕重，每與情緒有關。舌苔白或膩為濕阻中焦之象，脈弦為肝脈。

　　@相似證候的辨別：本證當與單純的肝氣鬱結證與脾虛濕困證相辨別。單純的肝氣鬱結證與脾虛濕困證有各自臟器的定位症狀。本證既有肝病又有脾病的見症，但早期可先見一臟的臨床表現，然後累及他髒而出現另一臟的病證，兩臟可互相影響。

　　※ 辨證注意點：肝氣鬱結見症與脾失健運表現同時出現。

◆ 肝胃不和

　　肝胃不和證是肝失疏泄，胃失和降，臟腑功能不協調所致的病證。多由情志不遂，肝氣鬱結，氣鬱化火，影響胃的功能；或寒邪侵襲肝胃，導致肝胃功能異常等引起。

　　@主要臨床表現：胃脘脇肋脹悶疼痛，噯氣吞酸，呃逆嘔吐，煩躁易怒，舌紅苔薄黃，脈弦；或巔頂疼痛，嘔吐涎沫，形寒肢冷，舌淡苔白，脈沉

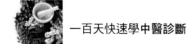

弦。

@病機分析：本證可分為肝氣犯胃和寒邪侵襲肝胃兩種類型。肝氣犯胃者，肝鬱化火，橫逆犯胃，肝胃氣機不暢，則胃脘脇肋脹悶疼痛；氣鬱化火，胃失和降，則噯氣吞酸，呃逆嘔吐；肝失條達，心神不寧，則煩躁易怒；舌紅苔薄黃，脈弦為肝氣鬱而化火之象。寒邪侵襲肝胃者，陰寒之邪循肝經上行，則巔頂疼痛；寒邪犯胃，中陽不足，胃失和降，則嘔吐涎沫；陰寒之邪內盛，陽氣受損，則形寒肢冷；舌淡苔白，脈沉弦為陰寒之象。

@相似證候的辨別：本證的肝氣犯胃型當與脾胃濕熱證相辨別，兩者均可出現胃脘脹痛，噯氣吞酸，呃逆嘔吐等症。但本證有肝氣鬱結、橫逆犯胃的臨床表現，脾胃濕熱證無這一表現。本證的寒邪侵襲肝胃型當與寒邪犯胃證相辨別，兩者都有胃寒疼痛、嘔吐等表現，但本證有肝寒氣鬱的臨床表現，寒邪犯胃證則無這一症狀。

※ 辨證注意點：抓住肝胃同病的臨床特徵，並注意區分寒熱的不同。

◆ 肝火犯肺

肝火犯肺證為肝氣鬱結、化火犯肺、肺失宣肅所致的病證。常由鬱怒傷肝，情志抑鬱，化火犯肺，或肝經有熱犯肺，或久病肺氣不利，肝氣來犯等引起。

@主要臨床表現：咳嗽陣作，咳痰不爽，胸脇脹痛，喜太息，急躁易怒，頭暈目赤，煩熱口苦，婦女乳房作脹，月經不調，舌紅苔黃，脈弦。

@病機分析：本證以肝氣犯肺、氣逆咳嗽為特徵。肝氣犯肺，肺失肅降，則咳嗽陣作，咳痰不爽；肝失條達，氣機鬱滯，則胸脇脹痛，喜太息，急躁易怒；肝火上炎，則頭暈目赤，煩熱口苦；肝氣鬱結，氣機不暢，則乳房作脹，月經不調；舌紅苔黃，脈弦為肝鬱化火內熱之象。

@相似證候的辨別：本證當與燥邪犯肺證相辨別，燥邪犯肺證以乾咳無痰或少痰伴咽乾、唇燥等燥象為主，本證有明顯的肝氣鬱結化火見症。

※ 辨證注意點：有咳嗽陣作、咳痰不爽等肺失肅降的症狀，同時伴有肝鬱化火的見症。

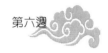

◎每日練習

1.脾腎陽虛證有哪些臨床表現?其辨證注意點是什麼?

2.肺腎陰虛證與肝腎陰虛證有哪些相同點?又有哪些不同點?

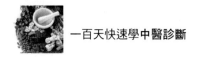

第七週•

1

（五）經絡辨證

　　經絡是人體通行氣血、溝通表裡上下、聯絡臟腑組織器官的通道。人體的五臟六腑、四肢百骸、五官九竅、皮肉筋骨等具有不同的生理功能，共同進行著有機的整體活動，以維護機體內外上下的協調統一，其中經絡具備十分重要的作用。病理情況下疾病的發生和傳變，也可透過經絡互相影響，如外邪侵襲人體，可透過經絡傳入臟腑，臟腑之間的病變可透過經絡傳遞。

　　經絡辨證是以經絡及其所聯繫臟腑的生理病理為基礎，辨析經絡及其相關臟腑在病理情況下的臨床表現，從而辨清病證的所在部位、病因病機及其性質特徵等，為治療提供依據。經絡辨證分十二經脈證候和奇經八脈證候兩部分。因經絡病證是一般瞭解的內容，故略去「相似證候的辨別」和「辨證注意點」。

●十二經脈辨證（一）

◆ 手太陰肺經病證

　　本證是手太陰肺經循行部位及相關臟腑肺的病證。

　　@主要臨床表現：發熱，惡寒，或汗出中風，肩背痛寒，缺盆中痛，肺脹，咳喘，胸部脹滿，心煩，小便數而少，少氣不足以息，手足心熱。

　　@病機分析：風寒之邪侵襲體表，肺主皮毛，衛陽被遏，衛氣抗邪，則發熱惡寒；風性疏泄，營不內守，則汗出；寒邪侵襲，肺經經氣不利，則肩背痛寒，缺盆中痛。肺失宣肅，肺氣不利，則肺脹，咳喘；肺氣鬱阻，則胸部脹滿；外邪內擾則心煩；肺失宣肅，通調水道失職，則小便數而少；肺氣虛則少氣不足以息；肺陰不足，則手足心熱。

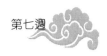

◆ 手陽明大腸經病證

本證是手陽明大腸經循行部位及相關臟腑大腸的病證。

@主要臨床表現：齒痛，咽喉腫痛，鼻衄，流清涕，頸腫，口乾，肩前及上肢伸側前緣疼痛，大指次指疼痛，麻木，屈伸不利，腹痛，腸鳴，大便泄瀉或大便祕結。

@病機分析：手陽明大腸經支脈從缺盆上頸貫頰入齒中，上夾鼻孔，大腸經受邪，經氣不利，則齒痛，咽喉腫痛，鼻衄，流清涕，頸腫及口乾。手陽明大腸經起於大指次指之端，循指上廉，出合谷兩骨之間上行，上肩出髃骨之前廉，大腸經受邪，經脈不利，則其循行部位肩前、上肢伸側前緣疼痛，大指次指疼痛，麻木，屈伸不利。濕熱下注大腸，氣機不利，則腹痛，腸鳴；大腸傳道失司則大便泄瀉，熱結大腸或腸道津液受損則大便祕結。

◆ 足陽明胃經病證

本證是足陽明胃經循行部位及相關臟腑胃的病證。

@主要臨床表現：發熱身前為甚，咽喉腫痛，鼻衄，齒痛，口眼喎斜，胸腹及下肢外側疼痛，足背痛，足中趾麻木，活動不利，胃脘痛，嘔吐，消穀善饑，腹脹滿，水腫，驚惕，發狂。

@病機分析：陽明之經行於身前，陽明氣盛故發熱身前為甚；陽明經脈起於鼻之交中，循鼻外，還出挾口環唇，其支者循喉嚨，入缺盆，下膈，其直者，從缺盆下乳內廉，下夾臍，入氣沖中，由股下足入中趾，胃火循經上炎則咽喉腫痛，鼻衄，齒痛；風邪中於經脈則口眼喎斜；外邪侵襲，經脈不利，則經脈循行部位胸腹及下肢外側疼痛，足背痛，足中趾麻木，活動不利。外邪侵襲胃腑則胃脘痛；氣機鬱滯，胃氣上逆則嘔吐；胃熱亢盛則消穀善饑；胃與脾為表裡，胃病及脾，健運失司，水氣氾濫，則腹脹滿，水腫；胃熱薰心，心神不寧，則驚惕，發狂。

◆ 足太陰脾經病證

本證是足太陰脾經循行部位及相關臟腑脾的病證。

@主要臨床表現：舌本強痛，食則嘔，胃脘痛，腹脹善噫，身重乏力，活

動不利，股膝內腫脹厥冷，足大趾麻木，活動欠佳，食不下，煩心，大便溏薄，或泄瀉，水腫，黃疸。

@病機分析：脾經之脈連於舌本，病則舌本強痛；脾病及胃，胃氣上逆則嘔；氣機阻滯，則胃脘痛；健運失職，升降失司，則腹脹善噫；濕困脾土則身重乏力，活動不利；脾脈起於足趾上行膝股內廉，經氣不利，則股膝內腫脹厥冷，足大趾麻木，活動欠佳；脾與胃相表裡，脾失健運，胃失和降，則食不下，煩心；脾虛水濕內停，傳化失司，則大便溏薄或泄瀉；水濕氾濫則水腫；脾虛水濕影響肝膽，肝失疏泄，膽汁橫溢，則黃疸。

◆ 手少陰心經病證

本證是手少陰心經循行部位及相關臟腑心的病證。

@主要臨床表現：咽乾，渴而欲飲，脇痛，手臂內側疼痛，掌中熱痛，心痛，心悸，失眠，神志失常。

@病機分析：手少陰心經支脈從心系上夾於咽部，心經有熱則咽乾；陰液耗傷則渴而欲飲；心之經脈出於腋下，故脇痛；心經循臂臑內側入掌內後廉，心經有邪，經氣不利，故手臂內側疼痛，掌中熱痛。心脈痺阻則心痛；心失所養，心神不寧，則心悸，失眠；心主神明，心神被擾，則神志失常。

◆ 手太陽小腸經病證

本證是手太陽小腸經循行部位及相關臟腑小腸的病證。

@主要臨床表現：耳聾，目黃，頰腫，咽喉腫痛，頸項轉側不利，肩似拔，臑似折，少腹脹痛，尿頻，泄瀉或便祕。

@病機分析：手太陽小腸經之支脈從缺盆循頸上頰，至目外眥入耳中，本經病則經氣不利，故耳聾，目黃，頰腫，咽喉腫痛，頸項轉側不利；手太陽小腸經起於小指，循前臂外側後緣上行，繞行肩胛交肩上，經氣不利則肩似拔，臑似折；小腸氣機鬱滯則少腹脹痛；泌別清濁失職則尿頻，泄瀉或便祕。

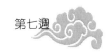

◎每日練習

1.手太陰肺經、手陽明大腸經、足陽明胃經病證各有哪些臨床表現?各與哪些臟腑相關?

2.足太陰脾經、手少陰心經、手太陽小腸經病證各有哪些臨床表現?各與哪些臟腑相關?

2

●十二經脈辨證（二）

◆ 足太陽膀胱經病證

本證是足太陽膀胱經循行部位及相關臟腑膀胱的病證。

@主要臨床表現：惡寒，發熱，鼻塞，鼻衄，頭痛，目痛，項背、腰、臀部及下肢後側疼痛，足小趾麻木不用，少腹脹滿，小便不利，遺尿。

@病機分析：足太陽膀胱經主一身之表，外邪侵襲，本經受邪，則惡寒，發熱，鼻塞，鼻衄；膀胱經之脈上額交巔絡腦，邪氣隨經上逆則頭痛；膀胱經起於目內眥，下行項後，一支挾背抵腰，下行經股入膕窩，一支循背下行，至膕窩後又下行，至外踝折向前，至足小趾。經氣不利，則目痛，項背、腰、臀部及下肢後側疼痛，足小趾麻木不用。膀胱氣化失司，則少腹脹滿，小便不利，遺尿。

◆ 足少陰腎經病證

本證是足少陰腎經循行部位及相關臟腑腎的病證。

@主要臨床表現：脊股內側後緣疼痛，足心熱痛，舌乾，咽喉腫痛，心煩疼痛，咳唾有血，氣喘，面色黧黑，驚恐不安，遺尿，遺精，月經不調。

@病機分析：足少陰腎經之脈起自足小趾，斜趨足心，上喘出膕，上股內後廉，貫脊屬腎。本經病變則脊股內側後緣疼痛，足心熱痛；足少陰腎經循

135

喉嚨，挾舌本，其支者從肺出絡心，本經病則舌乾，咽喉腫痛，心煩疼痛。腎精虧損，腎陰不足，虛火內動故咳唾有血；腎為氣之根，腎虛則不能納氣故氣喘；腎虛氣血流行不暢則面色黧黑；腎在志為恐，腎氣虛則驚恐不安；腎虛固攝作用減弱，膀胱失約則遺尿；腎氣不固則遺精，腎虛沖任失調則月經不調。

◆ **手厥陰心包經病證**

本證是手厥陰心包經循行部位及相關臟腑心包的病證。髎

@主要臨床表現：手心熱，臂肘攣急，腋下腫脹，甚則胸脇支滿，心痛，心中憺憺大動，面赤，煩心，喜笑不休。

@病機分析：手厥陰心包經起於胸中，出屬心包絡，循胸出肋，上行至腋窩，沿上肢內側中線至掌中，本經病變則手心熱，臂肘攣急，腋下腫脹，甚則胸脇支滿。包絡受病，心脈瘀阻則心痛，心中憺憺大動；心主血脈其華在面，心包有熱則面赤；心主神明，心包受邪則煩心，喜笑不休。

◆ **手少陽三焦經病證**

本證是手少陽三焦經循行部位及相關臟腑三焦的病證。

@主要臨床表現：耳聾，耳後疼痛，咽喉腫痛，目外眥痛，面頰腫痛，肩、臂、肘外側疼痛，小指次指不用，腹脹，水腫，遺尿，小便不利。

@病機分析：手少陽三焦經脈其支者，從膻中上出缺盆，上項係耳後，出走耳前，交頰，至目外眥。本經有病，經氣不利，故耳聾，耳後疼痛，咽喉腫痛，目外眥痛，面頰腫痛。手少陽三焦之經脈起於小指、次指之端，上出兩指之間，循手錶腕，出臂外兩骨之間，上貫肘，循臑外，上肩，經脈有病，則肩、臂、肘外側疼痛，小指、次指不用。三焦主持諸氣，疏通水道，輸布水液，三焦氣機不暢，則腹脹，氣化不利，水液氾濫則水腫；膀胱氣化失司則遺尿，小便不利。

◆ **足少陽膽經病證**

本證是足少陽膽經循行部位及相關臟腑膽的病證。

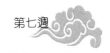

@主要臨床表現：頭痛，額痛，目眩，目外眥痛，缺盆部腫痛，腋下腫痛，胸脇、股及下肢外側痛，足小趾、次趾不用，口苦，黃疸，脇肋疼痛，善太息，瘧疾，惱怒，驚悸，虛怯，失眠。

@病機分析：足少陽膽經起於目外眥，上達額。本經有病則頭痛，額痛，目眩，目外眥痛；足少陽膽經其支者繞耳經頸部結喉旁下行缺盆，經腋窩循脇肋，沿股、下肢外側中線下行至小趾、次趾之間。本經有病，經氣運行不利，則缺盆部腫痛，腋下腫痛，胸脇、股及下肢外側痛，足小趾、次趾不用。膽主藏和排泄膽汁，膽汁橫溢則口苦、黃疸；膽氣不暢鬱滯則脇肋疼痛，善太息；膽為少陽，可表現為往來寒熱，故辨瘧疾為少陽；膽氣鬱結化火則惱怒；膽為中正之官，具有決斷功能，膽病則決斷功能失常，故驚悸，虛怯，失眠。

◆ 足厥陰肝經病證

本證是足厥陰肝經循行部位及相關臟腑肝的病證。

@主要臨床表現：腰痛不可以俯仰，胸脇脹滿，少腹疼痛，疝氣，巔頂痛，咽乾，眩暈，口苦，情志抑鬱或易怒。

@病機分析：足厥陰肝經之支脈、別絡，和太陽、少陽之脈，同結於腰踝下中髎、下髎之間，經氣不利則腰痛不可以俯仰；足厥陰肝脈過陰器，抵小腹，布脇肋，肝脈受邪，經氣不利，則胸脇脹滿，少腹疼痛，疝氣；肝脈上行者循喉嚨，連目系，上出額至巔頂，本經經氣不利則巔頂痛，咽乾，眩暈；肝主疏泄，肝氣鬱結，鬱而化火則口苦，情志抑鬱或易怒。

◎每日練習

1.足太陽膀胱經、足少陰腎經、手厥陰心包經病證各有哪些臨床表現?各與哪些臟腑相關?

2.手少陽三焦經、足少陽膽經、足厥陰肝經病證各有哪些臨床表現?各與哪些臟腑相關?

3

●奇經八脈辨證

奇經八脈是指沖脈、任脈、督脈、帶脈、陰維脈、陽維脈、陰蹻脈、陽蹻脈八條經脈。因其循行部位與同內臟的關係均有別於十二經脈，故曰「奇經」。奇經八脈是經絡系統中的重要組成部分，具有加強十二經脈之間聯繫，調節十二經脈氣血的作用。十二經脈氣血滿溢時，可流入奇經八脈蓄藏，十二經脈氣血不足時，可由奇經八脈流出補充。奇經八脈與肝、腎等臟及女子胞、腦、髓等奇恒之腑的關係較為密切，其中女子胞、腦、髓等與奇經八脈有直接聯繫，在生理病理上常互相影響。特別是沖、任、督、帶四脈功能異常所致的疾病在臨床上十分常見。

◆ 督脈病證

本證是督脈及相關臟腑或奇恒之腑等的病證。

@主要臨床表現：邪犯督脈可表現為角弓反張，項背強直，牙關緊閉，頭痛，四肢抽搐，甚則神志昏迷、發熱，苔白或黃，脈弦或數；督脈虛衰可表現為頭昏頭重，眩暈，健忘，耳鳴耳聾，腰脊痠軟，佝僂形俯，舌淡，脈細弱；督脈陽虛可表現為背脊畏寒，陽事不舉，精冷薄清，遺精，女子少腹墜脹冷痛，宮寒不孕，腰膝痠軟，舌淡，脈虛弱。

@病機分析：督脈起於會陰，並於脊裡，上風府，入腦，上巔，循額。邪犯督脈，則角弓反張，項背強直，牙關緊閉，頭痛，四肢抽搐，甚則神志昏迷，發熱，苔白或黃，脈弦或數。督脈上行屬腦，與足厥陰肝經會於巔頂，與肝腎關係密切，督脈之海空虛不能上榮充腦，髓海不足，則頭昏頭重，眩暈，健忘；兩耳通於腦，腦髓不足則耳鳴耳聾；督脈沿脊上行，督脈虛衰經脈失養，則腰脊痠軟，佝僂形俯；舌淡，脈細弱為虛衰之象。督脈主司生殖，為「陽脈之海」，督脈陽氣虛衰，推動溫煦固攝作用減弱，則背脊畏寒，陽事不舉，精冷薄清，遺精，女子小腹墜脹冷痛，宮寒不孕，腰膝痠

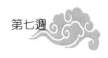

軟，舌淡，脈虛弱亦為虛象。

◆ 任脈病證

本證是任脈及相關奇恒之腑等的病證。

@主要臨床表現：任脈不通可表現為經閉不孕，帶下色白，小腹積塊，脹滿疼痛，遊走不定，睪丸脹痛，疝氣；任脈虛衰可表現為胎動不安，小腹墜脹，陰道下血，甚或滑胎，月經愆期或經閉，或月經淋漓不盡，頭暈目花，腰膝痠軟，舌淡，脈細無力。

@病機分析：任脈起於胞中，行於身前，沿正中線上行，對於陰經氣血具有調節作用，有「陰脈之海」之稱。任脈阻滯不通則經閉；任脈不通，氣血失養則宮寒不孕，帶下色白；氣滯瘀聚則少腹積塊，脹滿疼痛，遊走不定；任脈不通，肝經氣滯，則睪丸脹痛，疝氣。「任主胞胎」能調節月經，促進女子生殖功能，維持妊娠。任脈虛衰不能妊養胞胎，則胎動不安，少腹墜脹，陰道下血，甚或滑胎；任脈虛衰，不能調節月經，則月經愆期或經閉，或淋漓不盡；任脈虛衰，氣血失於濡養，則頭暈目花，腰膝痠軟，舌淡，脈細無力亦為虛衰之象。

◆ 沖脈病證

本證是沖脈及相關臟腑或奇恒之腑等的病證。

@主要臨床表現：沖脈氣逆可表現為氣從少腹上沖，或嘔吐，噁心，咳唾，吐血，或腹內拘急疼痛，胸脘攻痛，或妊娠惡阻；沖脈虛衰可表現為月經量少色淡，甚或經閉，不孕，或初潮經遲，或停經過早，少腹疼痛，頭暈目眩，心悸失眠，男子陰器傷損或發育不良，鬍鬚、陰毛稀少，不能生育，舌淡，脈細弱；沖脈氣結可表現為經行不暢，量少或愆期，或乳房脹痛，乳汁量少，或少腹積塊，遊走不定。

@病機分析：沖脈具有調節十二經氣血之作用，沖脈氣機升降失司，則氣從少腹上沖，或嘔吐，噁心，咳唾，吐血；沖脈起於胞中，沖脈氣逆，則腹內拘急疼痛，胸脘攻痛，妊娠惡阻。「沖為血海」，有促進生殖能力及調節月經作用，沖脈虛衰，血海不足，則月經量少色淡，甚或經閉，不孕，或初

潮經遲，或停經過早，少腹疼痛；血虛濡養功能減弱，則頭暈目眩，心悸失眠；男子沖脈傷損則陰器不用；血海不足則發育不良，或鬚毛稀少，不能生育；舌淡，脈細弱為虛衰之象。沖脈氣結，氣機失於調達，則經行不暢，量少或愆期，或乳房脹痛，乳汁量少，或少腹積塊，遊走不定。

◆ 帶脈病證

本證是帶脈及相關臟腑或奇恒之腑等的病證。

@主要臨床表現：白帶綿綿，子宮下垂，滑胎，腹部脹滿，繞臍腰脊痛，腰軟無力，舌淡，苔白，脈弱。

@病機分析：帶脈圍腰一周，能約束全身直行之各條經脈，調節脈氣，固護胎兒，主司婦女帶下。帶脈虛損，失於約束，則白帶綿綿，子宮下垂，或滑胎；帶脈氣滯則腹部脹滿；帶脈虛衰，經脈失養，則繞臍腰脊痛，腰軟無力，舌淡，苔白，脈弱為虛衰之象。

◆ 陰維脈、陽維脈病證

本證是陰維脈、陽維脈及相關臟腑等的病證。

@主要臨床表現：心胸時有隱痛，心神不寧，情志抑鬱，精神疲乏，脅痛，腰痛，肢體軟弱無力，發熱不退，熱型不規則。

@病機分析：陰維脈、陽維脈具有維繫聯絡全身經脈，調節氣血的作用。陰維脈不足，心失所養則心胸隱痛，心神不寧；陽維脈不足，陽經失養，則發熱不退，熱型不規則；陰維脈、陽維脈均不足失養，則情志抑鬱，精神疲乏，脅痛，腰痛，肢體軟弱無力。

◆ 陰蹺脈、陽蹺脈病證

本證是陰蹺脈、陽蹺脈及相關臟腑等的病證瘀。

@主要臨床表現：腿脛肌削，痿痺無力，行走欹斜或兩足瘲瘲，嗜睡或失眠，眼瞼下垂或兩目開合失司，舌淡，苔白，脈虛。

@病機分析：陰蹺脈、陽蹺脈行於下肢，維持下肢正常的生理活動。氣血虛衰，蹺脈失養則腿脛肌削，痿痺無力，行走欹斜或兩足瘲瘲；蹺脈上行至

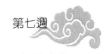

目內眥，陰蹻脈、陽蹻脈陰陽失調，則嗜睡或失眠；蹻脈虛衰，經脈失養，則司眼瞼開合功能失司或眼瞼下垂；舌淡，苔白，脈虛為虛弱之象。

◎每日練習

1.督脈、任脈、沖脈、帶脈病證各有哪些臨床表現?

2.陰維脈、陽維脈、陰蹻脈、陽蹻脈病證各有哪些臨床表現?

4

（六）六經辨證

六經辨證是東漢醫家張機（字仲景）根據外感熱病發生發展的一般規律，總結出的一種辨證方法。

六經辨證將外感熱病發展過程中的臨床表現，以陰陽為綱，劃分為太陽病、陽明病、少陽病、太陰病、少陰病、厥陰病六種病證。六經病證反映了臟腑、經絡、氣血、營衛的病理變化。

六經辨證根據人體正氣的強弱、病邪的屬性、病勢的進退緩急等，將錯綜複雜的臨床表現進行分析、比較、綜合、歸納，從而確定疾病的部位、性質、病機，為治療提供依據。六經辨證不但適用於外感熱病，也可應用於內傷雜病的辨證論治。

●太陽病辨證

太陽病證是外感熱病的初期，風寒之邪侵襲人體，衛氣營氣受邪產生一系列病理變化，其病位主要在體表，主要臨床表現是脈浮，頭項強痛而惡寒。根據病邪性質的不同以及人體體質的差異，太陽病可分為以下幾種類型。

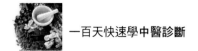

◆ 太陽中風證

本證是感受風寒之邪（以風邪為主）、營衛受邪所致的病證。

@主要臨床表現：發熱，惡寒或惡風，汗出，脈浮緩，或頭痛，身疼，腰痛，鼻塞，流清涕，舌苔薄白。

@病機分析：本證以風寒之邪侵襲人體體表為特徵。風寒之邪侵襲，衛氣鬱遏，奮起抗邪故發熱；風寒之邪外侵，衛氣被遏，則惡寒或惡風，惡寒與惡風性質相同，但有輕重之別；風性疏泄，人體腠理疏鬆，營陰內守功能減弱則汗出；病在表，故脈象表現為浮，緩是與緊相對而言，較為和緩，還可以出現浮弱脈，由於有發熱還可以出現數脈；寒邪主收引，經脈不利，則頭痛，身疼，腰痛；風寒之邪影響到肺，肺開竅於鼻，肺氣不利則鼻塞，流清涕；苔薄白為感受風寒之象。

@相似證候的辨別：本證當與表熱證相辨別，兩者均有發熱惡寒，脈浮等表證，但表熱證惡寒程度輕，時間短，並有口渴、咽紅腫痛、舌邊尖紅等熱象。本證與太陽傷寒證的辨別見後。

※ 辨證注意點：本證屬表寒虛證，抓住發熱、惡寒、汗出、脈浮的主症即可診斷。

◆ 太陽傷寒證

本證是感受風寒之邪（以寒邪為主）、營衛受邪所致的病證。

@主要臨床表現：發熱，惡寒或惡風，無汗，脈浮緊，或頭痛項強，骨節疼楚，或咳，或喘，舌苔薄白。

@病機分析：本證以風寒之邪侵襲人體體表為特徵。風寒之邪侵襲，衛氣鬱遏，奮起抗邪故發熱；風寒之邪外侵，衛氣被遏，則惡寒或惡風；寒主收引，人體腠理緻密，營陰鬱滯故無汗；病在表故脈浮，緊脈表示感受寒邪較重，由於發熱還可見數脈；寒邪主收引，經脈不利，則頭痛項強，骨節疼楚；風寒之邪影響到肺，肺氣不利則咳喘，苔薄白為感受風寒之象。

@相似證候的辨別：本證當與表熱證相辨別，兩者的區別見太陽中風證。本證還當與太陽中風證相辨別，兩者均屬表寒證，均有發熱惡寒、脈浮等表

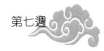

證，主要區別在於太陽中風證還表現為汗出，脈浮緩，本證則表現為無汗，脈浮緊。

※ 辨證注意點：本證屬表寒實證，抓住發熱、惡寒，無汗，脈浮緊的必備症狀。

※ 太陽病若治療不當，病邪可由寒化熱，由表入裡，向陽明病發展。

●陽明病辨證

> 陽明病證是外感熱病邪正抗衡最激烈的階段，病邪已由寒化熱，病位也由表入裡，主要在陽明經及腸胃，主要臨床表現是身熱，汗自出，不惡寒反惡熱，不大便，腹脹痛等。根據不同的臨床表現，陽明病可分為以下幾種類型。

◆ 陽明經證

本證是裡熱熾盛，熱邪充斥陽明經所致的病證。

@主要臨床表現：壯熱，汗出，不惡寒反惡熱，煩渴，脈洪大，舌紅，苔薄白或薄黃。也有歸納為「四大症」的，即身大熱，大汗出，大煩渴，脈洪大。

@病機分析：本證以熱邪充斥陽明經為特徵。裡熱熾盛，熱邪充斥陽明經故壯熱；熱盛迫津外泄則汗出；病邪已由寒化熱，由表入裡且裡熱熾盛，故不惡寒反惡熱，不惡寒是區別太陽表證與陽明裡證的主要標誌；熱盛傷津則煩渴；裡熱熾盛，邪正抗衡激烈，故脈洪大，表示病還在繼續發展；舌紅，苔薄白或薄黃，均為邪在氣分，裡熱熾盛的徵象。

@相似證候的辨別：本證當與太陽中風證辨別，兩者均有發熱、汗出等症狀，其主要區別是有無惡寒這一症狀，惡寒者為表證未解屬太陽中風證，不惡寒而反惡熱者為本證。

※ 辨證注意點：本證屬裡實熱證，抓住主要臨床表現「四大症」，在排除表證的前提下即可診斷。

◆ 陽明腑證

本證是裡熱熾盛，腸胃有實熱之邪結聚所致的病證。

@主要臨床表現：日晡潮熱，或但熱不寒，心煩，譫語，腹滿脹痛，不大便，或大便乾結，數日不通，脈沉實有力，舌紅苔黃膩或厚膩。

@病機分析：陽明經經氣旺於日晡，至時熱勢升高為日晡潮熱，是陽明腑實證特有之熱型；臨床也可表現為但熱不寒，為裡熱熾盛所致；裡熱熾盛，胃熱薰心或擾亂神明，輕則心煩，重則譫語；腸胃有實熱之邪結聚，腑氣不暢，不通則痛，故腹滿脹痛，不大便，或大便乾結，數日不通；裡熱熾盛，腸胃結聚嚴重，故脈沉實有力；舌紅苔黃膩，或厚膩為熱實之象。

@相似證候的辨別：本證當與陽明經證相辨別，兩者均為裡實熱證，都有發熱，舌紅苔黃膩等症狀，但陽明經證表現為壯熱，汗出，煩渴，脈洪大為主，一般無大便不通等見症；本證表現為潮熱，大便不通等腸胃有實熱之邪結聚的徵象。

※ 辨證注意點：本證為裡實熱證，抓住主要臨床表現，尤以日晡潮熱，大便不通為主要見症。

※ 陽明病為邪正抗衡最激烈的階段，隨著病程的進展，若正氣出現不足，病邪亦逐步消退，可向少陽病發展。

◆ 少陽病辨證

> 少陽病證是病至少陽，正氣與病邪均已相對不足，病邪仍為熱邪，病位主要在肝、膽經，也影響到胃，主要臨床表現是往來寒熱等。

@主要臨床表現：口苦，咽乾，目眩，往來寒熱，胸脇苦滿，默默不欲飲食，心煩喜嘔，脈弦細。

@病機分析：本證以邪入少陽，正邪分爭為特徵。熱邪侵入少陽，熱盛傷津則口苦，咽乾；足少陽膽經起於目外眥，熱邪循經上炎則目眩；往來寒熱是發熱惡寒交替出現，為邪入少陽，正邪分爭所致，為少陽病特有之熱型；

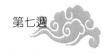

胸脇為少陽經脈循行之部位，熱邪侵襲少陽經脈則胸脇苦滿；少陽之邪影響到胃，故默默不欲飲食，心煩喜嘔。

@相似證候的辨別：本證與太陽病、陽明病的區別，可根據各自的熱型來辨別，如太陽病表現為發熱惡寒伴表證，陽明病但熱不寒伴裡熱實證，本證表現為往來寒熱伴裡熱證；本證的胸脇苦滿，當與肝氣鬱結等病證相辨別，肝氣鬱結為內傷雜病，常有情緒不良等因素，本證為外感熱病，伴有發熱等外感熱病表現。

※ 辨證注意點：本證亦為裡熱實證，當抓住本證的主要熱型往來寒熱來辨證。

※ 少陽病為三陽病的最後一個階段，若病邪由熱化寒，正氣進一步減弱，可向太陰病發展。

◎每日練習

1.太陽病有哪些臨床表現？

2.從主要臨床表現、病機兩方面區別太陽中風證與太陽傷寒證的異同。

3.陽明病有哪些臨床表現？

4.從主要臨床表現、病機兩方面區別陽明經證與陽明腑證的異同。

5.少陽病有哪些臨床表現？其病機是什麼？

5

●太陰病辨證

太陰病證是三陰病中較輕的證型，寒濕之邪侵襲入裡，病變部位主要在脾胃，正氣已有不足，主要臨床表現是下痢，腹痛，嘔吐，脈弱。可由三陽病發展而來，也可一開始即表現為太陰病。

@主要臨床表現：下痢，瀉下物多為清稀，可呈水樣，也可見白色黏液，腹脹腹痛呈間歇性，喜溫喜按，納差，噁心嘔吐，舌淡苔白膩，脈弱。

@病機分析：本證以寒濕侵襲，脾胃虛弱為特徵。寒濕之邪侵襲，脾胃之氣虛弱，健運失職，腸道傳化失司，則下痢，瀉下物多為清稀，呈水樣或見白色黏液，說明本證之下痢為虛寒性下痢；寒濕中阻，脾胃虛弱，氣機阻滯，則腹脹腹痛呈間歇性，且喜溫喜按；寒濕中阻，健運失職則納差；胃氣上逆則噁心嘔吐；舌淡苔白膩，脈弱為虛寒之象。

@相似證候的辨別：本證當與熱性下痢證鑑別，兩者均有下痢、腹痛等臨床表現，但熱性下痢，以瀉下物穢臭難聞為特徵，可伴有黃色黏凍或膿血，還可見口渴、舌紅、苔黃膩等熱象。

※ 辨證注意點：本證為裡虛寒證，抓住虛寒性下痢的特徵。

※ 太陰病若正氣進一步虛衰，可向少陰病發展。

●少陰病辨證

少陰病證是外感熱病最危重的階段，常由太陰病發展而來，也可由三陽病演變過來。少陰病證的病邪主要是寒邪，也可是熱邪，病變部位主要在心腎，虛弱是少陰病證的主要臨床表現。根據病邪性質的不同，少陰病可分為以下幾種類型。

◆ 少陰寒化證

本證是陽氣虛衰，陰寒內盛所致的病證。

@主要臨床表現：精神萎靡，四肢厥冷，下痢清穀，無熱惡寒，蜷臥，面色蒼白，小便清長，脈微細，舌淡，苔白。

@病機分析：本證以陽虛陰寒內盛為特徵。陽氣虛衰，陰寒之邪內盛，心神不振，則精神萎靡，蜷臥；陽氣虛，溫煦功能減弱，不能溫養四肢肌膚，則四肢厥冷，面色蒼白；脾腎陽虛，不能蒸騰水穀，腸道傳化失司，則下痢清穀；不能固攝水液，則小便清長；陽氣虛無力抗邪，故無熱惡寒；陰陽兩虛，則脈微細無力；舌淡，苔白為虛寒之象。

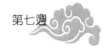

@相似證候的辨別：本證當與太陰病證相辨別，兩者均為裡虛寒證，都有下痢，畏寒等裡虛寒症狀，但太陰病為局部性裡虛寒證，病位以脾胃為主，以虛寒性下痢為主症，一般無精神萎靡，四肢厥冷，脈微細等嚴重陽虛陰盛的表現。本證為全身性嚴重的裡虛寒證，陽虛陰盛見症尤為突出。

※ 辨證注意點：本證為嚴重的裡虛寒證，以脈微細，精神萎靡，四肢厥冷、下痢清谷，陰寒內盛症狀為主。

◆ 少陰熱化證

本證是熱邪傷陰，陰虛火旺所致的病證。

@主要臨床表現：心煩，心悸，不得臥或失眠，脈細數，或發熱日輕夜重，咽乾口燥，欲飲水，舌紅或絳，苔少或剝或光。

@病機分析：本證以熱邪傷陰，陰虛火旺為特徵。熱邪傷陰，心失所養，心神不寧，則心煩，心悸，不得臥或失眠；熱邪深入營分，則發熱日輕夜重；熱邪損傷陰液，則咽乾口燥，欲飲水；熱重陰傷則舌紅或絳，脈細數；苔少或剝或光為傷陰嚴重之象。

@相似證候的辨別：本證當與一般陰虛證相辨別。兩者均有陰虛及熱象，陰虛證大多為內傷雜病，有一個慢性發展的過程，一般無發熱等臨床表現；本證為外感熱病，有發熱日輕夜重的特徵，不難區別。

※ 辨證注意點：本證為裡虛熱證，抓住發熱日輕夜重，及心煩、失眠、脈細數，舌紅絳，苔少等熱邪傷陰的見症。

●厥陰病辨證

厥陰病證是外感熱病的最後階段。病至厥陰階段，邪正抗衡的形勢十分複雜，既可以是邪盛正衰，也可能是正勝邪退，病邪寒熱夾雜，錯綜複雜，病變部位以肝腎為主，臨床表現以寒熱錯雜、厥熱勝復為特徵。厥陰病主要可分以下幾種類型。

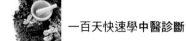

◆ 寒熱錯雜證

本證是寒熱錯雜，氣機逆亂所致的病證。

@主要臨床表現：消渴，氣上沖心，心中疼熱，饑而不欲食，食則吐蚘。

@病機分析：本證以寒熱錯雜為特徵。熱邪傷津，則口渴欲飲水（消渴）；氣上沖心，心中疼熱，為熱邪停留於上，氣機不暢上逆所致；寒邪停留於下，脾胃運化失司，則饑而不欲食；脾胃虛寒，蚘上入其膈，故食則吐蚘。故本證為上熱下寒，寒熱夾雜之證。

@相似證候的辨別：本證當與脾胃寒熱夾雜、升降失司證相辨別，兩者均有氣機逆亂及不欲食等症狀。但脾胃寒熱夾雜、升降失司證，病變部位在脾胃，以嘔吐下痢為主症。本證為上熱下寒，以消渴，氣上沖心，心中疼熱，饑而不欲食等為主症。

※ 辨證注意點：本證為寒熱錯雜證，以上熱下寒為特徵。

◆ 厥熱勝複證

本證是外感熱病後期陰陽勝複所致的病證。

@主要臨床表現：手足厥冷與發熱交替出現，既可以先出現手足厥冷，然後再出現發熱，也可以先見發熱，然後再見手足厥冷，同時伴有煩躁、脈沉等症狀。

@病機分析：本證以陰陽勝複、邪正抗衡為特徵。陽氣虛陰邪盛則手足厥冷，陽氣恢復抗邪則發熱，手足厥冷與發熱交替出現反映了邪正抗衡的形勢。若先手足厥冷後發熱，為邪退正勝，預後好；若先發熱後手足逆冷，為邪盛正虛，預後差。

@相似證候的辨別：本證當與單純的寒厥證相辨別。寒厥證為陽虛陰盛，表現為一派陰寒之象，一般無熱性症狀。本證為厥熱交替出現，有發熱等臨床表現。

※ 辨證注意點：抓住手足厥冷與發熱交替出現的特徵。

●合病、並病、兩感

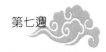

　　合病是指兩陽經或三陽經同時受邪發病。常稱「二陽合病」「三陽合病」。如「太陽陽明合病」是指一開始即表現為既有太陽病的症狀，又有陽明病的症狀。「三陽合病」是指一開始即有太陽、陽明、少陽病的臨床表現。合病強調多經病證的同時發生，通常指在三陽病範圍內。

　　並病是指一經症狀未罷，又出現另一經的症狀，此時兩經症狀同時存在，但有先後之序，常稱「二陽並病」。如「太陽陽明並病」是指先有太陽病的症狀，然後又見陽明病的症狀，此時兩病證的症狀均存在。並病強調兩經病證的先後出現，通常也指在三陽病範圍內。

　　兩感是指一陽經與一陰經同時受邪發病。而這兩經往往在經絡上有表裡關係。如太陽少陰兩感，陽明太陰兩感，少陽厥陰兩感。「太少兩感」證是指一開始即有太陽病與少陰病的症狀。兩感強調有表裡關係的陽經與陰經同時受邪發病。

◎每日練習

1.太陰病有哪些臨床表現?其病機是什麼?

2.少陰病分哪二大類型?它們各自的臨床表現及病機是什麼?

3.厥陰病有哪幾種類型?它們有哪些臨床表現?

4.合病、並病、兩感的含義是什麼?

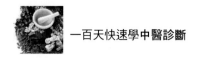

第八週•

1

（七）衛氣營血辨證

衛氣營血辨證是清代醫家葉桂（字天士）在《內經》《傷寒論》等基礎上，根據外感溫熱病發生發展的一般規律，總結出的一種辨證方法。

衛氣營血辨證將外感溫熱病發展過程中的臨床表現，劃分為衛分證、氣分證、營分證、血分證、心包證等多種證候，反映了外感溫熱病不同階段的不同證型，以及邪正抗衡的形勢，揭示了外感溫熱病由表入裡、由淺入深的一般規律，從而為治療提供依據。衛氣營血辨證彌補了六經辨證的不足，豐富了外感熱病學辨證論治的方法。

●衛分證

> 衛分證是外感溫熱病的初期，溫熱之邪侵襲衛表。肺主氣屬衛，與皮毛相表裡，外邪上受，首先犯肺，肺氣失宣，衛氣被遏，出現一系列衛表症狀，為表熱實證。

@主要臨床表現：發熱，微惡風寒，口微渴，無汗或少汗，頭痛，身痛，咳嗽，咽紅腫痛，舌邊尖紅，脈浮數。

@病機分析：本證以溫熱之邪侵襲，衛表受邪為特徵。溫熱之邪侵襲體表，衛氣抗爭於肌表故發熱；溫熱侵襲，衛氣被遏，溫煦失司故惡風寒，由於感受的是溫熱之邪，故惡風寒程度輕，時間短；溫熱之邪傷津，則口微渴；衛表受邪，開合失司，則無汗或少汗；溫熱之邪上擾清竅，則頭痛；溫熱之邪侵襲，經脈不利則身痛；溫熱犯肺，肺氣失宣則咳嗽；咽喉為肺之門

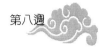

戶，溫熱之邪侵襲則咽紅腫痛。舌邊尖紅，脈浮數，為溫熱之象。

@相似證候的辨別：本證當與表寒證、太陽病等區別。表寒證、太陽病均為感受風寒之邪，以寒邪致病特徵為主，表現為惡寒嚴重，頭痛身痛較為明顯，無口渴、咽紅腫痛、舌邊尖紅等熱象。本證為感受溫熱之邪，表現為惡風寒程度輕，以口渴、咽紅腫痛等熱象為主。

※ 辨證注意點：抓住溫熱之邪侵襲，衛表受邪的特點。

※ 由於溫熱之邪常兼夾其他病邪一起侵襲體表，衛分證可表現為風熱衛分證、暑熱衛分證、濕熱衛分證、燥熱衛分證等，各以所兼夾的病邪致病特點為辨證依據。

●氣分證

> 氣分證是指溫熱病邪由衛入氣，邪正抗衡激烈，臟腑功能失調所致的病證。是外感溫熱病的中期，屬裡熱實證。氣分證因病邪性質不同及侵襲臟腑的不同，可有不同證型。

@主要臨床表現：發熱不惡寒反惡熱，心煩，汗出，口渴，舌紅，苔黃，脈數。若熱擾胸膈，表現為心煩懊憹，臥起不安；若熱壅於肺，表現為咳喘，胸痛，咳吐黃稠痰；若熱結腸胃，表現為日晡潮熱，譫語，腹滿脹痛，便祕，脈沉實有力；若熱鬱少陽，表現為身熱起伏，口苦，咽乾，胸脇脹滿疼痛等。

@病機分析：本證以溫熱之邪侵入氣分，邪正抗衡激烈為特徵。溫熱之邪由衛入氣，由表入裡，邪正抗衡激烈，故發熱不惡寒反惡熱；熱盛迫津外泄則汗出；熱盛傷津則口渴，心煩；舌紅，苔黃，脈數為裡熱熾盛之象。熱擾胸膈，氣機不暢，影響心神，則心煩懊憹，臥起不安；熱壅於肺，肺失宣肅，肺氣不利，則咳喘，胸痛，咯吐黃稠痰；熱結腸胃，腑氣壅滯，胃熱薰心，則日晡潮熱，譫語，腹滿脹痛，便祕，脈沉實有力；熱鬱少陽，正邪分爭，則身熱起伏，口苦，咽乾，胸脇脹滿疼痛。

@相似證候的辨別：本證與六經辨證中的陽明病相似，如發熱不惡寒反惡

熱、心煩、汗出、口渴與陽明經證相似,熱結腸胃型與陽明腑證相似,但傳入途徑有所不同,陽明病可由太陽病傳入,本證則由衛分證傳入。本證的熱鬱少陽型當與少陽病區別,兩者臨床表現可相似,但傳入途徑不一。

※ 辨證注意點:抓住外感溫熱病裡熱熾盛的特徵。

●營分證

營分證是溫熱之邪進入營分,營行脈中,內通於心,熱入營分則營陰受損,心神被擾,從而出現一系列病理變化,為外感溫熱病的嚴重階段,屬裡熱實證,但已兼有虛象。

@主要臨床表現:身熱夜甚,口渴,心煩不寐,甚或神昏譫語,斑疹隱隱,舌紅絳,脈細數。

@病機分析:本證以熱入營分,營陰受損,心神被擾為特徵。溫熱之邪侵入營分,營陰受損,故表現為身熱夜甚,為營分證之主要熱型;熱盛傷津則口渴,但由於營陰蒸騰,其口渴一般不欲飲,或少飲;營陰通於心,熱入營分,心神被擾則心煩不寐,甚或神昏譫語;營分之熱波及血分,則斑疹隱隱;熱入營分,營陰蒸騰則舌紅絳;脈細數為熱實之中已有虛象。

@相似證候的辨別:本證當與氣分證相辨別。兩者均有裡熱熾盛的表現,氣分證以發熱不惡寒反惡熱、汗出等裡熱症狀為主。本證則表現為身熱夜甚,舌絳,斑疹隱隱等為特徵。

※ 辨證注意點:抓住營分證的熱型、舌質、斑疹等特徵。

●血分證

血分證是熱邪深入血分,耗血動血,擾動心神,出現一系列病理變化,是外感溫熱病的極盛階段,既可表現為裡實熱證,也可兼有虛象,而成為虛實夾雜證。

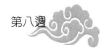

@主要臨床表現：發熱夜甚，肌膚灼熱，煩躁不眠，甚則發狂，神昏；斑疹顯露，吐血，衄血，尿血，便血，舌深絳暗紫，脈細數；或抽搐，四肢厥冷。

@病機分析：熱入營血，營陰蒸騰，則發熱夜甚，肌膚灼熱；熱擾心神則煩躁不眠，發狂，神昏；熱入血分，血熱妄行，損傷脈絡，則斑疹顯露，吐血，衄血，尿血，便血；熱邪極盛，則舌深絳暗紫；脈細數為實中有虛；熱盛動風則抽搐；熱鬱於裡，陽氣不達四肢則四肢厥冷。

@相似證候的辨別：本證當與營分證相辨別。兩者均有營分證的臨床表現，但營分證以熱入營分的表現為主，一般無血分證症狀。本證可在營分證的基礎上又見出血症狀，如斑疹顯露、吐血、衄血等。

※ 辨證注意點：抓住熱入營血，耗血動血，心神被擾的特徵。

●心包證

> 心包證是邪入心包出現神志症狀的病證，是外感溫熱病中的危重病證。常由熱邪和痰熱或濕濁蒙閉等引起。

@主要臨床表現：發熱，神志昏迷，或譫語，或神志時明時昧，或舌蹇肢厥，或喉間痰聲轆轆等。

@病機分析：熱邪熾盛則發熱；邪入心包，心主神明功能失司，則神志昏迷或譫語；濕濁蒙蔽心包則神志時明時昧；舌為心之苗，心神被擾則舌蹇；熱邪鬱於裡，陽氣不達四肢則肢厥；痰濕內盛或邪熱煎煉痰液。則喉間痰聲轆轆。

※ 辨證注意點：抓住發熱神昏的主要症狀，同時要辨清楚熱閉與痰蒙之辨別，熱閉以熱盛、舌紅等為特徵；痰蒙以苔白膩或白滑，喉間痰聲轆轆為特徵。

●衛氣營血證的傳變

　　衛氣營血證作為外感溫熱病的四種不同證候，在臨床表現及疾病的發生發展過程中既有區別又有聯繫，並有一定的傳變規律。溫熱病初起首見於衛分證，若衛分證不解，既可以順傳發展為氣分證，也可以逆傳轉變為心包證。氣分證又可傳入營血，形成營分證及血分證。也可由衛分證直接進入營血而出現營分證血分證。而營分證又可轉出氣分而複變為氣分證。可見其傳變既有一般規律，又有特殊形式。

　　臨床也常見到兩證同病，如衛氣同病，既可出現發熱，微惡風寒之衛分證，又可出現心煩、口渴、汗多、溲黃等氣分有熱症狀。氣營兩燔證，既可出現高熱，心煩等氣分證，又可出現斑疹隱隱、舌絳的營分證。氣血兩燔證，既可見高熱、心煩等氣分熱盛的表現，又可見斑疹顯露或出血等血分證。因而臨床上有時難以用衛氣營血四種證型來劃分，往往錯綜複雜，互相兼夾，當知常達變，方能準確辨證。

◎每日練習
1.衛分證有哪些臨床表現?如何與表寒證、太陽病鑒別?
2.氣分證有哪些臨床表現?其病機是什麼?

2

（八）三焦辨證

　　三焦辨證是清代醫家吳瑭（字鞠通）在《內經》及葉桂等醫家論述的基礎上，根據外感溫熱病發生發展的一般規律，創立的一種辨證方法。
　　三焦辨證根據溫熱之邪侵犯人體，導致三焦所屬臟腑經絡產生病理變化所出現的臨床表現，把外感溫熱病的一般過程，劃分為三個深淺不同而互

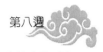

有聯繫的階段。如上焦病證是溫熱病的初期，中焦病證是溫熱病的中期或極期，下焦病證是溫熱病的末期。三焦辨證根據病邪的性質、人體的體質以及邪正抗衡的趨勢，劃分為不同階段的臨床表現，為治療提供依據。

●上焦病證

> 溫邪上受，首先犯肺，外感溫熱病的初期常表現為肺衛症狀，屬手太陰肺經。其傳變有二，順傳則發展為中焦病證，逆傳則出現心包證。上焦病證主要是指溫邪侵犯肺經及逆傳心包的證候，也包括頭面、胸脇等的病證。

@主要臨床表現：發熱，微惡風寒，無汗或少汗，口微渴，咳嗽，咽紅腫痛，苔薄白，舌邊尖紅，脈浮數；或神昏譫語，或昏憒不語，舌蹇，肢厥，舌紅或絳。

@病機分析：溫熱之邪侵襲肺衛，衛氣被遏，奮起抗邪，則發熱；微惡風寒，肺合皮毛主表，肺氣失宣，開合失司，則無汗或少汗；溫熱之邪傷津則口微渴；溫熱之邪犯肺，肺失宣肅則咳嗽；咽為肺之門戶，溫熱之邪侵襲則咽紅腫痛；溫熱之邪侵襲體表，故苔白，舌邊尖紅，脈浮數。溫熱之邪逆傳心包，心神被擾，則神昏譫語，或昏憒不語；心開竅於舌，心神被擾則舌蹇；熱盛於內，陽氣鬱遏，不達四肢則肢厥；熱盛波及營分，則舌紅或絳。

@相似證候的辨別：本證的肺衛症狀與衛分證基本相同，當與表寒證、太陽病等辨別。表寒證、太陽病以感受風寒為主，臨床以惡寒嚴重，頭痛身痛等為特徵，一般無口渴、咽紅腫痛、舌邊尖紅等熱象。本證為感受溫熱為主，臨床以熱邪致病表現為特徵。本證的心神症狀與心包證相同，當區別熱閉與痰蒙的不同。

※ 辨證注意點：抓住病位特徵，出現肺衛、心包等症狀為辨證依據。

※ 上焦病證還包括其他證候，如熱擾胸膈證可出現身熱、心胸煩熱、煩躁不安等症狀；熱邪壅肺證可出現身熱、汗出、煩渴、咳喘等表現；熱毒上壅證可出現頭面焮腫、耳前後腫等，多見於大頭瘟、痄腮、爛喉痧、纏喉風等病證。

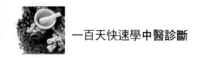

●中焦病證

> 溫熱之邪由上焦傳入中焦，出現足陽明胃、足太陰脾、手陽明大腸病變者為中焦病證。脾胃同處中焦，胃為陽土，脾為陰土，胃主燥以降為安，脾主濕得升則健。中焦病證常表現為陽明的燥化與太陰的濕化。

@主要臨床表現：發熱不惡寒，反惡熱，日晡益甚，面目俱赤，呼吸氣粗，腹滿脹痛，便祕，口乾咽燥，小便澀，舌紅苔黃，或焦黑有刺，脈沉實；或身熱不揚，頭脹身重，胸悶脘痞，小便不利，大便不爽或溏泄，苔膩或黃膩，脈濡數。

@病機分析：溫熱之邪侵入陽明，裡熱熾盛，故發熱不惡寒，反惡熱；日晡為陽明經經氣旺盛之時，陽明熱盛故發熱日晡益甚；熱邪充斥陽明經，故面目俱赤；熱盛肺氣不利，則呼吸氣粗；實熱之邪結於腸胃，則腹滿脹痛，便祕；熱盛傷津，則口乾咽燥，小便澀；舌紅苔黃，或焦黑有刺，脈沉實為裡實熱盛之象。濕熱鬱阻，則身熱不揚；濕邪上蒙，阻滯氣機，則頭脹身重；濕熱鬱蒸，中焦氣機升降失司，則胸悶脘痞；濕熱停留，膀胱氣化失司，則小便不利；脾失健運，腸道傳化失司，則大便不爽或溏泄；苔膩或黃膩，脈濡數為濕熱內蘊之象。

@相似證候的辨別：本證的陽明燥化與陽明腑實證基本相同，當與陽明經證相辨別。兩者均為裡實熱證，表現為發熱、舌紅苔黃等，但陽明經證以大熱、汗出、煩渴、脈洪大為主，一般無便祕等症；本證以發熱日晡益甚，便祕為辨證要點。本證的太陰濕化當與脾氣虛弱證相辨別，單純的脾氣虛弱證以食後胃脘痞脹，空腹時消失為特徵，舌苔大多薄膩，並有脾氣虛表現。本證以持續性胸胃脘痞脹為特徵，由於濕邪較重，舌苔大多厚膩，且常兼有熱邪，濕熱相兼。

※ 辨證注意點：抓住病位特徵，以陽明燥化，太陰濕化見症為辨證依據。

※ 中焦病證還當包括其他病證，如陽明經證可表現為壯熱，汗出，不惡寒

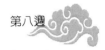

反惡熱，煩渴，脈洪大，舌紅，苔薄白或薄黃；濕熱發黃證可表現為黃疸色澤鮮明如橘子色，納差，嘔惡，小便不利等；寒濕發黃證則表現為黃疸色澤晦暗，畏寒，腹脹，便溏，小便不利等；若濕熱彌漫三焦，以中焦為主者，可表現為身熱不退，汗出，面赤，胸悶脘痞，口渴少飲，嘔惡，下痢或便結溲赤，舌紅，苔白膩或黃膩，脈濡數等。

●下焦病證

溫熱之邪侵襲到下焦，出現足厥陰肝、足少陰腎等病變者為下焦病證。肝腎同源，同處下焦，溫熱之邪劫灼下焦，常表現為肝腎陰傷的證候。

@主要臨床表現：身熱面赤，手足心熱甚於手背，或夜熱早涼，口乾，舌燥，神倦，脈虛大；或手足蠕動，心中憺憺大動，舌絳苔少，脈虛等。

@病機分析：溫熱之邪深入下焦，腎陰耗損，虛火內擾，故身熱面赤，手足心熱甚於手背；溫熱之邪深入下焦陰分，故夜熱早涼；熱邪傷陰則口乾，舌燥；神倦，脈虛大為正虛陰傷之象。溫熱之邪損傷陰液，筋脈失養，故手足蠕動；陰液虧損，心失所養則心中憺憺大動；舌絳苔少，脈虛為陰液虧損之象。

@相似證候的辨別：本證當與一般陰虛證及陰虛火旺證相辨別。三者均有陰虛見症，但一般陰虛證及陰虛火旺證發生於內傷雜病中，無溫熱之邪侵襲。一般陰虛證以陰虛則熱、陰虛則燥等為辨證特點；陰虛火旺證在一般陰虛證基礎上又見火旺為特徵；本證有溫熱之邪侵襲及陰虧的特徵。

※ 辨證注意點：以溫熱之邪侵襲下焦，邪留陰分，肝腎之陰虧損為特徵。

※ 從病位辨證角度看，下焦病證還當包括其他病證。如濕熱下注下焦證可表現為身熱，少腹痞滿，大便不通或小便不利，舌紅苔膩，脈數等。下焦蓄血證可表現為少腹硬滿，小便自利，大便黑等。

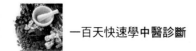

●三焦病證的傳變

三焦病證是外感溫熱病發展過程中的三個不同階段,臨床上既有區別又有聯繫,也有一般的傳變規律。早期常表現為上焦病證,傳變多由手太陰肺經開始,進而傳入中焦及下焦,這種傳變途徑稱之為順傳。若病邪重,病人體質虛弱也可逆傳心包。有的也可經積極治療轉癒而不傳。有的發病即見中焦病證,或即見下焦病證,有的兩焦病證同時出現,有的也可病邪侵襲上中下三焦,而同時出現三焦病證者,臨床當靈活掌握。

◎每日練習

1.敘述上焦病證的不同證型及主要臨床表現。

2.中焦病證包括哪些病證?它們各有哪些臨床表現?

3

五、 常見症狀的鑒別

症狀是人體患病情況下的表現,也包括體徵。它可以由病人自己感覺到,也可以由醫生在診察過程中發現。症狀是醫生診察、治療疾病的主要依據。

證候與症狀含義不同,證候是疾病病因、病機、症狀、體徵、病位等的綜合概括,常簡稱為「證」。它反映了疾病的本質,也是醫生治療疾病的主要依據。

疾病有多種多樣,其臨床症狀更是錯綜複雜。中醫的辨證,就是對這些

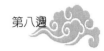

錯綜複雜的臨床症狀進行分析綜合，抓住疾病的本質，為治療提供依據。

　　不同症狀的排列組合反映不同的證候，有些症狀反映疾病的性質，有些症狀反映疾病的病位，因而對臨床常見症狀的辨別具有重要意義。以下介紹常見症狀的鑒別。

●發熱

> 　　發熱是一種常見的症狀。古代醫家認為發熱是指病人自覺有發熱感，或醫生在診察病人過程中覺察有發熱，現在還包括指體溫升高超過正常範圍。不管外感熱病，還是內傷雜病，均可出現發熱。

　　發熱熱型及伴有的其他臨床表現，可以反映不同的病證。

◆ 發熱惡寒

　　是指發熱同時伴有惡寒，即發熱惡寒同時並見（惡寒與惡風都是怕冷的症狀，性質相同，只是程度有輕重之分，惡寒重，惡風輕），它是診斷表證的主要依據之一。發熱惡寒常見於外感熱病中，凡風、寒、暑、濕、燥、火等外邪侵襲體表，人體衛氣受邪，衛氣被遏，溫煦功能減弱則惡寒或惡風，衛氣抗邪，邪正相爭則發熱。根據發熱惡寒這一熱型伴有的不同臨床表現，可診察辨別不同的表證。

　　@──發熱惡寒伴頭痛，自汗，脈浮緩者，是太陽中風證，八綱辨證屬表寒證。為風寒襲表，營衛不和所致。

　　@──發熱惡寒伴頭痛，身痛，骨節疼痛，無汗，脈浮緊者，是太陽傷寒證，八綱辨證亦屬表寒證。為風寒襲表，營陰鬱滯所致。

　　@──發熱惡寒或微惡風寒，伴頭痛，口渴，咳嗽，咽紅腫痛，舌邊尖紅，脈浮數者，是衛分證。八綱辨證屬表熱證。為溫熱之邪襲表，肺衛受邪所致。

　　@──發熱惡寒伴身熱不揚，午後熱甚，頭痛，身重，胸悶不舒，苔白膩，脈濡緩者，是濕遏衛分證。為濕邪侵襲，衛氣受邪所致。

@──發熱惡寒伴頭痛，少汗，乾咳，無痰或痰少而黏，鼻燥，口渴，咽乾，舌紅苔白，脈數，發於秋季者，是燥邪犯表證。為燥邪侵襲，肺衛受邪所致，有溫燥與涼燥之區別。

@──發熱惡寒或微惡風寒，伴身重，疼痛，汗出，口渴，脈弦細芤遲，發於夏季者，是暑邪犯表證。為暑邪侵襲，衛氣受邪所致。

◆ 壯熱

又稱大熱、高熱。是指發熱較高，熱勢較甚，常不伴惡寒而反惡熱，又稱「但熱不寒」，或「身熱，不惡寒反惡熱」。是裡實熱證的主要症狀之一，為邪正抗衡激烈所致，常見於外感熱病的中、後期。

@──壯熱伴汗多，面赤，口渴喜冷飲，舌紅苔黃，脈洪大或滑數者，是陽明經證及氣分證。為陽明氣分熱盛所致。

@──壯熱伴神昏譫語，或昏憒不語，舌蹇肢厥者，是心包證。為熱陷心包，心神被擾所致。

@──壯熱伴頭痛頭脹，手足躁動，口乾唇燥，甚則抽搐神昏，舌紅苔黃燥，脈弦數者，是熱盛動風證。為熱盛心神被擾，津傷筋脈失養所致。

@──壯熱夜甚，伴頭痛，口渴，肌膚斑疹隱隱或顯露，或吐血便血，舌絳，苔黃，脈數者，是氣血兩燔證。為裡熱熾盛，營血被擾，血熱妄行所致。

@──壯熱伴胸痛，胸悶，咳嗽，痰多色黃或黏稠，舌紅苔黃膩，脈滑數者，是邪熱壅肺證。為邪熱壅肺，肺失宣肅所致。

◆ 潮熱

是指發熱有定時現象，或發熱的病人，到了一定的時間其熱勢升高。為邪正抗衡所致，既可見於外感熱病，又可見於內傷雜病。

@──潮熱日晡而發，伴有腹脹腹痛，便祕，或下痢，心煩，譫語，舌紅，苔黃燥，脈沉實有力者，是陽明腑證。為陽明熱盛，腸胃有實熱之邪結聚所致。

@──午後潮熱，身熱不揚，伴頭身困重，胸脘痞滿，腹脹便溏，口渴不

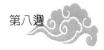

欲飲，泛惡，舌苔厚膩，脈濡數者，是濕熱留戀氣分證。為濕熱留戀氣分，濕遏熱伏所致。

@——午後潮熱，伴顴紅，咽乾口燥，手足心熱甚於手足背，神疲乏力，心煩，舌紅少津，脈細數者，是陰虛內熱證。為餘熱未盡，陰虛內熱所致。

@——午後潮熱，伴乾咳少痰，失眠，盜汗，頭暈耳鳴，五心煩熱，舌紅少津，苔少，脈細數者，是肺腎陰虛證。為肺腎陰虛，津液虧損所致。

@往來寒熱

@是指發熱與惡寒交替出現。即發熱時不覺惡寒，惡寒時不覺發熱，兩者交替出現。為邪正抗衡所致，常見於外感熱病中。

@——往來寒熱，伴胸脅苦滿，默默不欲飲食，心煩喜嘔，口苦，咽乾，目眩，脈弦細者，是少陽病證。為邪入少陽，正邪分爭所致。

@——往來寒熱，甚則高熱寒戰，休作有時，肢體痠痛，周身乏力，頭痛，口渴引飲，汗後熱退身涼，反覆發作，脈弦者，是瘧疾病證。為瘧邪侵入，邪正相爭所致。

◆ 煩熱

是指發熱伴有煩躁不安等症狀。外感熱病及內傷雜病均可出現。

@——煩熱伴胸膈灼熱，心中懊憹，煩躁不安，口乾欲飲，舌紅苔黃燥，脈數者，是熱擾胸膈證。為熱邪留擾胸膈所致。

@——煩熱伴身熱不得臥，心煩，失眠，舌紅，苔黃，脈細數者，是陰虛火旺證。為腎陰虛，心火亢所致。

◆ 微熱

是指發熱不高，熱勢不甚。常見於外感熱病恢復期或內傷雜病。

@——身有微熱，伴乾咳少痰，口乾舌燥，舌紅少津，脈虛者，是外感病恢復期，肺胃陰傷證。為邪熱未盡，肺胃陰傷所致。

@——身有微熱，長期不退，手足心熱，口乾咽燥，神疲乏力，舌紅絳，少苔，脈虛數者，是外感熱病後期，肝腎陰傷證。為餘邪未盡，肝腎陰傷所致。

@——身有微熱，常在勞累後發生，或勞累後加劇，反覆發作，伴神疲乏

力，心煩，少氣懶言，自汗，食少，舌淡，脈虛者，是氣虛發熱證。為脾胃虛弱，中氣不足所致。

◎每日練習

1.惡寒發熱、壯熱、潮熱、往來寒熱四大熱型在臨床上可見到哪些具體表現?哪些病證可出現這四大熱型?

2.哪些病證可出現煩熱、低熱?它們各自的辨證要點是什麼?

4

●出汗

是指人體患病狀態下的異常出汗。可分為全身出汗與局部出汗兩類。

◆ 全身出汗

外感熱病與內傷雜病均可出現全身出汗。外感熱病感受風、寒等外邪，導致營衛功能失常，或熱盛迫津外泄，均可出汗。內傷雜病為陰陽失調而導致出汗。

@——出汗，汗量較少，伴發熱惡寒，身痛，脈浮緩者，是太陽中風證。為風寒之邪襲表，營衛不和所致。

@——出汗，汗量多，伴壯熱，惡熱，煩渴喜冷飲，面赤，舌紅，苔黃，脈洪大者，是陽明經證或氣分熱盛證。為裡熱熾盛，迫津外泄所致。

@——出汗過多，畏寒，小便短少，或排尿困難，四肢微拘急，關節屈伸不利者，是陽虛漏汗證。為發汗太過，表陽虛，固攝功能減弱所致。

@——大汗淋漓，或汗出如油，伴呼吸喘促，面色蒼白，四肢厥冷，脈微欲絕者，是亡陽證。為陽氣大虛欲脫所致。

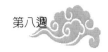

@——先惡寒寒戰，煩躁不安，然後發熱汗出者，是戰汗。為邪正相爭所致。

@——出汗，汗量多，連綿不斷，伴煩渴，壯熱，胸脘痞悶，舌紅，苔黃，脈洪大有力，發於暑季者，是暑熱證。為熱盛迫津外泄所致。

@——睡時出汗，醒則汗止，伴腰膝痠軟，腰痛，或夢遺滑精，五心煩熱，舌紅少苔，脈細數者，是陰虛盜汗證。為陰虛營不內守所致。

@——動則汗出，伴神疲乏力，氣短懶言，面色白，舌淡，脈虛者，是氣虛自汗證。為脾氣虛弱，中氣不足所致。

◆ 局部出汗

是指出汗部位不均，某一區域有汗，其他區域無汗。

1.頭汗

僅指頭部汗出，餘處無汗或少汗。

@——頭汗出，餘處無汗，伴發熱，身重體倦，胸悶，舌紅，苔黃，脈數者，是熱盛汗出證。為裡熱蒸騰，氣機不利所致。

@——頭汗出，餘處無汗，伴身目發黃，小便不利，腹滿，舌紅，苔黃膩，脈數者，是濕熱自汗證。為肝膽濕熱鬱蒸，氣機不利所致。

@——頭汗出，伴面色白，四肢欠溫，氣短懶言，神疲乏力，舌淡，脈弱者，是氣虛自汗證。為脾氣虛弱，中氣不足所致。

2.手足汗

指僅手心足心區域汗出，餘處無汗。

@——手足汗出，伴四肢欠溫，神疲乏力，納少，便溏，舌淡，脈虛者，是脾虛汗出證。為脾氣虛弱，運化失司，津液外泄所致。

@——手足汗出，伴手足心熱，咽乾口燥，舌紅，苔少，脈細數者，是陰虛汗出證。為陰虛內熱，津液外泄所致。

3.半身汗

是指人體或上或下，或左或右汗出，相對應的另一部位無汗。

@——半身汗出，或左或右，伴面色白，神疲乏力，心悸，舌淡，脈虛者，是氣血不足。氣機不利，津液失於輸布全身所致。

@——上半身汗出，下半身無汗，伴面色蒼白，四肢欠溫，畏寒，舌淡苔白者，是陽氣虛證。陽氣虛，津液脫於上所致。

@——下半身汗出，伴腰膝痠軟，夢遺滑精，五心煩熱，舌紅苔少，脈細數者，是陰虛內熱證。陰虛內熱，氣機不暢，津液外泄所致。

@——半身汗出，或左或右，伴半身不遂，舌暗，見瘀斑者，是中風證。瘀血內阻，經脈不利，津液失於輸布所致。

●咳嗽

> 咳嗽是呼吸系統疾病常見的症狀之一，常由外邪侵襲肺臟，或雜病臟腑功能失調，影響到肺，肺氣不利所致。故咳嗽可分為外感與內傷兩類。

@——咳嗽伴惡寒發熱，頭痛，鼻塞流涕，痰白而稀，舌苔薄白，脈浮者，是外感風寒咳嗽。為風寒之邪侵襲肺臟，肺失宣肅所致。

@——咳嗽伴惡寒發熱，口渴，咽痛，汗出，痰黃而稠，咳之不爽，舌紅，苔黃，脈浮數者，是外感風熱咳嗽。為風熱之邪犯肺，肺失清肅所致。

@——咳嗽呈陣咳，伴咳引胸脇痛，痰少或痰稠，面赤咽乾，舌紅，苔薄黃，脈弦數者，是肝火犯肺咳嗽。為肝火犯肺，肺氣不利所致。

@——咳嗽伴痰多，色白，胸脘痞滿，食少，大便溏薄，神疲乏力，苔白膩，脈濡滑，是痰濕犯肺咳嗽。為脾虛生濕，濕聚成痰，上貯於肺，肺氣不利所致。

@——咳嗽伴痰多清稀，神疲乏力，面色白，動則汗出，舌淡，脈虛者，是肺氣虛咳嗽。為肺氣虛弱，宣肅失職所致。

@——咳嗽伴吐膿痰，味腥臭，胸痛，發熱，甚則寒戰，煩躁，口渴，舌紅，苔薄黃，脈滑數者，是肺癰咳嗽。為熱毒壅於肺，蘊痰成膿所致。

@——咳嗽伴吐濁涎沫，形體消瘦，乏力氣短，舌紅，苔少，脈虛數者，是肺痿咳嗽。為肺陰不足，肺失濡養所致。

@——咳嗽伴無痰，或痰少，或痰中帶血，甚則咯血，午後低熱，盜汗，

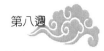

口渴，咽燥，舌紅，苔少而光，脈細數者，是肺陰虛咳嗽。為肺陰虛，津液虧損，虛火灼傷脈絡，肺氣不利所致。

@──咳嗽陣作，伴少痰或無痰，咽燥咽癢，口乾，鼻燥，發熱微惡風寒，咳甚則胸痛，苔薄黃而乾，脈浮數，發於秋季者，是燥邪犯肺咳嗽。為燥熱之邪犯肺，津液受損，宣肅失司所致。

●氣喘

氣喘是指呼吸急促，呼多吸少，甚則張口抬肩等，為臨床呼吸系統疾病常見之症狀。與肺、腎關係較密切，有寒熱虛實之分。

@──氣喘伴咳嗽，咳痰，胸悶，發熱惡寒，汗出或無汗，苔薄白，脈浮緊者，是風寒襲肺證。為風寒之邪束肺，肺失宣肅，肺氣不利所致。

@──氣喘伴咳嗽，咳黃痰質稠，甚則鼻翼煽動，發熱惡寒，口渴欲飲，汗出，舌紅，苔薄黃，脈浮數，是風熱犯肺證。為風熱犯肺，肺失宣肅，肺氣上逆所致。

@──氣喘，呼吸氣粗，伴咳嗽，吐大量泡沫痰，納差，噁心，胸悶，苔白膩，脈滑者，是痰飲壅肺證。為肺有痰飲，肺氣不利所致。

@──氣喘，甚則張口抬肩，難以平臥，伴咳嗽吐泡沫痰，苔白膩，脈滑，每因新感外邪而發，或證情加重者，是寒飲停肺證。為肺有宿痰，新邪引動宿痰，肺氣不利所致。

@──氣喘伴咳嗽痰少，神疲乏力，語言低微，自汗氣短，咽喉乾燥，舌淡，苔少，脈虛者，是肺虛氣喘證。為肺氣虛，肅降失司所致。

@──氣喘伴胸脇脹滿，咳嗽牽引疼痛，苔白，脈沉弦者，是懸飲病。為痰飲停於肺，肺氣不利所致。

@──氣喘，呼多吸少，勞累加劇，甚則張口抬肩，伴形體消瘦，神疲乏力，四肢欠溫，面青或黧黑，腰膝痠軟，舌淡，脈沉細者，是腎不納氣證。為腎氣虛，攝納無權，肺氣不利所致。

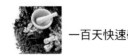

一百天快速學中醫診斷

◎每日練習

1.出汗異常有哪些類型?如何辨別出汗異常的病證?

2.哪些病證可以出現咳嗽?如何辨別其不同性質?

5

●出血

> 出血是指血不循經,溢出脈道而見出血症狀。臨床上根據出血部位的不同,可分衄血、嘔血、咳血、便血、尿血、崩漏等,有寒熱虛實之別。

◆ 衄血

是指鼻腔、齒齦、耳及皮膚等部位的出血症狀。

@──鼻腔出血,量少,伴鼻咽部乾燥,發熱微惡風寒,咳嗽少痰,口渴喜飲,舌紅,苔薄黃,脈數者,是風熱或燥邪犯肺之鼻衄,中醫又稱之為「紅汗」。肺開竅於鼻,外邪犯肺,肺熱移行鼻竅,灼傷脈絡則鼻衄。

@──鼻腔出血,量較多,色鮮紅,伴口渴喜飲,口臭,大便不通,齒齦腫痛,舌紅,苔黃,脈數者,是胃熱鼻衄。胃脈起於鼻,胃熱循經上炎,灼傷脈絡則鼻衄。

@──鼻腔出血,量少,伴咳嗽,痰少而稠,盜汗,午後低熱,頭昏,耳鳴,舌紅,苔少,脈細數者,是肺腎陰虛、虛火上炎之鼻衄。肺腎陰虛,津液虧損,虛火上炎,灼傷脈絡則鼻衄。

@──鼻腔出血,量少,伴煩躁易怒,目赤,頭痛頭脹,脅痛,舌紅,脈弦數者,是肝火之鼻衄。肝鬱化火,灼傷脈絡則鼻衄。

@──鼻腔出血,量少,伴鼻內或鼻外見小癤腫,紅腫熱痛,成熟後頂部見膿血,舌紅,苔黃,脈數者,是鼻癤之鼻衄。為熱毒之邪壅於鼻部,熱傷

166

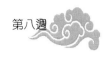

脈絡所致。

@——鼻腔出血，量少，伴鼻孔赤癢，潰破生瘡、疼痛，舌紅，脈數，發於小兒者，是鼻疳之鼻衄。為上焦有熱，或熱邪犯肺，移於鼻，脈絡灼傷所致。

@——齒齦出血，量少，色鮮，伴齒齦紅腫熱痛，大便不通，口臭，口渴喜飲，舌紅，苔黃，脈數者，是胃熱齒衄。為胃腸實熱之邪，上行灼傷脈絡所致。

@——齒齦出血，量少，色淡，伴齒齦腫痛或齒齦動搖，口乾喜飲，頭暈耳鳴，舌紅，苔少，脈細數者，是腎虛火旺齒衄證。腎陰不足，虛火上炎，損傷脈絡所致。

@——肌膚見瘀點瘀斑，或見紫癜，伴頭眩頭昏，神疲乏力，面色蒼白，心悸怔忡，舌淡，脈細無力者，是氣虛衄血證。氣虛，氣不攝血，血不循經所致。

@——外耳道出血，伴耳部疼痛如錐刺，發熱，頭痛，或流膿血，舌紅，脈數者，是耳疔、耳癰之衄血。為熱毒壅結耳部，損傷脈絡所致。

@——女性經期或經前經後見鼻衄，為「倒經」或「逆經」。是經期血熱妄行所致。

◆ 嘔血

是指血液從口腔吐出，可夾有食物，主要是胃和食道的病變。有虛實寒熱之分。

@——嘔血，色紫或暗，夾有食物，伴脘腹疼痛脹悶，口乾，口臭，大便乾結，色黑，苔黃膩，脈數者，是胃熱嘔血證。胃熱熾盛，迫血妄行，氣機升降失司，血熱灼傷脈絡所致。

@——嘔血，色淡或暗，伴胃脘疼痛，喜溫喜按，面色蒼白，四肢欠溫，大便呈柏油狀，舌淡，脈細者，為脾虛嘔血。脾氣虛，固攝無力，血不循經所致。

@——嘔血，色紫或鮮紅，可夾有胃內容物，伴頭痛頭脹，脇痛，口苦，心煩易怒，舌紅，脈弦數者，是肝火犯胃之嘔血。肝氣鬱結，化火犯胃，灼

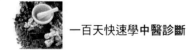

傷脈絡則嘔血。

◆ 咳血

是指血液從呼吸道隨痰咳出。可以是血絲、血點或血塊，或呈泡沫狀，與肺關係密切，有外感與內傷之分。

@──痰中帶血絲，伴乾咳少痰或無痰，鼻燥咽乾，口渴喜飲，發熱微惡風寒，舌紅，苔少而乾，脈數者，是燥熱犯肺。燥熱之邪侵襲肺臟，灼傷肺絡所致。

@──痰中帶血絲，伴咳嗽，痰多色黃，口渴，咽痛，發熱惡風寒，舌紅，苔薄黃，脈浮數者，是風熱犯肺或邪熱壅肺證。為熱邪侵襲肺臟，灼傷脈絡所致。

@──咳血，色鮮紅，或呈血塊，伴形體消瘦，午後潮熱，盜汗，顴紅，咳嗽，痰多色黃，舌紅，苔少，脈細數者，是肺癆咳血。為肺陰不足，虛火內擾，損傷肺絡所致。

@──咳血或痰中帶血，伴咳嗽，引胸脅痛，煩躁易怒，胸悶，口乾，口苦，大便乾燥，舌紅，苔黃，脈弦數者，是肝火犯肺之咳血。為肝火犯肺，灼傷脈絡所致。

@──咳血或血中帶泡沫，量多，伴喘息不得臥，胸悶，心悸怔忡，顴紅，咽喉乾燥，舌紅，脈細數或結代者，是心肺氣陰兩虛之咳血。氣虛則攝血無力，陰虛火旺則灼傷肺絡。

◆ 便血

是指血液從肛門排出，可隨大便排出，如黑便、柏油樣便，也可完全呈鮮血。

@──便血呈黑便或柏油樣大便，伴神疲乏力，胃脘隱痛，納呆，舌淡，脈細者，是脾胃虛寒之便血。為中氣不足，脾不統血所致。

@──便血，色鮮紅，伴肛門疼痛或腫脹，或有痔核、肛裂，是痔瘡之便血。為濕熱蘊結，灼傷脈絡。

@──便血，色鮮紅伴小便色黃，大便祕結，口苦，舌紅，苔黃，脈數者，是腸風下血。為熱邪灼傷腸絡，血不循經所致。

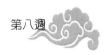

◆ **尿血**

是指血液從尿中排出，常與尿液一起排出，又稱溲血。

@——尿血鮮紅，伴尿道灼熱，心煩，失眠，口渴，口舌生瘡，舌尖紅痛，脈數者，是心火下移小腸之尿血。為熱傷脈絡所致。

@——尿血或夾有血塊，伴小便刺痛熱灒，心煩，舌紅，苔黃，脈數者，是血淋。為濕熱下注膀胱，血熱妄行所致。

@——尿血夾有砂石，小便不暢，或排尿中斷，窘迫難忍，腰痛或放射痛，苔薄黃，脈數者，是石淋。為濕熱下注，蘊結成石，損傷脈絡所致。

@——尿血，伴小便短赤，目眩耳鳴，腰腿痠軟，舌紅，脈細數者，是陰虛火旺之尿血。腎陰虛，虛火旺，灼傷脈絡則尿血。

@——小便頻數帶血，色淡紅，神疲乏力，面色萎黃，納差，舌淡，脈虛者，是氣不攝血證。為脾氣虛，統攝無權，血不循經。

◆ **崩漏**

是指女性非行經期間，陰道大量出血；或出血淋漓不斷。量多勢急者稱「崩」，量少綿延者稱「漏」。

@——陰道突然大量出血，或淋漓不斷，色淡，伴面色蒼白，心悸，氣短，懶言，四肢欠溫，納差，舌邊齒印，苔薄潤，脈細者，是心脾氣虛之崩漏。脾氣虛，統攝無權，衝任不固而下血。

@——陰道出血量少或淋漓不斷，色鮮紅，伴頭暈耳鳴，腰腿痠軟，顴紅，盜汗，五心煩熱，舌紅，苔少，脈細數者，是腎陰虛之崩漏。為腎陰不足，衝任失調，血不循經而崩漏。

@——陰道出血淋漓不斷，或下血量多，兼有瘀塊，少腹疼痛，舌暗紅，脈弦者，是血瘀之崩漏。瘀血阻滯脈絡，血不循經則崩漏。

@——陰道突然大量出血，或淋漓不斷，色鮮紅，伴心煩易怒，胸脇脹痛，口乾喜飲，目眩，舌紅，苔黃，脈弦，是肝鬱化火之崩漏。肝氣鬱久化火，衝任失調，脈絡受損則崩漏。

@——陰道大量出血，或淋漓不斷，色紅質稠，伴小便短赤，口渴，神疲

乏力，大便祕結或溏泄，苔黃膩，脈數者，是濕熱下注之崩漏。濕熱下注，迫血妄行，脈絡受損則崩漏。

◎每日練習

1.出血分哪幾種類型?如何辨別有出血症狀的不同病證?

2.尿血的病因病機是什麼?

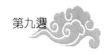

第九週•

1

●疼痛

疼痛是病人的自覺症狀，也是臨床常見症狀之一。從部位分有頭痛、胸脅痛、胃脘痛、腰痛、腹痛，肌肉關節痛等，且有臟腑、經絡、氣血、陰陽及寒熱、虛實之不同。

◆ 頭痛

可發生於許多疾病中，臨床可分為外感頭痛與內傷頭痛兩類。

@——頭痛，波及頸項，伴惡風寒，全身骨節疼痛，喜包裹頭部，苔薄白，脈浮緊，多發作於吹風受涼後，是風寒頭痛。為外感風寒之邪，寒主收引，經脈不利則頭痛。

@——頭痛，伴發熱，惡風寒，汗出，口渴，舌紅，苔薄黃，脈浮數者，是風熱頭痛。為感受風熱之邪，上擾清竅，故頭痛。

@——頭痛如裹，肢體困重，惡寒發熱，胸悶，納呆，苔白膩，脈濡，陰雨天尤甚者，是風濕頭痛。為感受風濕之邪，濕邪黏膩重濁，上擾清竅則頭痛如裹。

@——頭痛以前額為甚，伴發熱，汗出，口渴，煩躁，舌紅，脈數或洪大者，是陽明頭痛。前額為陽明經循行部位，熱邪侵襲陽明經，循經上炎則頭痛，以前額為甚。

@——頭痛以兩側為甚，伴往來寒熱，胸脅苦滿，不欲飲食，心煩喜嘔，口苦，咽乾，目眩，脈弦細者，是少陽頭痛。頭部兩側為少陽經循行部位，熱邪侵襲少陽經，循經上炎則頭痛，以兩側為甚。

@——頭痛以巔頂為甚，伴噁心，吐涎沫，畏寒，四肢欠溫，舌淡，脈弦者，是厥陰頭痛。巔頂為厥陰經到達之部位，寒邪侵襲厥陰經，濁陰上逆則巔頂痛。

@──頭痛頭脹，伴耳鳴，目糊，面赤，失眠，健忘，肢體麻木或振顫，舌紅，苔黃，脈弦細者，是肝陽上亢頭痛。肝陽上亢，清竅被擾，故頭痛頭脹。

@──頭痛且脹，伴胸脘痞滿，身重肢倦，噁心，吐痰沫，苔白膩，脈弦滑者，是痰濁頭痛。痰濁上蒙，清陽不升，則頭痛且脹。

@──頭痛隱隱，伴體倦乏力，少氣懶言，勞累則加劇，面色白，納差，舌淡，脈虛者，是氣虛頭痛。中氣不足，元神之府失養則頭痛隱隱。

@──頭痛經久不癒，痛處固定不移，痛如錐刺，或有頭部外傷史，舌暗或有瘀斑，脈細澀者，是血瘀頭痛。瘀血內停，經脈流行不暢，則頭痛固定不移。

@──頭痛隱隱，伴心悸失眠，手足麻木，面色無華，舌淡，脈虛者，是血虛頭痛。為血虛陰虧，不能上榮於清竅，則頭痛隱隱。

@──頭痛偏於一側，或左或右，其痛暴作，痛勢甚劇，痛解如常人，脈弦者，是偏頭痛。為肝經有邪，風火上擾所致。

@──頭痛呈空痛，伴眩暈耳鳴，腰膝痠軟，遺精帶下，舌紅，少苔，脈沉細無力者，是腎虛頭痛。腦為髓之海，腎精不足，則頭腦空痛。

@──頭痛頭脹，伴顏面腫大，面發皰瘡，發熱，咳嗽，咽乾口渴，舌紅，苔黃膩，脈數者，是大頭瘟。為熱毒上壅，經脈不利，故頭痛頭脹。

◆ 胸脇痛

胸痛是指胸部疼痛，包括上焦心肺兩臟所居的部位，脇痛是指一側或兩側脇肋疼痛，主要與肝膽有關，臨床常並稱為胸脇痛。有虛實寒熱之不同。

@──胸痛，痛徹肩背，伴心悸，氣短，甚則喘息不能平臥，面色蒼白，出冷汗，四肢欠溫，苔白，脈沉遲者，是胸陽痺阻之胸痛。為胸陽不振，氣機閉阻所致。

@──胸痛，且牽引肩背，伴喘促，咳嗽，痰多色白，納差，苔白膩，脈沉弦者，是痰濕胸痛。為胸陽不振，痰濕內蘊所致。

@──胸痛，呈刺痛不移，伴胸悶不舒，舌暗，脈澀或結代者，是血瘀胸痛。為胸陽不振，瘀血內阻所致。

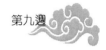

@——胸脇痛以脇痛為主，攻竄不定，與情志有關，急躁易怒，失眠，噯氣，苔薄白，脈弦者，是氣滯胸脇痛。為肝氣鬱結，經脈不利所致。

@——胸痛伴咳嗽，氣喘，咳吐腥臭膿痰，惡寒發熱，煩躁，舌紅，苔黃，脈浮數者，是痰熱壅肺之胸痛。為痰熱壅肺，肺氣不利所致。

@——胸脇脹痛，每逢咳唾牽引疼痛加劇，肋間脹滿，轉側不利，苔白膩或潤，脈沉弦者，是懸飲胸痛。為飲停胸脇，經脈不利所致。

@——胸部疼痛，伴乾咳少痰，咳血或痰中帶血，午後潮熱，顴紅，盜汗，舌紅，脈細數者，是肺陰虛胸痛。為肺陰不足，虛熱內擾，經脈失養所致。

@——脇部隱痛綿綿，伴頭暈目眩，五心煩熱，神疲乏力，勞累更劇，舌紅，苔少，脈細數者，是肝陰虛脇痛。為肝陰不足，虛火內擾，經脈失養所致。

@——脇痛不舒，伴發熱，口苦，胸悶納呆，噁心嘔吐，目赤，小便黃，或黃疸，舌紅，苔黃膩，脈弦數者，是肝膽濕熱之脇痛。為肝膽濕熱，肝絡失和所致。

@——左側胸痛隱隱，伴心悸怔忡，氣短懶言，面色白，失眠，舌淡，脈虛或結代者，是心氣虛胸痛。為心氣不足，氣血運行不利所致。

◆ 腰痛

是指腰的一側或兩側疼痛。腰為腎之府，故與腎的關係較密切。感受外邪或內傷均可導致腰痛。

@——腰部冷痛重著，每遇陰雨，寒冷加劇，活動不利，遇熱痛減，畏寒，四肢欠溫，舌淡，苔白膩，脈沉緊者，是寒濕腰痛。為寒濕阻滯經絡，氣血流行不暢，經脈失養所致。

@——腰痛以痠軟為主，伴膝腿無力，勞累加劇者，是腎虛腰痛。偏陽虛者，還可見面色白，四肢欠溫，少腹拘急，舌淡，脈沉細，為腎陽虛損，溫煦作用減弱所致。偏陰虛者，還可見心煩失眠，面色潮紅，手足心熱，口乾咽燥，舌紅苔少，脈細數。為腎陰不足，經脈失於滋養所致。

@——腰骶疼痛，痛處有熱感，小便短赤，舌紅，苔黃膩，脈細數者，是

濕熱下注之腰痛。為濕熱下注，經脈不利所致。

@——腰痛呈刺痛，固定不移，輕則活動不利，重則難以轉側，多有外傷史，舌暗，脈細者，是瘀血腰痛。為瘀血阻滯經絡，氣血運行不暢所致。

@——腰痛位於後側或一側，呈刺痛或鈍痛，伴小便澀痛，尿中時夾砂石，或排尿突然中斷，或尿中帶血，排石後痛減，苔薄白，脈弦者，是石淋腰痛。為濕熱蘊結成石，經脈不利所致。

◆ 胃脘痛

是指上腹部疼痛，是臨床常見症狀之一，有寒熱虛實之不同。

@——胃脘疼痛暴作，畏寒，喜暖，局部熱敷痛減，嘔吐清水，四肢欠溫，喜熱飲，苔薄白，脈沉者，是寒邪侵犯胃腑之胃脘痛。常與飲食生冷有關，寒邪侵襲，胃脘拘攣則痛。

@——胃脘脹悶，甚則疼痛，噯腐吞酸，或嘔吐不消化食物，吐後痛減，或大便不爽，舌紅，苔厚膩，脈滑者，是食滯胃脘痛。為飲食過多，食物停留，胃失和降，氣機不暢所致。

@——胃脘脹滿，攻撐作痛，連及兩脇，噯氣，吞酸，納呆，大便不暢，苔薄白，脈弦者，是肝氣犯胃之胃脘痛。為肝鬱氣滯，中焦氣機升降失司所致。

@——胃脘痛隱隱，空腹時尤甚，得食則舒，喜溫喜按，或泛吐清水，四肢欠溫，大便溏薄，面色白，舌淡，苔白，脈沉細者，是脾胃虛寒之胃脘痛。脾胃虛弱，中氣不足，氣機不利則胃脘痛隱隱。

@——胃脘疼痛有定處，痛如針刺或刀割，食後更甚，大便色黑，或嘔血，舌暗，有瘀斑，脈沉澀者，是血瘀胃脘痛。為瘀血阻滯，脈絡不通則痛。

@——胃脘疼痛伴熱感，納差，食後作脹，口渴，五心煩熱，大便乾結，舌紅，苔少，脈細數者，是陰虛胃脘痛。胃陰不足，津液虧損，失於滋養則胃脘痛。

@——胃脘灼熱疼痛，伴口乾喜冷飲，大便乾結，小便黃赤，舌紅，苔黃，脈數者，是胃熱之胃脘痛。為熱邪蘊結胃脘，經脈不利，氣機失和所

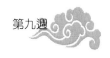

致。

@——胃脘疼痛，伴振水聲，面色白，畏寒，四肢欠溫，或吐清水，納差，舌淡，苔薄白，脈沉者，是飲停中焦之胃脘痛。飲停中焦，陽虛水液不得輸布，經脈不利則胃脘痛。

◆ 腹痛

是指胃脘以下腹部的疼痛。凡腹腔內臟器的病變多可導致腹痛，臨床當辨別腹痛所在之臟腑，以及寒熱虛實之區別。

@——脘腹脹痛，攻竄不定，或牽引少腹痛，胸悶噯氣，症情常因情志變化而改變，苔薄，脈弦者，是氣滯腹痛。為肝氣鬱結，氣機阻滯，經脈不利而腹痛。

@——腹部疼痛，痛點固定，拒按或觸痛，或按之有痞塊，經久不癒，舌暗，有瘀點，脈沉澀者，是血瘀腹痛。為瘀血阻滯，久病入絡，不通則腹痛。

@——腹部灼熱疼痛，喜冷，拒按，口渴喜飲，大便不通，舌紅，苔黃，脈數者，是胃腸實熱之腹痛。胃腸有實熱之邪結聚，腑氣不通則腹痛。

@——腹痛時作時止，胃脘嘈雜，面色無華，納差，或鼻孔作癢，夢中齒，唇內有粟粒點，或臉上有白色蟲斑，發作時腹部可有包塊，脈沉緊者，是蟲積腹痛。多見於兒童，為蛔蟲內擾，氣機逆亂所致。

@——右上腹突然劇痛，或呈鑽頂樣疼痛，伴噁心嘔吐，四肢欠溫，面色蒼白，煩躁不安，甚則打滾，脈緊，不發則如常人者，是膽蛔症之腹痛。為蛔蟲上膈，竄入膽道所致。

@——腹痛腹脹，伴發熱，胸悶納呆，口渴，下痢赤白膿血，裡急後重，肛門灼熱，小便短赤，舌紅，苔黃，脈數者，是濕熱壅滯腸道之腹痛。濕熱阻滯腸道，傳化失司，氣機不暢則腹痛。

@——腹痛暴作，伴發熱惡寒，胸悶納呆，身重倦怠，口不渴，大便溏薄，小便清利，苔白膩，脈浮或緊者，是外感寒濕之腹痛。寒濕之邪壅阻胃腸，氣機不暢所致。

@——腹痛綿綿，時作時止，喜溫喜按，神疲乏力，四肢欠溫，大便溏

薄，畏寒，饑餓或勞累時更甚，舌淡，苔白，脈沉細者，是虛寒腹痛。為素體陽虛，寒濕內阻，經脈不利所致。

@──腹痛劇烈，腹壁拘急，腹部或右下腹可觸及塊物，拒按，且右下肢屈伸不利，發熱，汗出，小便短赤，大便祕結，舌紅，苔黃膩，脈弦數者，是腸癰腹痛。熱結於內，氣血瘀滯，腑氣不通則腹痛。

@──腹痛腹脹，全腹飽滿，拒按，大便不通，惡食，噯腐吞酸，噁心嘔吐，嘔吐或大便通暢後症減，苔白膩，脈滑實者，是食滯腹痛。為暴飲暴食，脾胃運化失司，氣機不利所致。

@──女性行經前後，或經期，少腹疼痛難忍，甚則面色蒼白，四肢欠溫，泛惡，苔薄，脈弦者，是痛經。為沖任失調，氣血運行不利，經行不暢所致。

@──腹痛呈繞臍痛，並向前陰放射，或向前陰轉移，伴手足厥冷，脇痛裡急，陽事不舉，脈沉弦緊者，是疝氣腹痛。為任脈之病，寒氣結聚，氣機不利所致。

@──腹部疼痛脹悶，伴大便不通，四肢欠溫，畏寒，舌苔白，脈沉弦者，是寒實腹痛。為陰寒之邪結聚，腑氣不通所致。

◆ 肌肉關節痛

指肌肉與關節的疼痛。從廣義上講還當包括身痛等症狀，大多由感受外邪導致經脈不利等引起，也可見於雜病中。

@──肌肉關節疼痛呈遊走性，伴關節屈伸不利，發熱惡寒，苔薄白，脈浮或緊者，是風痺。為感風寒濕之邪，以風邪為主，故關節肌肉疼痛呈遊走性。

@──肌肉關節疼痛劇烈，疼痛部位固定，或肩，或膝，伴發熱惡寒，關節活動不利，苔白，脈浮緊或弦緊者，是寒痺。為感受風寒濕之邪，以寒邪偏勝，寒主收引，故以關節肌肉疼痛劇烈為主。

@──肌肉關節疼痛重著，部位固定，以腰部、下肢為主，伴發熱惡寒，肢體沉重麻木，苔白，脈濡緩者，是濕痺。為感受風寒濕之邪，以濕邪為主，故受累部位疼痛、沉重、麻木，有不易速癒的特點。

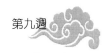

@——肌肉關節熱痛，局部紅腫，有灼熱感，伴發熱，口渴，關節活動不利，舌紅，苔黃，脈滑數者，是風濕熱痺。為感受風濕熱邪，或風寒濕痺化熱，濕熱互結，故受累部位紅腫熱痛，活動不利。

@——肌肉關節呈針刺樣疼痛，痛點固定，局部紅腫，或關節腫大畸形，屈伸不利，五心煩熱，口渴喜飲，舌紅，或有瘀斑，苔黃，脈弦或沉澀者，是血與熱互結之痺證。為瘀血與熱相結，局部經脈運行不利，瘀熱凝滯所致。

@——肌肉關節疼痛，四肢欠溫，肩背惡寒，面色白，脈沉或沉細者，是陽虛身痛。為陽氣虛，寒濕之邪侵襲，經脈不利所致。

@——肌肉關節疼痛長期不癒，伴面色不華，氣短乏力，心悸怔忡，動則汗出，舌淡，脈虛者，是氣血虛之身痛。為氣血虛，經脈失養所致。

每日練習

1.疼痛有哪幾種類型?如何辨別頭痛、胸脇痛、腰痛的不同病證?

2.腰痛的病機是什麼?

3.如何辨別出現胃脘痛、腹痛、肌肉關節痛的不同病證?

4.肌肉疼痛的病機是什麼?

2

●嘔吐

嘔吐是指胃內容物從口中吐出。多由外感，內傷，或飲食不節等引起，臨床當辨清寒熱虛實的不同。

@——突然嘔吐，來勢較急，伴惡寒發熱，頭痛，或胸悶不舒，心中懊惱，胃脘疼痛，腹瀉，苔白，脈浮數者，是外邪犯胃之嘔吐。為外邪犯胃，

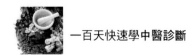

胃失和降所致。

@——嘔吐酸腐，脘腹脹滿，疼痛拒按，噯氣厭食，吐後舒暢，大便或溏或秘，苔厚膩，脈滑實者，是食滯嘔吐。為暴飲暴食，中焦氣機阻滯，胃氣上逆所致。

@——嘔吐酸腐，脘腹脹滿，伴脅肋滿痛，鬱悶不舒，噯氣頻多，舌紅，苔薄膩，脈弦者，是肝氣犯胃之嘔吐。為肝氣鬱結犯胃，胃氣上逆所致。

@——嘔吐痰涎或清水，伴胃脘痞滿，納差，頭眩心悸，苔白或潤，脈沉者，是飲停中焦之嘔吐。氣化不利，飲停中焦，升降失司，則嘔吐痰涎或清水。

@——胃脘不舒，食入作脹，甚則噁心嘔吐，神疲乏力，面色白，口渴，喜溫，四肢欠溫，大便溏薄，舌淡，苔白膩，脈弱者，是脾胃虛弱之嘔吐。脾胃虛弱，健運失司，胃氣上逆則噁心嘔吐。

@——嘔吐反覆發作，或為乾嘔，口乾欲飲，饑而不欲食，舌紅，苔少，脈細數者，是胃陰不足之嘔吐。胃陰不足，胃失濡養，中焦氣機升降失司則嘔吐。

@——乾嘔，吐涎沫，巔頂痛，四肢欠溫，納呆喜溫，苔白膩，脈沉者，是肝胃虛寒之嘔吐。為肝胃虛寒，濁陰上逆所致。

@——噁心嘔吐，心下痞滿，腸鳴下痢，舌紅，苔黃，脈弦者，是痞證之嘔吐。為寒熱錯雜，中焦氣機升降失司所致。

●泄瀉

> 泄瀉，又稱「腹瀉」「下痢」。指大便次數增多，糞便稀薄，甚則如水樣。當辨清病邪性質，病變部位及寒熱虛實的不同。

@——腹痛腸鳴，大便清稀，甚則如水樣，伴惡寒發熱，頭痛，肢體痠痛，苔白或白膩，脈浮數者，是寒濕之泄瀉。寒濕之邪侵襲腸胃，升降失司，傳導失職，故泄瀉。

@——腹痛即瀉，瀉下急迫如水注，糞色黃褐而臭，肛門灼熱，心煩口

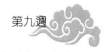

渴，小便短赤，舌紅，苔黃膩，脈數者，是濕熱下注之泄瀉。為濕熱下注大腸，傳導失司所致。

@──腹痛腸鳴，瀉下糞便臭如敗卵，瀉後痛減，脘腹痞滿，噯腐酸臭，苔垢膩，脈數者，是食滯腹瀉。為暴飲暴食，食阻腸胃，氣機不利，腸道傳化失司所致。

@──大便時溏時瀉，穀食不化，反覆發作，稍進油膩食物，大便次數明顯增加，食欲不振，食入作脹，神疲乏力，舌淡，苔白或白膩，脈虛者，是脾胃虛弱之泄瀉。為脾胃虛弱，不能運化水穀，腸道傳化失司所致。

@──腹瀉常於黎明前出現，臍週作痛，腸鳴即瀉，形寒肢冷，喜熱飲，舌淡，苔白，脈沉細，常發生於老年人者，是腎陽虛衰之泄瀉，又稱「五更瀉」。為脾腎陽虛，關門不利，腸道傳化失司所致。

@──常於精神刺激、情緒緊張時，即發生腹痛腹瀉，平時常有胸脇痞滿、噯氣等，舌淡紅，苔白，脈弦者，是肝氣乘脾之泄瀉，乃肝脾不和之證。為肝氣鬱結，橫逆犯脾，脾失健運，氣機不調所致。

@──潮熱，譫語，腹滿脹痛，瀉下黃臭糞水，脈沉實有力，舌紅，苔黃膩者，是熱結旁流之腹瀉。腸胃有實熱之邪結聚，氣機不利，腸道傳化失司，故瀉下黃臭糞水。

@──腸鳴下痢，胃脘不舒，噁心嘔吐，發熱，飲食不節，腹痛，苔白膩，脈弦者，是痞證之腹瀉。為寒熱錯雜，中焦氣機升降失司，腸道傳化失職所致。

@──泄瀉表現為裡急後重，伴發熱，口渴，喜飲，舌紅，苔黃膩，脈弦數者，是熱毒內蘊之泄瀉。濕熱熱毒內蘊，腸胃氣機升降失司，氣機不利，故泄瀉裡急後重。

@──腹瀉長期不癒，便膿血，色淡，滑脫不禁，四肢欠溫，腹痛，喜溫喜按，舌淡，苔白，脈沉者，是脾腎陽虛之腹瀉。脾腎陽虛，寒濕內阻，關門不利，傳化失司，故腹瀉呈滑脫不禁。

@──下痢完穀不化，四肢厥冷，惡寒蜷臥，舌淡，苔白，脈微細者，是陽虛陰盛之泄瀉。腎陽虛衰，陰寒之邪內盛，不能蒸騰腐熟水穀，故下痢完穀不化。

@──突然上吐下瀉並作，伴發熱惡寒，腹痛，煩躁不安，口渴欲飲，苔白，脈浮或沉者，是霍亂之泄瀉。為外邪侵襲，腸胃受損，清陽不升，濁陰不降所致。

@──發病急驟，高熱，頭痛，煩躁，口渴，腹痛劇烈，下痢膿血，多為紫紅色或血水狀，甚則昏迷痙厥，舌紅絳，苔黃燥，脈滑數者，是疫毒之泄瀉。疫毒侵襲，薰灼腸道，脈絡受損，故下痢膿血，多為紫紅色或血水狀。

◆ **便祕**

> 便祕是指大便祕結不通，排便時間過長，常數日一行。為腸道傳化失司引起，臨床當辨清涉及的臟腑及寒熱虛實的不同。

@──大便祕結，小便短赤，面赤，發熱，腹滿脹痛，心煩，口乾，舌紅，苔黃燥，脈滑實者，是實熱之便祕。實熱之邪結於腸胃，腑氣不通故便祕。

@──大便祕結，伴噯氣頻作，胸脇痞滿，食欲不振，腹脹，苔薄膩，脈弦者，是肝氣鬱滯之便祕。肝氣鬱結，橫逆犯脾，健運失職，傳導失司故便祕。

@──大便祕結或大便困難，需臨廁努掙，便後疲乏，或汗出短氣，面色白，舌淡，苔薄白，脈虛者，是氣虛便祕。中氣不足，推動作用減弱，大腸傳導無力則便祕。

@──大便祕結或艱澀難下，伴面色無華，心悸，頭暈，口乾喜飲，舌紅，苔少，脈細數者，是血虛便祕。津血虧損，腸道失於濡養，傳導不利則便祕。

@──大便祕結，腹滿腹痛，伴四肢欠溫，畏寒，腰膝痠冷，小便清長，喜溫，舌淡，苔白，脈沉實者，是寒實便祕。為寒實之邪結於腸胃，腸道傳導失司，腑氣不通所致。

@──大便祕結，或大便乾結細小，或如羊糞，伴口乾唇燥，喜飲，舌紅，苔少，脈細者，是腸燥便祕。為陰虛津傷，腸液枯少，腸道傳導失司，

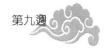

故便祕。

◎每日練習

1.如何辨別出現嘔吐的不同病證?

2.如何辨別出現泄瀉的不同病證?

3.如何辨別出現便祕的不同病證?

3

●小便不利

小便不利是指排尿困難,尿量少,以及小便閉塞不通等症狀,又稱「癃閉」。臨床當辨清病變所在的臟腑以及寒熱虛實的不同。

@──小便不利,或點滴而出,色黃赤,少腹脹滿,口渴不欲飲,大便不暢,舌紅,苔黃膩,脈細數者,是濕熱蘊結之小便不利。為濕熱蘊結,膀胱氣化不利所致。

@──小便不利,或小便閉塞,呼吸急促,咽乾,煩渴欲飲,舌紅,苔黃,脈數者,是熱邪壅肺之小便不利。為邪熱壅肺,肺失肅降,膀胱氣化失司,故小便不利。

@──小便不利,尿量少,少腹滿,發熱惡寒,口渴但喝水不多,苔薄白,脈浮者,是太陽蓄水證。為太陽之邪入裡,膀胱氣化失司所致。

@──小便不利,量少,伴發熱惡寒,咳嗽,晨起顏面水腫,繼而周身水腫,按之凹陷,舌苔白,脈浮數者,是水腫的風水證。為外邪侵襲,肺失宣肅,膀胱氣化失職所致。

@──小便不利,量少,顏面四肢水腫,以下肢凹陷性水腫為主,神疲乏

力，肢冷便溏，身重腰痠，畏寒喜溫，舌淡胖，苔白，脈沉者，是陽虛水泛之小便不利。為陽氣虛，膀胱氣化功能失司所致。

@——小便不利，或刺痛，或頻數短澀，或少腹拘急，痛引腰部，或尿血，或尿中見砂石，苔薄，脈數者，是淋病之小便不利。為濕熱或結石等結於膀胱，氣化不利所致。

@——小便不利，量少，伴壯熱，大汗出，口乾煩躁，大便不通，舌紅，苔黃而乾，脈洪大者，是熱病傷陰之小便不利。為邪熱熾盛，津液虧損，化源不足所致。

●水腫

水腫是指體內水液瀦留，氾濫肌膚，引起頭面、眼瞼、四肢、腹背甚至全身水腫者。臨床除了辨明陽水與陰水之外，還當辨清所在的臟腑。

@——先見面目水腫，然後遍及全身，小便不利，量少；水腫發生前或發生時有外感的表證，如發熱惡寒，頭痛，肢節痠楚，咳嗽，咽痛，苔薄白，脈浮數等，是風水相搏之水腫。為風寒外襲，肺失宣肅，不能通調水道，膀胱氣化不利所致。

@——全身水腫，以腹部和下肢為主，按之凹陷，小便短少，身體重而困倦，胸悶，泛惡，苔膩，脈濡者，是濕困脾臟之水腫。脾為濕困，運化失司，水濕浸漬肌膚故水腫。

@——下肢水腫較甚，按之凹陷不易恢復，脘悶腹脹，納呆便溏，面色萎黃，神倦肢冷，小便短少，舌質淡，苔白滑，脈沉者，是脾陽虛之水腫。為脾陽虛衰，不能溫運水濕所致。

@——全身水腫，腰以下尤甚，腰痛酸重，尿少，四肢厥冷，神疲乏力，面色灰滯或白，舌淡胖，苔白，脈沉細者，是腎陽虛之水腫。腎陽虛衰，膀胱氣化不利，則水濕內停而水腫。

@——全身水腫，伴心悸，氣喘，不能平臥，肢冷，畏寒，尿少，面色蒼

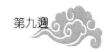

白或青紫，舌苔淡白，脈沉細或結代者，是心腎陽虛之水腫。為心腎陽虛，不能溫運水氣所致。

@——全身水腫，心悸氣喘極為嚴重，不能平臥，煩躁不安，大汗，四肢厥冷，小便少，苔白潤，脈沉細欲絕者，是陽虛欲脫之水腫，屬危重證。為陽虛陰盛，水氣氾濫所致。

@——面色晦滯而水腫，精神萎靡，胸悶腹脹，納呆，噁心嘔吐，尿少，心悸氣短，甚則煩躁不寧，昏迷不醒，抽搐驚厥，舌淡胖，苔白膩，脈沉細者，是陰陽兩虛，濕毒內蘊之水腫。為陰陽兩虛，濕毒內蘊，水氣氾濫所致。

@——遍身水腫，起病緩慢，晨起頭面較甚，午後下肢較甚，神疲乏力，食欲不振，舌淡胖，苔薄膩，脈濡者，是脾虛之水腫。又稱營養不良性水腫。為飲食失調，脾胃受損，運化失司，水濕內停所致。

●黃疸

黃疸是以目黃、身黃、小便黃為主症的一種病證。為肝膽功能異常膽汁外溢所致，臨床當辨別陰黃與陽黃，以及病邪的性質偏盛與虛實。

@——黃疸，色澤鮮明如橘皮，伴發熱，口渴欲飲，噁心嘔吐，腹脹脅痛，大便不通，舌紅，苔黃膩，脈弦數者，是熱重於濕的陽黃證。為濕熱內蘊，肝膽功能異常，膽汁外溢所致。

@——黃疸，色澤欠鮮明，伴發熱，頭痛頭重，身體困倦，胸脘痞悶，納呆，腹脹便溏，苔厚膩，脈濡者，是濕重於熱之陽黃證。濕熱內蘊，濕重於熱，故黃疸色澤欠鮮明。

@——黃疸，色澤鮮明，伴發熱惡寒，無汗，腹脹脅痛，大便不通，噁心嘔吐，舌紅，苔黃膩，脈浮數者，是陽黃兼表證。為表邪未解，濕熱內盛，膽汁外溢所致。

@——黃疸嚴重，色金黃，高熱煩躁，胸腹脹滿，神昏譫語，衄血便血

或肌膚斑疹，舌紅，苔黃膩，脈弦數者，是陽黃重證。為熱毒熾盛，不得外泄，內盛於裡，肝膽功能異常所致。

@——黃疸，色澤鮮明，脇肋脹痛，脘悶腹脹，噁心噯氣，納食不馨，舌紅，苔白，脈弦者，是肝氣鬱滯之陽黃證。為肝失疏泄，膽汁不循常道所致。

@——黃疸，色澤晦暗，納少脘悶，腹脹，大便不實，神疲乏力，畏寒，舌淡，苔白膩，脈濡緩者，是寒濕阻遏之陰黃證。為寒濕之邪蘊滯中焦，肝失疏泄，膽汁外溢所致。

@——黃疸，色澤晦暗如灰色，伴煩躁不安，胸腹脹滿，四肢欠溫，冷汗，大便溏薄，甚則神昏譫語，舌淡胖，苔白膩，脈沉細者，是陰黃重證。為寒濕內盛，陽氣虛衰，肝膽功能異常所致。

@——黃疸，肌膚不澤，神疲乏力，心煩，心悸，少眠，腹滿納呆，大便溏薄，舌淡，苔薄，脈濡細者，此為虛黃。為脾胃虛弱，氣血不足，肝膽功能異常所致。

◎每日練習

1.如何辨別出現小便不利的不同病證？
2.如何辨別出現水腫的不同病證？
3.如何辨別出現黃疸的不同病證？

4

●眩暈

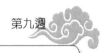

> 　　眩暈，眩是指眼花或眼前發黑；暈是指頭暈，有旋轉或晃動感，一般統稱眩暈。臨床當辨清引起眩暈的病因及涉及的臟腑。

　　@──眩暈耳鳴，頭痛且脹，每因煩勞或惱怒，頭暈、頭痛加劇，面色潮紅，急躁易怒，少寐多夢，或手足震顫，舌紅，苔薄黃，脈弦者，是肝陽上亢之眩暈。為肝氣鬱結，肝陽上亢所致。

　　@──眩暈耳鳴，頭痛頭脹，滿面通紅，口苦，目赤，心煩，脅痛，舌紅，苔黃，脈弦或弦數者，是肝火上炎之眩暈。為肝經有熱，化火上炎所致。

　　@──眩暈，伴頭痛頭重，胸悶脘脹，脅肋疼痛，急躁易怒，肢體麻木，舌紅，苔白膩或黃膩，脈弦數者，是濕熱內蘊之眩暈。濕熱內蘊，氣機不利，清陽之氣不升則眩暈。

　　@──眩暈，頭痛頭脹，目赤，面紅，脅痛，腰痛，腿膝痠軟，五心煩熱，舌紅，苔黃，脈弦細者，是肝腎陰虛、肝陽上亢之眩暈。為肝腎陰虛，不能制約肝陽，肝陽上亢所致。

　　@──頭暈耳鳴，伴腰膝痠軟，四肢欠溫，神疲乏力，或遺尿遺精，舌淡，苔白，脈沉細者，是腎陽虛衰之眩暈。腎主骨生髓，腎陽虛不能充養清竅，則頭暈耳鳴。

　　@──眩暈，伴神疲乏力，氣短懶言，動則汗出，面色白，食欲不振，舌淡，苔薄白，脈虛者，是氣虛之眩暈。脾虛運化無力，中氣不足，不能上榮於頭目，故眩暈。

　　@──眩暈，伴面色無華，心悸，氣短，神疲乏力，失眠，口唇爪甲淡白，舌淡，苔少，脈細者，是血虛之眩暈。血虛濡養功能減弱，不能上榮於清竅，故眩暈。

　　@──眩暈，頭重頭痛，伴胸悶不舒，泛惡或嘔吐，肢體困倦，痰多，納呆，苔白膩，脈濡滑者，是痰濕之眩暈。「無痰不作眩」，痰濕中阻，清陽之氣不升則眩暈。

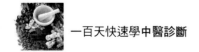

●心悸

> 心悸是心中動悸不安的一種自覺症狀，常伴有心慌、心煩不安等。嚴重者可發展為怔忡，表現為心中動搖不寧無休時。既可發生於外感熱病，也可見於內傷雜病。

@──心悸，怔忡，伴脈結代，胸悶不舒，發熱惡寒，頭痛，短氣，神疲乏力，苔薄白者，是外感所致的心悸。為外邪未解，內傳於心，心氣不足則心悸，怔忡。

@──心悸氣短，胸悶或胸痛，兩顴紅，甚則唇與指甲青紫，或咳喘咯血，舌淡紫或有瘀斑，脈細或結代者，是痺病內傳於心之心悸。痺病不癒，內傳於心，血脈閉阻，心失所養則心悸。

@──心悸，怔忡，善驚易恐，坐立不安，夢多失眠，不思飲食，舌淡，脈虛者，是驚恐神傷之心悸。驚則氣亂，恐則氣下，氣機逆亂，心失所養則心悸，怔忡。

@──心悸，怔忡，面色不華，頭暈、氣短，神疲乏力，或自汗出，四肢欠溫，舌淡，脈細無力者，是心氣血虛之心悸。為心氣血虛，不能濡養心，心失所養所致。

@──心悸不安，心煩失眠，頭暈目眩，耳鳴，口苦，腰膝痠軟，五心煩熱，舌紅，苔少，脈細數者，是腎陰虛、心火旺之心悸。腎水不足無以制約心火，心火偏亢則心悸不安。

@──心悸不安，胸悶氣喘，形寒肢冷，一身盡腫，小便不利，舌淡苔白，脈沉細或結代者，是陽虛之心悸。陽氣虛衰，水氣內停，上逆凌心，故心悸不安。

@──心悸胸悶，伴胸痛徹背，或向肩背放射，面色蒼白，唇青紫晦暗，舌暗紫，有瘀斑，脈澀或結代者，是瘀血之心悸。瘀血內阻，血行不暢，故心悸，胸痛。

@──心悸胸悶，伴胸痛隱隱，面色白，形體豐滿，泛惡，納呆，舌胖，苔白膩或潤，脈沉或結代者，是痰濕之心悸。痰濕內蘊，胸陽不振，血脈瘀

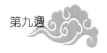

阻，故心悸，胸痛隱隱。

●不寐

> 　　不寐，也稱「失眠」，是指不能正常的睡眠。如不易入睡，或睡眠不穩，時寐時醒，甚則整夜不能入睡。不寐一證與心、肝、脾、腎、胃等有關，臨床當辨明所在臟腑及病證的虛實。

　　@——多夢易醒，心悸健忘，神疲乏力，食欲不振，面色無華，舌淡，苔薄，脈細者，是心脾兩虛之不寐。心脾兩虛，氣血虧損，不能濡養心神，故多夢易醒。

　　@——不寐心煩，頭暈耳鳴，腰膝痠軟，五心煩熱，口乾津少，或夢遺，健忘，心悸，舌紅，苔少，脈細數者，是陰虛火旺之不寐。腎陰不足，心火偏旺，心神不寧，故不寐心煩。

　　@——少寐多夢，或惡夢紛紜，心煩易怒，胸脇脹滿，頭痛，口苦，目赤，舌紅，苔黃，脈弦數者，是肝火上炎之不寐。肝氣鬱結，化火上擾所致。

　　@——不寐，或多夢易醒，胸悶脹滿，嘔惡，痰多色黃或白，食欲不振，苔白膩或黃膩，脈滑者，是痰濕內阻之不寐。痰濕內蘊，上擾神明，故不寐。

　　@——少寐多夢，易驚醒，平素膽怯，或情志抑鬱，舌淡，脈弦細者，是心膽氣虛之不寐。心膽氣虛，心神不寧，故少寐多夢。

　　@——少寐或不寐，甚則徹夜不眠，伴神志錯亂，語言紊亂，時哭時笑，舌紅或暗，或有瘀斑，脈弦數者，是瘀熱乘心之不寐。血與熱相結，瘀熱上擾神明故不寐。

◎每日練習

1.如何辨別出現眩暈的不同病證？

2.如何辨別出現心悸的不同病證？

3.如何辨別出現不寐的不同病證？

5

●抽搐

> 抽搐，中醫稱為「瘈瘲」。筋急引縮為「瘈」，筋緩縱伸為「瘲」。凡筋脈拘急，手足時縮時伸，抽動不止者，稱「瘈瘲」。抽搐的病因，臨床當辨別寒熱虛實的不同。

@——抽搐，甚則角弓反張，口噤，伴頭痛項強，發熱，惡寒，無汗，苔白，脈浮緊者，是剛痙。為感受風寒之邪，筋脈受邪，氣血運行不利，筋脈失養，則抽搐，甚則角弓反張。

@——抽搐，甚則角弓反張，口噤，伴頭痛項強，發熱，惡寒，汗出，苔白，脈浮緩者，是柔痙。為感受風寒之邪，衛陽不固，營不內守而外泄，筋脈失養所致。

@——抽搐，項背強，甚則臥不著席，口噤齒，手腳攣急，發熱，腹滿，大便不通，小便短赤，苔黃膩，脈沉實有力者，是實熱結聚之抽搐。裡熱熾盛津傷，薰灼筋脈，筋脈失養，則抽搐，項背強，甚則臥不著席。

@——四肢抽搐，項背強急，角弓反張，牙關緊閉，舌強，口噤流涎，或面部肌肉抽搐，脈弦者，是破傷風病。為外傷或外邪侵襲，筋脈受邪，氣血不利，筋脈失養所致。

@——四肢抽搐，頸項強直，伴高熱，神昏，頭痛劇烈，嘔吐，軀體灼熱，四肢欠溫，舌紅，苔黃，脈洪或實者，是熱極動風之抽搐。為裡熱熾盛，津液受損，筋脈失養所致。

@——四肢抽搐表現為手足顫動，伴眩暈欲仆，項強語塞，手足麻木，步履不正，甚則昏倒，不省人事，半身不遂，口眼喎斜，舌紅，苔白或膩，脈弦有力者，是肝風內動之抽搐。為肝陽上亢，肝風內動，筋脈失養所致。

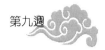

@——四肢抽搐表現為手足蠕動，伴腰痛，腿膝痠軟，脅肋疼痛，午後潮熱，心煩，夢遺，舌紅，苔少，脈細數者，是肝腎陰虛之抽搐。肝腎陰虛，精血不足，不能滋潤濡養筋脈所致。

@——四肢抽搐輕微，伴頭昏頭暈，面色白或萎黃，神疲乏力，食欲不振，動則汗出，唇甲淡白，舌淡，脈虛者，是氣血虛之抽搐。氣血不足，不能濡養筋脈，故抽搐。

@——四肢抽搐，頸項強直，頭痛如針刺，伴形體消瘦，神疲乏力，腰膝痠軟，舌質暗或紫，或有瘀斑，脈沉澀者，是瘀血之抽搐。是瘀血內阻，筋脈失養，運行不利，故抽搐。

@——四肢抽搐，頸項強直，牙關緊閉，時發時止，發生於小兒者，是驚風證。若伴有高熱驚厥，煩躁不安，突然發生者，是急驚風。為裡熱熾盛，筋脈攣急所致。若發作緩慢，伴發熱，面色黃，懶言倦怠，昏睡或露睛，大便溏薄，脈虛者，是慢驚風。為氣血虛，筋脈失養所致。

●昏迷

> 昏迷，是指神志不清，不省人事，呼之不應的一種症狀。在外感熱病及內傷雜病中均可出現，多為重證。

@——突然昏迷，不省人事，牙關緊閉，口噤握拳，胸膈喘滿，四肢欠溫，苔薄白，脈弦，由情緒刺激誘發者，是肝氣上逆之昏迷。為肝氣鬱結，上擾清竅，故昏迷，不省人事。

@——突然昏迷，面色蒼白，口唇無華，四肢震顫，目陷口張，自汗膚冷，呼吸微弱，舌淡，脈細無力者，是氣血虛之昏迷。失血過多，氣血不能上榮於清竅，故昏迷。

@——昏迷，伴壯熱或身熱夜甚，煩躁，譫語，舌蹇，肢厥，脈細數者，是心包證。肺衛之邪或營分之邪，內陷心包，神無所主，故昏迷。

@——昏迷，伴日晡潮熱，腹滿硬痛，便祕，心煩，譫語，口渴喜飲，舌紅，苔黃燥，脈沉實有力者，是胃熱薰心之昏迷。裡熱熾盛，胃熱薰心，神

明被擾則昏迷。

@——突然昏迷，喉間有痰聲，或嘔吐涎沫，亦可因痰濁鬱滯胸膈而無痰聲可聞者，舌苔白膩，脈滑或沉者，是痰濁內蘊之昏迷。痰濕內盛，蒙蔽清竅，神明被擾故昏迷。

@——昏迷，譫語，伴煩熱口渴，斑疹透露，或出血，小便黃赤，舌紅或絳，脈細數者，是營血證之昏迷。熱入營血，上擾神明，內陷心包，故神迷譫語。

@——昏迷，時清時昧，身熱不揚，時有譫語，舌紅，苔黃膩，脈濡數者，是濕溫之昏迷。為濕熱之邪蒙蔽清竅，心神被擾，故昏迷時清時昧。

@——昏迷，時清時昧，伴水腫，頭暈，面色無華，泛惡欲吐，口中時有氨味，舌淡胖，脈細者，是水腫之昏迷。為脾腎陽虛，濕毒內蘊，上擾神明，清竅蒙蔽，故昏迷時清時昧。

@——感受暑邪，突然昏迷，不省人事，身熱，面赤，汗多，四肢欠溫，舌紅，苔薄黃，脈洪大，發於暑季者，是中暑之昏迷。為暑熱之邪鬱蒸，上擾神明，清竅閉塞，故昏迷。

@——突然昏迷，不省人事，四肢厥冷，大汗淋漓，口張手撒，呼吸低微，二便失禁，舌淡，脈微欲絕者，是亡陽之昏迷。陰寒內盛，陽氣暴脫，神無所依，故昏迷不省人事。

@——突然昏迷，不省人事，伴半身不遂，身熱面赤，牙關緊閉，呼吸氣粗，或喉間有痰聲，舌紅，苔黃膩，脈弦者，是中風之昏迷。肝風內動，肝陽上亢，清竅閉塞，故昏迷。

@——突然昏仆，不省人事，口吐涎沫，或發出鳴叫聲，或牙關緊閉，手足抽搐，舌苔白膩，脈弦滑者，是癇證之昏迷。痰濁內蘊，或肝風內動，上擾清竅，故昏迷。

@——昏迷呈一過性，常突然出現，恢復也較快，伴頭暈頭昏，神疲乏力，胸悶，舌暗，或見瘀斑，脈弦細或結代者，是瘀血之昏迷。瘀血內停，氣血流行不暢，一時不能上榮於清竅，故昏迷。

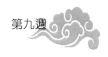

●噎膈

噎是吞嚥之時，哽噎不順；膈是胸膈阻塞，飲食不下。噎可單獨出現，但可以是膈的前驅症狀，臨床常噎膈並稱。當辨清其性質，對治療有重要作用。

@──吞嚥梗阻，胸膈痞悶隱痛，大便艱澀，口乾咽燥，形體逐漸消瘦，舌紅，苔白膩，脈弦細者，是痰氣交阻之噎膈。肝氣鬱結，兼有痰濕內阻，氣鬱不暢，痰氣交阻於胸膈故噎膈。

@──胸膈疼痛，食不得下而複吐出，甚則水飲難下，大便堅如羊屎，或吐咖啡色液體，形體消瘦，肌膚枯燥，舌紅少津，或見瘀斑，脈細澀者，是瘀血內結之噎膈。瘀血內阻於食管，氣機升降失司，故噎膈。

@──胸膈疼痛，飲食不下，面色白，形寒氣短，泛吐清涎，面浮，足腫，舌淡少津，脈沉細弱者，是陽虛氣衰之噎膈。久病陰陽互損，中氣衰敗，升降失司故噎膈。

●積聚

積聚是指腹內結塊，或脹或痛的一種病證。積是指固定不移，痛脹在一定的部位，有明顯的腫塊；聚是指攻竄作脹，痛無定處，塊物易聚易散。臨床當辨清積與聚的區別及性質。

@──腹中氣聚，攻竄脹痛，時聚時散，伴胸脇脹痛，時欲太息，舌紅，苔薄白，脈弦者，是肝鬱氣滯之聚證。為肝氣鬱結，氣機不利，升降失司，故腹中氣聚，攻竄脹痛。

@──腹脹或痛，便祕，納呆，時有條狀物在腹部聚起，重則按之脹痛更甚，苔膩，脈弦滑，為食滯痰阻之聚證。為食滯於腸道或痰滯互阻，氣機不暢之聚證。

@──脇下有塊，軟而不堅，塊物固定不移，脹痛並見，舌暗或見瘀斑，

苔薄，脈弦。為氣鬱血阻之積證。肝氣鬱結，氣機不利，脈絡不和，故脇下有塊，固定不移。

@——腹部結塊明顯，硬痛不移，面暗消瘦，納呆乏力，時有寒熱，月事不下，舌暗或見瘀斑，苔白或黃，脈細澀者，是氣滯血瘀之積證。為氣滯血瘀，瘀血內結，脈絡阻塞所致。

@——積塊堅硬，疼痛逐漸加劇，面色萎黃或黧黑，消瘦脫形，飲食大減，舌質淡紫，或舌光無苔，脈細數或弦細者，是正虛瘀結之積證。為病久正氣虛衰，脈絡瘀阻故積塊堅硬。

●臌脹

臌脹是以腹大如鼓，皮色蒼黃，甚至腹部青筋曝露為特徵的一種病證。大多發生於疾病的後期，為重證。臨床當辨清屬虛屬實以指導治療。

@——腹脹按之不堅，脇下脹滿或疼痛，飲食減少，食後作脹，噯氣不爽，小便短少，舌苔白膩，脈弦者，是氣滯濕阻之臌脹。為肝脾不和，濕濁內阻，氣機阻滯所致。

@——腹大堅滿，脇腹攻痛，面色萎黃，甚則暗黑，或目黃膚黃，頭頸胸臂見蜘蛛痣，唇紫，煩熱口乾，小便短赤，大便祕結或溏垢不爽，舌質紫紅，苔黃膩，脈弦數者，是熱鬱血瘀之臌脹。為濕熱壅滯，氣滯血瘀，瘀熱結於血分所致。

@——腹部脹滿，入暮較甚，脘悶納呆，神倦怯寒，肢冷或下肢水腫，小便短少，面色蒼黃或白，舌質淡紫，脈沉細而弦者，是脾腎陽虛之臌脹。脾腎陽虛，水濕不運，寒水停聚，故腹部脹滿。

@——腹大堅滿，甚則青筋曝露，形體消瘦，面色黧黑，口燥，心煩，齒鼻時有衄血，小便短赤，舌質紅絳少津，脈弦細數者，是肝腎陰虛之臌脹。病久肝脾兩傷，進而傷腎，水氣不化，瘀血不行，故腹大堅滿，青筋曝露。

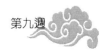

●痿躄

> 痿躄是指肢體筋脈弛緩，軟弱無力，且因日久不能隨意運動而致肌肉萎縮的一種病證。可發生於外感熱病，也可發生於內傷雜病，正氣不足是其主要原因，臨床當審證求因。

@——開始多有發熱，突然出現肢體軟弱無力，皮膚乾，心煩，口渴，咳嗆咽乾，小便黃少，大便乾，舌質紅，苔黃，脈細數者，是肺熱傷津之痿躄。溫熱毒邪犯肺，肺熱傷津，不能敷布全身，筋脈失養故痿躄。

@——肢體痿軟無力，或兼微腫，麻木，尤以下肢為常見，或有發熱，小便黃少，舌苔黃膩，脈濡或數者，是濕熱浸淫之痿躄。濕熱內蘊，浸淫筋脈，久之筋脈失用故痿躄。

@——進行性下肢痿軟無力，食欲不振，大便溏薄，面浮肢腫，面色不華，舌苔薄白，脈細者，是脾胃虛弱之痿躄。脾胃虛弱，健運失職，生化之源不足，筋脈失養故痿躄。

@——發病較緩，肢體痿軟無力，腰膝痠軟，並有眩暈、耳鳴、遺精或遺尿等症，舌紅少苔，脈細數者，是肝腎陰虧之痿躄。肝腎精血虧損，筋脈失於濡潤故痿躄。

◎每日練習

1.如何辨別出現抽搐的不同病證？

2.如何辨別出現昏迷的不同病證？

3.噎膈有幾種證型？各有哪些臨床表現？

4.積聚分幾種證型？各有哪些臨床表現？

5.臌脹分幾種證型？各有哪些臨床表現？

6.痿躄有幾種證型？各有哪些臨床表現？

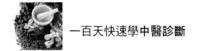
第十週•

1

六、 辨證與病案

（一）辨證

辨證論治是中醫學的核心，也是中醫治病的基本方法。辨證與論治是兩個密切相聯的步驟，辨證是論治的前提，辨證為論治提供依據，要有效地治療疾病，就要有一個正確的辨證。所謂辨證就是運用中醫基礎理論知識，尤其是四診八綱及各種辨證方法，對疾病的臨床表現進行分析、比較、綜合，從而揭示疾病本質的過程。那麼，在辨證中要注意哪些問題呢?

◆ 辨主要症狀

疾病的臨床表現是由一個個具體的症狀組成的，在這些眾多的症狀中有的具有定性意義，有的具有定位意義，有的反映了疾病的本質，有的反映了疾病的主要矛盾。辨主要症狀就是圍繞對這些主症的辨別，明確疾病的本質，為治療提供依據。

如發熱是外感熱病的主要症狀，不同的熱型代表了不同的病證。以六經辨證為例，發熱惡寒是病在太陽，往來寒熱是病在少陽，但熱不寒是病在陽明，無熱惡寒是病在少陰，潮熱是陽明腑實證。透過對熱型的辨別就可明確是什麼病。如果進一步對伴有症狀的辨別可以明確疾病的證型，如發熱惡寒伴有無汗、脈浮緊的是太陽病傷寒證，伴有汗出、脈浮緩者是太陽病中風證，但熱不寒伴大汗出、大煩渴、脈洪大的是陽明經證，潮熱伴心煩、譫語、便祕、腹滿硬痛、脈沉實的是陽明腑證。因此，圍繞主要症狀辨證是十分重要的方法。

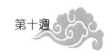

◆ 辨疾病的發展變化

　　每一種疾病都有發生、發展的規律，從疾病的發生到痊癒，可以經過不同的階段，整個過程是不斷變化著的。同一種疾病由於病邪性質、患者體質及治療的不同，在各個時期可以有不同的表現。這就要求醫生要用動態的觀點去觀察病人的臨床表現。如衛分證、氣分證、營分證、血分證是溫病四個不同階段的不同證型，反映了溫病發生發展的過程。臨床上遇到溫病的病人，要考慮到有上述四個階段傳變的可能性，還要考慮到有不循一般規律傳變的可能，如衛分證雖有「溫邪上受，首先犯肺」的一般傳變規律，也有「逆傳心包」的特殊傳變。而《傷寒論》的六經傳變中，既有按一般發展規律的循經傳，也有不按一般規律的越經傳，更有合病、並病的出現。也就是說既要瞭解疾病發生發展的一般規律，又要知常達變。這樣就能舉一反三，從而立於不敗之地。

◆ 辨病機

　　《傷寒論》曰：「觀其脈證，知犯何逆，隨證治之。」要求醫生在辨證中審證求因，辨明病機為治療提供依據。中醫學有同病異治，異病同治的方法，其中辨病機起了至關重要的作用。相同的臨床表現可以有不同的病機，如咳喘一證，既可以是外邪犯肺所致，也可以由腎不納氣引起。其治療方法顯然就不一樣，前者需要袪邪宣肺，後者則需要益腎攝納。不同的病證可以有相同的病機，如脫肛與子宮下垂是兩種不同的病證，但如果其病機均是中氣下陷的話，就都可以用補中益氣的方法治療。中醫學強調「治病必求於因」，辨病機是重要的一環。

◆ 辨邪正抗衡形勢

　　邪之所湊，其氣必虛，留而不去乃成病。邪正抗衡是貫穿於疾病發生發展全過程的。如病邪盛，正氣具有抗邪能力，則表現為實證。如果病邪盛，正氣抗邪能力不足，則表現為邪盛正虛。如病邪已減弱，正氣抗邪能力也在衰退，這時就表現為正虛邪戀。如果病邪已盡，而正氣亦受損，則是邪去正虛。邪正抗衡的形勢，可以透過臨床症狀、體徵表現為多種證候。臨床要辨

明邪正抗衡的形勢，瞭解疾病的發展趨勢，採取積極的措施，促使疾病向好的方面發展。

◆ 八綱辨證與其他辨證方法的運用

八綱是辨證的總綱。儘管疾病的臨床表現是錯綜複雜的，但都可以用八綱來分析和歸納。如疾病的類別，可分為陰證與陽證；病位的深淺，可分為表證與裡證；疾病的性質，可分為寒證與熱證；正邪的盛衰，可分為虛證與實證。但它只是一種分析疾病共性的方法，遠遠不能表達臟腑經絡受邪以後的病理變化。這就需要運用其他辨證方法，並使兩者結合起來，才能完整地反映疾病的病理變化。如黃疸一證，後世分為陽黃與陰黃，以八綱辨證，陽黃屬裡熱實證，陰黃一般認為屬裡虛寒證。但這不能反映疾病的本質，還需結合臟腑辨證來分析其本質。按臟腑辨證，陽黃屬肝膽濕熱，而陰黃屬肝膽寒濕，這樣方為全面。因而臨床辨證要靈活掌握，根據病證選擇辨證方法，更要多種辨證方法聯合運用，完整正確地揭示疾病的病理變化。

◆ 外感病與雜病的辨證

從廣義上講疾病分為外感病與雜病兩大類，適用於外感病的辨證方法有六經辨證、衛氣營血辨證、三焦辨證、病邪辨證等。適用於雜病的辨證方法有臟腑辨證、氣血津液辨證、經絡辨證等。但所有的辨證方法可結合運用，即外感病的辨證方法也可用於雜病，雜病的辨證方法也可用於外感病，不必截然分離。外感病辨邪正抗衡形勢為主，但要注意不同辨證方法中證型異同的區別。如六經辨證中的陽明病，在衛氣營血辨證中屬氣分證，在三焦辨證中屬中焦證，要領會並融會貫通。雜病辨證在辨邪正抗衡的同時，要注重臟腑陰陽盛衰的辨別，要結合氣血津液辨證、病邪辨證等辨證方法，找出陰陽偏盛偏衰的主要方面，為調整陰陽的盛衰提供依據。

每日練習

①在辨證中要注意哪些問題呢？

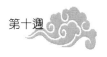

2

（二）病案

病案，古代稱「診籍」，又稱「脈案」，目前稱「醫案」，是醫生治療疾病的客觀記錄。病案記錄了病人的詳細病情，包括現病史、過去史、家族史，以及辨證、診斷、治療的全過程。是複診、轉診或討論病例的原始資料，也是統計疾病與研究疾病的重要資料。而且還是處理醫療糾紛的重要依據。

病案源遠流長，《史記•扁鵲倉公列傳》中記載的倉公二十多個病案，是現存最早的病案。這些病案記錄了病情、診斷依據、治療經過以及結果，為今人留下了寶貴的資料。以後歷代醫家十分重視病案的記錄，從而使歷代醫家的臨床經驗得以保存下來，成為中醫學的寶貴遺產之一。

◆ 病案內容

根據中醫學辨證論治的精神，病案的內容應以四診、辨證、立法、處方用藥等為重點部分。

1.四診部分

應把望、聞、問、切所蒐集的資料，具體如實地記錄下來，這些資料是辨證診斷的依據。要善於掌握病人的主要症狀，有重點、有系統的記錄，避免主次不分，輕重不分。對於一些有特殊意義的陰性症狀或體徵也要記錄，以排除其他疾病的可能性。

2.辨證部分

將四診蒐集得來的資料，進行分析、比較、綜合，指出疾病的病因病機，涉及的臟腑經絡，陰陽虛實盛衰等，進一步辨明屬何病何證，必要時還當與相似病證作鑒別，為治療提供依據。

3.治法部分

根據辨證得出的結論，進一步提出治法。立法必須與辨證結論相符合，病證有主次，或有兼證者，立法也要主次分明，務必與辨證絲絲入扣，為處

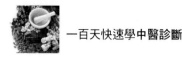

方用藥確立法則。

4.處方用藥部分

根據確立的治療法則，進一步明確用何方治療，或以某方為主加減治療，或用針灸、推拿等方法治療。方劑可以成方加減，也可自己組方，制訂新方。並寫上每一味藥物及劑量，先煎或後下等煎服法。用針灸治療的要寫明穴位，用推拿治療的要寫明手法。上述四個部分，務必做到理、法、方、藥貫通。

◆ 病案要求

1.書寫病案態度要認真，內容要正確，時間要及時。住院病案要在規定時間內完成，門診病案必須當時完成。

2.臨床表現的描寫要具體詳細，內容要完整，精練，重點突出，主次分明，條理清晰。

3.文字要通順，字跡要端正，不得塗改、挖補、剪貼，一律要用鋼筆書寫。

4.要體現中醫理法方藥的一致性，中醫術語的表述一定要規範，要符合辨證論治的精神。

5.病案結束時，醫生一定要簽全名，以示負責。

病案格式

住院病案

住院號：

姓名性別

年齡婚否

籍貫

職業工作單位

家庭住址入院日期

病史陳述者病史採集時間

發病節氣家屬姓名

1.問診

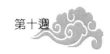

（1）主訴：用簡練的文字，記錄病人自覺最痛苦的一個或幾個症狀，及其部位、性質、特點、時間等。

（2）現病史：詳細記錄本次發病的時間、誘因、主要臨床表現，伴有的其他症狀，治療經過及實驗室檢查結果等。

（3）既往史：記錄以往患病情況。

（4）個人史：個人的嗜好、喜惡、居住條件、婦女還應記錄月經、婚育情況。

（5）家族史：家族成員中的健康情況及已故成員的死亡原因。

2.望診

記錄神志、氣色、形態、舌象、色澤、排泄物等狀況。

3.聞診

記錄聽到的異常聲音與嗅到的異常氣味等。

4.切診

記錄脈象、皮膚的溫度、壓痛，觸摸到的腫塊，水腫壓痕等。

5.專科所做的檢查

如外科、婦科等所做的特殊檢查。

6.辨證論治

（1）中醫辨證之依據。

（2）分析病因病機。

（3）治療原則與基本方藥，或其他治法，如針灸、推拿等。

（4）護理等醫囑。

7.診斷

病證名（或兼夾證）。

醫生簽名（全名）：

　年　月　日　時

8.住院病程錄

每天記錄病人的病情與治療，包括病情的變化以及辨證論治的變動。

門診病案

門診號：

姓名性別

年齡職業

工作單位就診時間

問診：

主訴：

病史：

望、聞、切診：

辨證分析：

診斷：（病名後的括弧內寫證型）

治法：

方藥：（方名、藥物及劑量）

醫囑：

醫生簽名（全名）：

　年　月　日　時

◎每日練習

1.中醫病案有哪些內容？

2.書寫中醫病案有哪些要求？

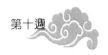

3

七、常見病的中醫辨證論治

（一）呼吸系統常見病

●支氣管炎

> 支氣管炎是由細菌、病毒以及物理或化學刺激等因素引起的氣管和支氣管炎症。發病季節以冬春多見，發病率與年齡成正比。根據病程的長短，分為急性和慢性兩種。本病若反覆感染常易導致阻塞性肺氣腫，少數病人可併發支氣管擴張。

本病屬中醫學的「咳嗽」「痰飲」「咳喘」等範疇。認為外邪侵襲以及肺、脾、腎三臟功能失常，是引起本病的主要原因。人體正氣不足，衛外失職，感受外邪，外邪既可以是風寒之邪，也可是風熱之邪，也可風寒之邪化熱，侵犯肺臟，使肺失宣肅；或肺氣虛弱，衛外不固，復感外邪；或因年老體弱，脾肺氣虛，脾失健運，濕聚成痰，停蓄於肺；或肺有宿疾，復感外邪；或久病之後，由脾肺損及腎，導致腎氣不足，納氣無權等。

◆ 臨床表現

咳嗽是急性支氣管炎的主要症狀，開始為刺激性乾咳，同時常伴有胸骨下疼痛和緊悶感。1～2天後咳出少量黏痰或稀薄痰液，以後咳嗽即漸趨鬆動，痰量增加，並逐漸轉變為黏液膿痰。較重的病人往往在晨起、晚睡、體位改變、吸入冷空氣或體力活動後，有陣發性咳嗽。或終日咳嗽及全胸或腹肌疼痛，或伴有哮鳴與氣急。常伴有畏寒，發熱，頭痛，全身痠痛不適等全身症狀。發熱常在3～5天後消退，但咳嗽可延長到數星期。

慢性支氣管炎部分病人起病前有急性支氣管炎、流感或肺炎等急性呼

吸道感染史。多數隱潛起病,初起多在寒冷季節發病。出現咳嗽及咳痰的症狀,以清晨明顯,痰呈白色泡沫狀,黏稠不易咳出。感染或受寒後症狀迅速加劇,痰量增多,或呈黃色膿性,有時痰中可帶血。症狀隨著病程的延長而逐漸加重。終年均有咳嗽,咳痰,而以秋冬為劇。病情反覆發作,後期可併發肺氣腫,出現動則氣喘,呼多吸少等症狀。

◆ 辨證治療

1.風寒犯肺型

@症狀:咳嗽,痰白而稀,惡寒,發熱,頭痛,全身痠楚,鼻流清涕,胸悶,舌苔薄白,脈浮。

@治法:祛風散寒,宣肺化痰。

@方藥:三拗東加減。

@麻黃9克,杏仁12克,荊芥12克,防風12克,前胡9克,款冬花9克,紫菀9克,薑半夏12克,桔梗6克,陳皮6克,炙甘草6克。

@加減:惡寒甚者,加細辛3克;苔厚膩,痰濕重者,加蒼朮9克,厚朴6克。

2.風熱犯肺型

@症狀:咳嗽痰黃,或稠黏而黃,咯之不爽,發熱,汗出,惡寒,口乾咽痛,舌苔薄黃或黃白相兼,脈浮數。

@治法:祛風清熱,宣肺化痰。

@方藥:桑菊飲加減。

@桑葉9克薄荷3克(後下)杏仁9克前胡9克連翹12克牛蒡子9克桔梗6克浙貝母9克黃芩9克魚腥草12克炙甘草6克。

@加減:乾咳無痰,加沙參9克;痰多,加蘇子、全瓜蔞各9克。

3.外寒內飲型

@症狀:咳嗽,痰白泡沫狀,量多,胸悶,惡寒發熱,無汗,苔白滑,脈浮緊。

@治法:解表散寒,溫肺化飲。

@方藥:小青龍東加減。

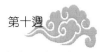

@麻黃6克桂枝6克細辛3克薑半夏12克乾薑6克杏仁9克桔梗3克全瓜蔞12克紫菀9克百部9克炙甘草6克。

@加減：咳甚者，加款冬花9克；痰特別多者，加蘇子9克。

4.熱邪壅肺型

@症狀：咳嗽，痰黃稠，胸悶氣短，發熱汗出，口渴喜冷飲，舌紅，苔黃或黃膩，脈數或浮數。

@治法：清熱，宣肺，化痰。

@方藥：麻杏石甘東加味。

@麻黃9克杏仁9克生石膏30克（打、先煎）桑白皮12克黃芩9克浙貝母9克連翹12克魚腥草12克瓜蔞皮6克炙甘草6克。

@加減：咳甚，加紫菀、款冬花各9克；便祕，加生大黃5克（後下）；口渴，加天花粉12克。

5.痰濕犯肺型

@症狀：咳嗽，痰多色白，胸悶氣短，肢體困重，口淡發黏，食少腹脹，大便溏薄，舌苔白膩，脈濡滑。

@治法：宣肺化痰，燥濕健脾。

@方藥：苓桂朮甘湯合二陳東加減。

@茯苓12克桂枝9克生白朮9克薑半夏12克厚朴9克枳實9克陳皮6克杏仁9克紫菀9克款冬花9克炙甘草6克。

@加減：見喘者，加麻黃6克，蘇子9克；寒甚者，加乾薑6克，細辛3克；痰多不爽者，加白芥子9克。

6.肺脾兩虛型

@症狀：神疲乏力，自汗，氣短，納差，便溏，每遇風寒則咳嗽氣喘發作或加重，舌淡苔白，脈細。

@治法：益氣健脾為主。

@方藥：六君子東加減。

@黨參12克生白朮12克茯苓9克陳皮6克生黃芪12克懷山藥9克防風9克紫菀9克枳殼9克炙甘草6克。

@加減：痰多者，加蘇子9克；兼有喘者，加炙麻黃6克。

7.肺腎兩虛型

@症狀：咳喘久作，長期不癒，呼多吸少，動則加劇，痰稀色白量多，面色蒼白，畏寒肢冷，舌淡苔白而滑，脈沉細。

@治法：溫腎攝納為主。

@方藥：腎氣丸加減。

@製附塊9克（先煎）肉桂6克熟地12克懷山藥15克山茱萸9克茯苓12克澤瀉9克補骨脂9克紫菀9克炙甘草6克。

@加減：喘甚者，加黑錫丹6克（吞）；虛甚者，加臍帶6克。

◎每日練習

1.支氣管炎分哪兩大類型?各有什麼臨床表現?

2.按中醫辨證，支氣管炎可分哪幾種證型?它們的治法是什麼?

3.案例陳某，男，48歲，近日氣候突變，衣服未加，感受風寒，隨即畏風怕冷，頭痛發熱。昨起喉癢咳嗽，痰多色白，胸悶不舒，稍有氣急，舌質淡紅，苔薄白膩，脈浮緊而數。近4年來每逢入冬有咳嗽氣喘等症出現。請辨證分型、處方用藥。

4

●支氣管哮喘

支氣管哮喘（簡稱哮喘）是一種發作性的肺部過敏性疾病。發病一般有季節性，大多好發於秋冬季，春季次之，夏季變輕或緩解。本病的發生還與地區及工種有關，農村較城市多，北方又比南方高。約半數病人在12歲前開始發病，兒童期男性比女性為多，成年後差別不顯著。本病若反覆發作，晚期可併發肺氣腫或肺源性心臟病。

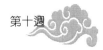

　　中醫學將本病歸屬於「哮證」範疇。認識到宿痰內伏是本病的重要環節，而形成宿痰內伏的原因是多方面的。如屢次外感風寒（或風熱），肺失宣肅，上焦津液失布，凝聚為痰；或喜飲生冷，寒飲內停犯肺；也可偏食辛熱肥甘或酸鹹食物，久之釀成痰飲，上犯於肺；或脾腎陽氣不足，氣不化津，致痰濁聚集於體內，上犯於肺；或本病日久，導致肺氣不足，影響腎主攝納的功能，從而肺腎俱虛。本病一旦發生，常痰隨氣升，氣因痰阻，而出現痰氣交阻、呼吸困難的徵象。

◆ 臨床表現

　　本病在典型發作前，常有先兆症狀，如咳嗽，胸悶或連續噴嚏等。急性發作時有氣急，哮鳴，咳嗽，多痰，尤以呼氣困難為明顯。患者多被迫採取坐位，兩手前撐，兩肩聳起，額部冷汗，痛苦異常。發作一般持續幾分鐘或幾小時。緩解前往往有黏稠痰液咳出，隨之哮鳴音逐漸消失，呼吸困難迅速停止。間歇期一如常人。若伴有感染可出現發熱，惡寒，汗出等症狀。

◆ 辨證治療

1.冷哮型

@症狀：呼吸急促，喉中有哮鳴音，咳痰清稀而少，色白呈泡沫狀，胸膈滿悶，面色晦滯帶青，口不渴，或渴喜熱飲，舌苔白膩或滑，脈弦滑或浮緊。

@治法：溫肺散寒，化痰平喘。

@方藥：射干麻黃東加減。

@麻黃9克射干9克生薑6克細辛3克紫菀9克款冬花9克五味子3克薑半夏9克炒枳殼9克炙甘草6克。

@加減：痰多者，加陳皮6克，白芥子9克；喘甚者，加蘇子、葶藶子各9克；形寒肢冷者，加炮附子（先煎）、乾薑各6克。

2.熱哮型

@症狀：呼吸急促，喉中有哮鳴音，胸悶息粗，嗆咳陣作，痰黃稠黏難以排出，口苦，口渴喜飲，身熱多汗，舌質紅，苔黃膩，脈滑數。

@治法：宣肺清熱，化痰平喘。

@方藥：定喘東加減。

@麻黃9克白果9克桑白皮9克款冬花9克制半夏9克蘇子6克杏仁9克黃芩9克葶藶子9克炙甘草6克。

@加減：痰多者，加瓜蔞仁、浙貝母各9克；熱盛者，加魚腥草15克，生石膏30克（打，先煎）；大便不通者，加生大黃6克（後下）。

3.肺虛型

@症狀：緩解期見自汗，惡風，咳嗽氣短，痰液清稀，面色白，神疲乏力，易感冒，每因氣候變化而誘發本病，舌淡，苔薄白，脈細。

@治法：補氣，益肺，固表。

@方藥：玉屏風散合桂枝東加減。

@生黃芪15克生白朮9克防風9克黨參12克桂枝12克白芍12克薑半夏9克陳皮6克大棗7枚炙甘草6克加減：自汗明顯者，加龍骨、牡蠣各15克（先煎）；口乾，苔少者，加北沙參、玉竹各12克，痰多者，加瓜蔞仁、蘇子各9克。

4.脾虛型

@症狀：緩解期見食少脘痞，大便溏薄，倦怠乏力，短氣，語言低微，常因飲食不當而誘發，舌淡，苔薄膩或白滑，脈細。

@治法：益氣，健脾，化痰。

@方藥：六君子東加減。

@黨參12克生白朮12克茯苓9克制半夏9克陳皮6克懷山藥9克厚朴6克生薏苡仁9克炒枳殼6克炙甘草6克。

@加減：平素有咳嗽者，加紫菀、款冬花各9克；痰多者，加蘇子、瓜蔞仁各9克；素體陽虛畏寒者，加乾薑6克，補骨脂9克。

5.腎虛型

@症狀：緩解期氣短息促，動則益甚，吸氣困難，腰膝痠軟，眩暈耳鳴，或畏寒，勞累後易發作，面色蒼白，舌淡，苔白，脈沉細（腎陽虛）；或顴紅，煩熱，盜汗遺精，舌紅，苔少，脈細數（腎陰虛）。

@治法：益腎攝納。

@方藥：腎陽虛者擬金匱腎氣丸加減。

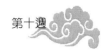

@熟地15克懷山藥12克山茱萸9克澤瀉9克茯苓9克丹皮9克桂枝6克炮附子6克（先煎）補骨脂9克臍帶9克。

@腎陰虛者七味都氣丸加減。

@熟地15克懷山藥12克山茱萸9克澤瀉9克茯苓9克丹皮9克麥冬9克沙參9克五味子3克龜版膠9克（烊）。

@加減：咳嗽者，加紫菀、款冬花各9克；氣急甚者，加炙麻黃、杏仁各9克；納呆者，加生白朮、雞內金各9克；失眠者，加酸棗仁9克（打），夜交藤15克。

每日◎練習

1.支氣管哮喘有哪些臨床表現？

2.按中醫辨證，支氣管哮喘可分哪幾種證型論治？

3.案例金某，男，41歲，咳嗽氣急反覆發作17年，近三四年四季均有咳嗽。1週來加劇，咳痰量多，呈白色泡沫狀，喉間有哮鳴聲，鼻煽氣喘不能平臥，甚則須兩手撐床，口唇發紺。伴高熱，體溫40.1℃，口乾咽痛，胸悶噁心，小便短赤，大便3日未行，舌紅，苔黃膩，脈滑數。請辨證分型、處方用藥。

5

●支氣管擴張

支氣管擴張是指支氣管及其周圍肺組織的慢性炎症損壞管壁，以致支氣管擴張和變形。多發於兒童和青年。流行性感冒、百日咳等都能誘發支氣管和肺部的感染，損害支氣管壁組織，削弱它的彈性，導致支氣管擴張。本病能引起肺功能改變，使肺循環阻力增加，最後可併發肺源性心臟病。

中醫學將本病歸屬於「咳嗽」「肺癰」等範疇。認為感受外邪、飲食失節、情志不遂、勞倦過度、正氣虧損等均可導致本病。如感受熱邪，或風寒之邪化熱，蘊結於肺，肺受熱灼，失其清肅，熱壅血瘀，蘊結成癰；或痰熱素盛，飲食不節，嗜酒，過食辛熱厚味，脾虛不運，使濕熱內蘊，復感外邪，致內外合邪而發病；或七情不遂，肝氣鬱結，化火犯肺，灼傷肺絡；或久病體虛，勞倦過度，損及肺臟，肺氣不足而發病；或陰虛火旺，灼傷肺絡而致病。

◆ 臨床表現

本病常有百日咳或支氣管肺炎的病史，以後常有呼吸道感染的反覆發作。典型症狀是長期咳嗽，咳大量膿性痰，有腥臭味，每天可達100～400CC，反覆咯血，以及多次繼發感染引起的周身毒性症狀，如發熱，盜汗，食欲減退，消瘦，貧血等。痰量在體位改變時，如起床時或就寢後最多，咳痰通暢時自覺輕鬆。當存在阻塞性肺氣腫時，可有氣急及發紺。

◆ 辨證治療

1.風寒犯肺型、風熱犯肺型、痰熱壅肺型

請參考大葉性肺炎的相關內容。

2.肺陰虧損型

@症狀：乾咳少痰，或痰中帶血，或咯大量膿性痰，潮熱，盜汗，咽乾，口燥，舌紅，苔少，脈細數。

@治法：養陰益肺。

@方藥：百合固金東加減。

@生地15克，沙參12克，麥冬9克，百部9克，百合12克，貝母9克，黃芩9克，杏仁9克，天花粉12克，炙甘草6克。

@加減：咯血者，加側柏葉12克，白及粉9克（吞）；腎陰虧者，加熟地12克：陰虛火旺者，加黃柏9克；汗多者，加糯稻根9克。

3.陰虛火旺型

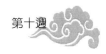

@症狀：乾咳，痰中帶血，或咯血，或伴有膿痰，午後潮熱，盜汗，頭暈目眩，耳鳴腰痠，多夢，遺精，小便短赤，舌質紅，苔少，脈細數。

@治法：滋陰降火。

@方藥：大補陰丸合知柏地黃丸加減。

@熟地15克麥冬12克知母9克黃柏9克龜甲12克（先煎）鱉甲12克（先煎）丹皮9克百部12克黃芩9克生側柏葉12克。

@加減：出血多者，加白及粉9克（吞）；汗出多者，加糯稻根9克；陰虛內熱甚者，加生地12克，澤瀉9克。

4.肝火犯肺型

@症狀：咳嗽陣作，痰中帶血，或見純血鮮紅，或有膿痰，咳時胸脇牽痛，煩躁易怒，頭痛頭脹，大便乾結，小便短赤，舌紅，苔薄黃，脈弦數。

@治法：清肺平肝，和絡止血。

@方藥：瀉白散合黛蛤散加味。

@桑白皮15克地骨皮12克黛蛤散12克（包煎）鮮生地12克黃芩12克丹皮12克鮮茅根15克白芍15克仙鶴草15克炙甘草6克。

@加減：出血量多者，加白及粉9克，或三七粉9克（吞服）；大便不通者，加生大黃9克（後下）；咳甚者，加紫菀、百部各9克。

5.肺脾氣虛型

@症狀：咳嗽有痰，或痰中帶血，或咯膿痰，神疲乏力，氣短，胸悶納呆，語言低微，面色白，畏寒，舌苔白膩，脈細。

@治法：健脾益肺。

@方藥：四君子東加味。

@太子參15克焦白朮12克茯苓12克陳皮6克薑半夏9克百部12克杏仁9克生薏苡仁12克黃精12克炙甘草6克。

@加減：氣虛自汗者，加黃芪12克；咯血者，加仙鶴草15克；納呆者，加雞內金、生穀芽、生麥芽各9克。

6.氣陰兩虛型

@症狀：咳嗽，咳痰不多，或痰中帶血絲，神疲乏力，自汗盜汗，顴紅面白，食欲不振，咽乾口燥，午後潮熱，舌紅，苔少或剝，脈細數無力。

@治法：益氣養陰。

@方藥：生脈散加味。

@黨參15克麥冬12克生白朮12克黃精9克百合12克百部12克沙參12克玉竹12克杏仁9克炙甘草6克。

@加減：咯血者，加茜草根15克；便祕者，加柏子仁9克。

◎每日練習

1.支氣管擴張有哪些臨床表現？

2.對支氣管擴張如何辨證論治？

3.案例鄭某，男，55歲，咳嗽陣作，痰多呈膿性，血色鮮紅，有時粉紅，且有臭味，動則氣急，胸膺時或作痛，納食不馨，脈濡數，舌苔厚膩。請辨證分型、處方用藥。

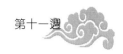

第十一週•

（二）消化系統常見病

●胃與十二指腸潰瘍

> 胃與十二指腸潰瘍又稱消化性潰瘍，這種病的形成發展與酸性胃液、胃蛋白酶的消化作用緊密相關。本病可發生於任何年齡，一般以青壯年居多，其中男性較女性更多，兩者之比為（2～4）:1。本病若防治不當，可引起胃出血、胃穿孔、幽門梗阻等嚴重併發症。

中醫將本病歸屬「胃痛」「嘈雜」「吞酸」等範疇。認為脾胃虛弱，情志內傷，飲食不節是導致本病的主要原因。其中脾胃虛弱所致者，大多素體脾胃功能衰弱，運化失司，升降失調，使清陽不升，陰寒內聚；或胃中津液不足，鬱熱內生。情志內傷所致者，大多憂思惱怒，使肝鬱氣滯，疏泄失職，橫逆犯胃；若氣滯日久，則血行不暢，血脈凝澀。飲食不節所致者，大多飲食過飽，胃納太過；脾運不及，胃氣失和；或飲食過少，生化無源，胃絡失養；或恣食辛辣肥甘厚味，酷嗜菸酒，灼傷胃絡；或貪食生冷不潔，寒積中脘等。

◆ 臨床表現

腹痛是本病的主要症狀，大多呈長期週期性發作，並有明顯的節律性。胃潰瘍疼痛常出現在劍突下或偏左側，多在進食後半小時到2小時發作，再經1～2小時胃排空後緩解，呈現「進食疼痛緩解」的規律。十二指腸潰瘍疼痛常出現在劍突下右側，一般發作於食後2～4小時，持續至下次進食後才得以緩解，其規律表現為「進食緩解疼痛」，部分患者可在夜間痛醒。本病的疼痛一般均可忍受，常呈鈍痛、脹痛、刺痛、灼熱痛、饑餓痛等。除疼痛外，

本病還伴有噯氣、泛酸、噁心、嘔吐、胃脘脹悶不適，以及煩躁、失眠、多汗等消化系統和全身症狀。

◆ 辨證治療

1.肝鬱氣滯型

@症狀：胃脘脹痛，胸脇痞悶，情志不遂則加重，得噯氣或矢氣則舒，善怒而太息，食欲不振，泛吐清水，舌苔薄白，脈弦。

@治法：疏肝理氣，和胃止痛。

@方藥：柴胡疏肝散加減。

@柴胡9克香附9克白芍15克枳殼9克陳皮9克川芎9克木香6克煅瓦楞30克（先煎）甘草6克。

@加減：若疼痛劇烈，加延胡索、川棟子各9克；嘈雜泛酸甚者，加黃連4.5克，吳茱萸3克；口乾口苦者，加知母、生地各9克。

2.肝胃鬱熱型

@症狀：胃脘痛勢急迫，有灼熱感，進食後疼痛無明顯緩解，或進食後更痛，口乾且苦，喜冷飲，吞酸嘈雜，煩躁易怒，大便祕結，舌紅苔黃，脈弦或數。

@治法：清胃泄熱，和胃止痛。

@方藥：化肝煎合左金丸加減。

@黃連4.5克梔子9克丹皮9克白芍9克陳皮9克青皮9克知母9克吳茱萸3克生大黃6克（後下）甘草6克。

@加減：疼痛甚者，加延胡索、川棟子各9克；噯氣明顯者，加旋覆花9克（包煎），代赭石15克；便祕嚴重者，加火麻仁9克。

3.胃陰不足型

@症狀：胃脘隱隱灼痛，空腹時加重，似饑不欲食，口乾不欲飲，納呆乾嘔，手足心熱，舌紅少津有裂紋，少苔或花剝，脈細。

@治法：養陰，益胃，止痛。

@方藥：一貫煎加減。

@北沙參12克麥冬9克生地12克當歸9克川棟子9克石斛9克麻仁9克白芍9克

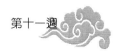

@加減：若痛甚者，加延胡索、路路通各9克；乾嘔甚者，加薑半夏、薑竹茹各9克；納呆甚者，加炙雞內金、神曲各9克。

4.脾胃虛寒型

@症狀：胃痛隱隱，喜暖喜按，遇寒或勞累後易發作，空腹痛甚，得食痛減，神疲乏力，畏寒肢冷，嘔吐清涎，大便溏薄，舌淡胖，有齒痕，苔薄白，脈沉細。

@治法：健脾益氣，溫中止痛。

@方藥：黃芪建中湯合理中丸加減。

@黃芪15克黨參9克白朮9克白芍15克桂枝6克乾薑3克陳皮9克木香6克炙甘草9克大棗10個飴糖30克（烊沖）。

@加減：胸悶苔膩者，加蒼朮、厚朴各9克；畏寒肢冷甚者，加炮附子6克（先煎）；嘔吐清涎甚者，加半夏9克，吳茱萸3克。

5.血瘀胃絡型

@症狀：胃痛如刺如割，固定不移而拒按，肢冷汗出，甚則痛徹胸背，曾有嘔血或黑便史，舌質紫暗或有瘀斑，脈弦或細澀。

@治法：活血化瘀，理氣止痛。

@方藥：活絡效靈丹合失笑散加減。

@丹參15克當歸9克乳香6克沒藥6克五靈脂9克蒲黃9克（包煎）青皮9克陳皮9克延胡索9克川楝子9克。

@加減：若見黑便者，加參三七9克，花蕊石30克；疼痛甚者，加川芎、枳實各9克；嘈雜泛惡者，加知母、薑竹茹各9克。

◎每日練習

1.胃潰瘍與十二指腸潰瘍的疼痛有何不同？

2.案例張某，女，40歲，有十二指腸潰瘍病史5年。近因氣候轉涼，胃脘隱隱作痛，空腹更甚，得食得溫後疼痛減輕，喜按，神疲乏力，肢冷，大便溏薄，舌質淡，舌體胖，邊有齒痕，舌苔薄白，脈濡細。請辨證分型、處方用藥。

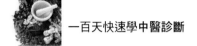

2

●慢性胃炎

> 　　慢性胃炎是因多種原因引起的胃黏膜慢性炎症性病變。根據形態改變可分為淺表性胃炎、萎縮性胃炎和肥厚性胃炎，以部位又可分為胃體胃炎和胃竇炎。

　　中醫將本病歸屬「胃脘痛」「胃痞」等範疇。認為脾胃素虛、飲食傷胃和肝氣犯胃是引起本病的主要原因。若平素脾胃不健，中陽不運，精微不化，則致升降失司、氣機阻滯。而嗜食辛辣，長期酗酒，過食生冷，暴飲暴食，均可損傷脾胃，造成脾胃不和、通降失司、氣機壅塞。而憂思惱怒，氣鬱傷肝，肝失疏泄則橫逆犯胃，導致氣機阻滯、胃失和降。

◆ 臨床表現

　　本病病程緩慢，可以長期反覆發作。臨床以脘腹脹滿，疼痛，噁心嘔吐，納呆，噯氣為主要症狀。其中淺表性胃炎表現為上腹部脹悶不適，噯氣則舒，吐酸，噁心及一時性胃痛。萎縮性胃炎出現上腹部鈍痛，脹悶不適，納呆，常伴有貧血、消瘦、腹瀉等症狀。肥厚性胃炎則以上腹部頑固性、無規律性疼痛為主症，進食物和鹼性藥物能緩解疼痛。

◆ 辨證治療

1.肝胃不和型

　　@症狀：胃脘脹痛，痛連兩脇，胸悶噯氣，善太息，時泛酸，遇情志不遂則重，舌質淡紅，苔薄白，脈弦。

　　@治法：疏肝理氣，和胃止痛。

　　@方藥：四逆散合金鈴子散。

　　@柴胡9克白芍9克枳殼9克陳皮9克半夏9克川楝子9克延胡索9克甘草6克降香6克。

@加減：若疼痛甚者，加八月箚15克，路路通9克；噁心泛酸甚者，加川黃連4.5克，海螵蛸15克；口乾口苦者，加知母、生地各9克。

2.脾胃濕熱型

@症狀：胃脘灼熱脹痛，噯氣嘈雜，胸悶痞塞，口中黏膩，或口苦口臭，舌質紅，苔黃膩，脈弦滑。

@治法：清熱化濕，和胃止痛。

@方藥：清中東加味。

@黃連6克梔子9克半夏9克茯苓9克枳殼9克白豆蔻6克（後下）蒼朮9克陳皮9克蒲公英15克厚朴9克甘草6克。

@加減：若胸痞甚，苔膩者，加藿香、佩蘭各9克；熱重口苦便祕者，加生大黃9克（後下）或麻仁12克；疼痛甚者，加佛手、香櫞皮各9克。

3.脾胃虛弱型

@症狀：胃脘隱隱作痛，喜食熱飲，按之則舒，納呆少食，食後脘腹脹滿，時吐清水，面色不華，神疲乏力，四肢欠溫，舌質淡，苔薄白，脈濡細。

@治法：健脾益氣，溫中止痛。

@方藥：香砂六君子東加味。

@黨參12克白朮9克茯苓9克半夏9克陳皮9克木香6克砂仁6克（後入）佛手9克乾薑4.5克炙甘草6克。

@加減：四肢欠溫、口吐清水甚者，加炮附子6克（先煎），吳茱萸3克；疼痛明顯者，加川楝子、延胡索各9克；食後脘腹脹悶甚者，加焦山楂、焦神曲、炙雞內金9克。

4.胃陰虧損型

@症狀：胃脘隱隱灼痛，煩渴思飲，口乾咽燥，胃中嘈雜，大便祕結，舌紅少苔，中有裂紋，脈弦細。

@治法：養陰，益胃，止痛。

@方藥：益胃湯合竹葉石膏東加減。

@北沙參9克麥冬9克生地12克玉竹9克竹葉9克生石膏30克（先煎）半夏9克陳皮9克川楝子9克麻仁9克甘草6克。

@加減：嘈雜灼熱甚者，加黃連4.5克，知母9克；口乾咽燥甚者，加石斛15克，天花粉12克；脘痛甚者，加八月劄15克，延胡索9克。

5.胃絡瘀血型

@症狀：胃脘疼痛，日久不癒，痛如針刺，固定不移，拒按，嘈雜，泛酸，時有黑便，舌質紫暗或有瘀斑，脈細澀。

@治法：化瘀通絡，理氣止痛。

@方藥：桃紅四物東加減。

@桃仁9克紅花9克當歸9克赤芍9克川芎9克枳殼9克蒲黃9克（包煎）陳皮9克延胡索9克。

@加減：若痛甚者，加川棟子、五靈脂各9克（包煎）；泛酸甚者，加煅瓦楞子、煅代赭石各15克；出現黑便者，加地榆15克，參三七9克。

◎每日練習

1.中醫認為引起慢性胃炎的主要原因有哪些?

2.案例鄭某，女，35歲有胃病史5年，曾經某中心醫院胃鏡檢查確診為萎縮性胃炎，經西藥對症治療，症情一度好轉。但近來胃脘隱痛綿綿，納食不馨，食後脘腹脹悶不適，喜暖喜按，神疲乏力，大便不實，舌質淡，苔薄白，脈濡細。請辨證分型、處方用藥。

3

●膽囊炎、膽石症

膽囊炎有急、慢性之分，膽石症有膽囊、膽總管及肝管內結石之別，兩者均為膽道系統常見病，往往互為因果，同時存在。

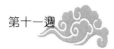

　　中醫將本病歸屬「脇痛」「結胸」「黃疸」等範疇。認為飲食不節，情志失調是導致本病的主要病因。如長期酗酒、嗜食肥甘厚味者，則濕熱內生，蘊結脾胃，鬱蒸肝膽，或鬱熱煎熬成石；或嗜食泡菜生蔥，使寄生蟲卵入於胃腸，日久蟲積阻滯肝膽，造成膽汁疏泄不利。憂思鬱怒易傷肝，膽附於肝，兩者互為表裡，肝傷膽必受累，肝膽失疏，則膽腑通降失司，膽汁排泄不暢；或鬱而化熱，結成砂石。

◆ 臨床表現

　　右上腹疼痛，發熱，黃疸，噯氣，厭食油膩是本病的主要症狀。膽囊炎、膽石症急性發作時，可出現右上腹陣發性絞痛，或向右側肩背放射。寒戰高熱，或有黃疸，噁心嘔吐，脘腹脹滿，小便黃赤，大便祕結或腹瀉。緩解期則表現為右脇或胃脘部疼痛不適，噯氣，納呆，厭食油膩，腹脹等。

◆ 辨證治療

1.肝膽氣滯型

　　@症狀：右脇脹痛或竄痛，脘腹痞滿，胸悶不適，噯氣頻頻，噁心嘔吐，食欲不振，口乾且苦，苔薄白或薄黃，脈弦。

　　@治法：疏利肝膽，理氣止痛。

　　@方藥：柴胡疏肝散加減。

　　@柴胡9克枳殼9克白芍9克赤芍9克川芎9克鬱金9克陳皮9克黃芩9克金錢草30克甘草9克

　　@加減：發熱明顯，加虎杖9克，蒲公英15克，栀子9克；噁心嘔吐甚，加薑半夏、蘇梗各9克；脇痛甚，加川楝子、延胡索各9克；便祕，加生大黃9克（後下）。

2.肝膽火熱型

　　@症狀：右脇灼痛，痛引肩背，拒按，腹脹，發熱畏寒，口苦咽乾，面紅目赤，或鞏膜黃染，心煩欲吐，厭惡油膩，小便黃赤，大便乾結，舌質紅，苔黃燥，脈弦滑。

　　@治法：疏肝利膽，瀉火泄熱。

@方藥：大柴胡湯合黃連解毒東加減。

@柴胡9克白芍9克枳實9克半夏9克黃連6克黃芩9克黃柏9克梔子9克生大黃9克（後下）甘草9克。

@加減：若火熱甚，加丹皮9克，龍膽草12克；腹脹便祕，加芒硝（分沖）、大腹皮各9克；黃疸嚴重，加茵陳15克，金錢草30克；疼痛劇，加鬱金、延胡索各9克。

3.肝膽濕熱型

@症狀：右上腹持續性疼痛，或陣發性絞痛，放射至右側肩背，脅下可捫及包塊，惡寒發熱，噁心嘔吐，口渴不欲飲，小便黃赤，大便不爽，舌質紅，苔黃膩，脈弦緊。

@治法：疏肝利膽，清化濕熱。

@方藥：四逆散合龍膽瀉肝東加減。

@柴胡9克枳實9克鬱金9克龍膽草9克金錢草30克黃芩9克川木通6克梔子9克甘草6克。

@加減：胸悶苔厚膩，加蒼朮、厚朴各9克；疼痛劇烈，加延胡索、川楝子、木香各9克；黃疸嚴重，加虎杖9克，車前子（包煎）、茵陳各15克；噁心嘔吐甚，加半夏、竹茹、陳皮各9克；便祕甚，加生大黃（後下）、芒硝各9克（分沖）。

4.血瘀脈絡型

@症狀：右脅刺痛，持續日久，固定不移，入夜尤甚，拒按，脅下可觸及包塊，脘腹脹滿，大便祕結，舌質紫暗或有瘀斑，苔薄，脈弦澀。

@治法：活血祛瘀，疏肝散結。

@方藥：桃核承氣東加減。

@桃仁9克生大黃9克（後下）延胡索9克川芎9克鬱金9克陳皮9克當歸9克金錢草30克甘草9克。

@加減：瘀血甚，加三棱、莪朮、穿山甲各9克（先煎）；若發熱，加紅藤、敗醬草各15克；脅痛甚，加香附、枳殼、路路通各9克；口乾口苦，加生地、玄參各9克。

5.膿毒壅盛型

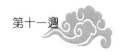

@症狀：右上腹劇烈絞痛，拒按，高熱寒戰，煩躁不安，黃疸持續不退，腹部脹滿，小便黃赤，大便秘結，甚則神昏譫語，舌質紅絳，苔黃燥，脈弦數。

@治法：清熱解毒，化瘀透膿。

@方藥：茵陳蒿湯合透膿散加減。

@茵陳30克梔子9克生大黃9克（後下）生黃芪15克川芎9克當歸9克皂角刺9克蒲公英30克赤芍9克金銀花9克。

@加減：神昏譫語，加安宮牛黃丸每次1丸，每日2次，湯劑送服；高熱痙厥，加紫雪丹每服6克，湯劑送服；疼痛劇烈，加延胡索、川楝子、蒲黃、五靈脂各9克（包煎）；黃疸不退，加金錢草30克，虎杖9克，車前子15克（包煎）。

6.陰虛夾濕型

@症狀：右脅灼熱隱痛，低熱綿綿，咽乾口燥，身乏無力，頭暈目眩，小便黃赤，大便乾結，舌質紅，苔薄膩微黃，脈弦細數。

@治法：滋陰降火祛濕。

@方藥：知柏地黃湯合甘露飲。

@生地9克山茱萸9克丹皮9克茯苓9克知母9克黃柏9克澤瀉9克石斛9克茵陳30克黃芩9克柴胡9克。

@加減：便秘甚者，加麻仁、鬱李仁各9克；脅痛明顯者，加八月箚15克，路路通9克；身乏無力、舌苔膩者，加蒼朮9克，車前子15克（包煎）；手足心熱甚者，加青蒿9克，鱉甲15克（先煎）。

◎每日練習

1.中醫認為膽囊炎、膽石症的主要病因是什麼？

2.案例張某，女，30歲，右上腹持續性疼痛3天，疼痛向右側肩胛放射，伴噁心嘔吐，尤厭油膩食品，發熱，口乾不欲飲，小便黃赤，大便不爽，舌質紅，苔薄黃膩，脈弦。請辨證分型、處方用藥。

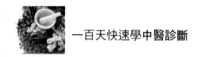

4

●肝硬化

肝硬化是一種常見的由不同病因引起的慢性、進行性、彌漫性肝病。其病理特點為廣泛的肝細胞變性和壞死，纖維組織彌漫性增生，並有再生小結節形成，正常肝小葉結構和血管的破壞，導致肝臟逐漸變形、變硬，而成為肝硬化。根據病因分類，本病常被分為肝炎後肝硬化、膽汁性肝硬化、瘀血性肝硬化、化學性肝硬化、代謝性肝硬化、營養性肝硬化，以及原因不明性肝硬化等，我國則以肝炎後肝硬化最為多見。上消化道大量出血、肝性昏迷和肝癌，是本病常見的併發症。

中醫將本病歸屬「癥積」「臌脹」等範疇。認為本病常由黃疸日久、感染蠱毒、飲食不節、嗜酒過度等原因，引起濕熱內鬱，肝脾內傷。肝損則氣滯，日久必致血瘀，脾傷則濕停，日久必致腎虧，最終形成肝脾腎三臟受損，氣滯血瘀，水濕內聚，本虛標實，虛實夾雜之證。

◆ 臨床表現

肝硬化早期，臨床症狀並不明顯。僅表現為食欲不振，胸腹悶脹，噯氣不舒，噁心嘔吐，右腹隱痛等。肝硬化晚期，則主要有鼻衄、齒衄等出血傾向，貧血，蜘蛛痣，肝掌，男性乳房發育，女性月經失調，腹壁靜脈怒張，腹水，脾臟腫大等。

◆ 辨證治療

1.肝鬱脾虛型

@症狀：兩脇脹滿不適，胸悶噯氣，不思飲食，食入脘脹更甚，神倦乏力，面色萎黃，苔薄白，脈弦。

@治法：疏肝理氣，健脾益氣。

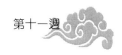

@方法：柴胡疏肝散合四君子束加減。

@柴胡9克枳殼9克白芍9克茯苓9克白朮9克川芎9克香附9克雞內金9克甘草9克

@加減：若胸悶苔膩者，加蒼朮、厚朴各9克；噁心嘔吐者，加薑半夏、薑竹茹各9克；神疲乏力甚者，加黨參、山藥各9克；脅痛甚者，加陳皮、川楝子各9克。

2.氣滯血瘀型

@症狀：右脅脹痛，按之有癥塊，腹脹，噯氣頻頻，納穀不馨，頸臂有赤縷蛛絲，鼻衄，齒衄，面色晦滯，舌質暗紅，邊有瘀斑，脈弦澀。

@治法：行氣活血，化瘀通絡。

@方藥：化瘀束加減。

@當歸9克丹參15克鬱金9克桃仁9克紅花9克炮山甲15克（先煎）青皮9克生牡蠣30克（先煎）白朮9克赤芍9克鱉甲煎丸9克（包煎）。

@加減：脅痛甚者，加延胡索、川楝子各9克；舌質紫暗、瘀斑甚者，加五靈脂、蒲黃各9克（包煎）；鼻衄、齒衄甚者，加參三七9克，花蕊石15克，共同研末，每日2次，每次6克，沖服。

3.濕熱蘊結型

@症狀：腹脹如鼓，按之堅滿，面浮肢腫，胸悶納呆，煩熱口苦，小便短赤，大便祕結或溏薄，舌質紅，苔黃膩，脈弦數。

@治法：清熱化濕，利水消腫。

@方藥：中滿分消丸加減。

@黃連6克黃芩9克枳實9克半夏9克陳皮9克豬苓15克茯苓9克澤瀉15克梔子9克車前子30克（包煎）

@加減：大便祕結甚者，加生大黃15克（後下）；面目發黃者，加茵陳、金錢草各30克；腹水、水腫嚴重者，加黑醜、白醜各6克；胸悶苔膩者，加蒼朮、厚朴各9克。

4.脾腎陽虛型

@症狀：腹大如鼓，面色萎黃，畏寒肢冷，神倦乏力，納穀不馨，腰痠膝軟，面浮肢腫，小便少，大便溏薄，舌質淡胖，苔薄白，脈沉細無力。

@治法：溫補脾腎，化氣行水。

@方藥：真武東加減。

@炮附子9克（先煎）茯苓9克白朮9克炮薑6克白芍9克肉桂3克（後下）車前子30克（包煎）澤瀉15克大腹皮9克。

@加減：腹水、水腫甚，加豬苓、陳葫蘆瓢各15克；畏寒肢冷甚，加仙茅9克、仙靈脾12克；神疲乏力甚，加黃芪15克，黨參9克；腹脹甚，加枳實、厚朴各9克。

5.肝腎陰虛型

@症狀：腹大如鼓，脘腹脹痛，腰痠膝軟，面色黧黑，手足心熱，咽乾口燥，鼻衄牙宣，小便短少，大便不爽，舌質紅絳，苔少或光剝，脈弦細數。

@治法：滋補肝腎，育陰利水。

@方藥：一貫煎合豬苓湯。

@北沙參9克麥冬9克生地12克枸杞子9克生牡蠣30克（先煎）澤瀉15克豬苓15克茯苓9克滑石15克（先煎）赤芍9克

@加減：若神識異常者，加鮮菖蒲15克，鬱金9克；神志昏迷者，加安宮牛黃丸1丸（吞服）；鼻衄、齒衄明顯者，加參三七、白及各9克；尿少，加陳葫蘆瓢15克，車前子30克（包煎）。

◎每日練習

1.中醫認為引起肝硬化的主要病因是什麼？

2.案例王某，男，50歲，有B肝史十餘年，近月來逐漸發現右脅脹痛，觸之有塊，噯氣頻作，不思飲食，神疲乏力，頸部出現赤縷蛛絲，面色晦滯，舌質紫暗，苔薄，脈弦澀。請辨證分型、處方用藥。

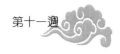

5

（三）循環系統常見病

●高血壓病

高血壓病又稱原發性高血壓，是一種以動脈壓升高，尤其是舒張壓持續升高為特點的全身性慢性血管疾病。本病的病因迄今未明，目前一般認為，是在一定的基因遺傳基礎上，由於多種後天因素的影響，導致調節正常血壓機制失代償的多因素疾病。其中與遺傳、年齡、職業、環境，以及高鈉鹽食譜、嗜菸、肥胖等因素有關。本病根據起病和病情進展的緩急及病程的長短，可分為兩型，即緩進型高血壓和急進型高血壓。前者又稱良性高血壓，絕大部分患者屬此型，後者則稱為惡性高血壓，僅佔病人的1％～5％。腦血管意外、高血壓性心臟病、心力衰竭和腎衰竭，是本病常見的併發症。

中醫將本病歸屬「眩暈」「頭痛」範疇，認為情志失調，飲食不節，內傷虛損是導致本病的主要病因。如長期精神緊張或惱怒憂思，可致肝氣鬱滯，日久則鬱而化火；勞累過度或年老體弱，使腎陰虛損，肝失所養，陰不斂陽則肝陽偏亢，上擾清竅；恣食肥甘或嗜酒過度，可損傷脾胃，致脾失健運，濕濁壅遏，久壅化火。凡此，都使肝陽亢奮於上，陰血虧損於下，形成上實下虛之象。

◆ 臨床表現

頭暈、頭痛、頭脹、血壓升高是本病的主要症狀。但早期病人的臨床症狀往往不很明顯，大多在體檢時才發現高血壓。此時病人的血壓升高，一般是收縮壓和舒張壓同時升高，且波動較大，常受精神、勞累等因素影響，在適當休息後可恢復正常。當病情發展至中、晚期，血壓升高則趨向穩定在一定範圍，尤以舒張壓增高更為明顯。由於全身細小動脈長期反覆痙攣，以及

脂類物質在管壁沉著引起管壁硬化，可造成心、腦、腎等重要臟器的缺血性變化，出現頭痛頭脹，頭暈耳鳴，心悸失眠，煩躁易怒，甚至劇烈頭痛，噁心嘔吐，多尿或無尿，神昏抽搐等嚴重症狀。

◆ 辨證治療

1.肝陽上亢型

@症狀：頭痛且脹，眩暈耳鳴，心煩易怒，面紅、目赤，口乾且苦，大便祕結，舌紅苔黃，脈弦。

@治法：平肝潛陽。

@方藥：天麻鉤藤飲加減。

@天麻9克鉤藤12克（後下）生石決明30克（先煎）栀子9克黃芩9克，杜仲9克，牛膝9克桑寄生15克茯神9克夜交藤30克。

@加減：口苦、面紅、目赤甚者，加龍膽草12克，夏枯草9克；大便祕結者，加生大黃10克（後下）；神昏痙厥者加羚羊角粉3克（沖服）；心煩不寐者，加珍珠母30克（先煎），五味子9克。

2.陰虛陽亢型

@症狀：頭痛頭脹，眩暈耳鳴，心悸煩躁，失眠健忘，手足心熱，腰膝痠軟，舌質紅，苔薄，脈弦細數。

@治法：滋陰潛陽。

@方藥：杞菊地黃丸合鎮肝息風東加減。

@枸杞子9克熟地9克山茱萸9克山藥15克茯神9克丹皮9克鉤藤12克（後下）菊花9克炙龜甲12克（先煎）生牡蠣30克（先煎）桑寄生15克。

@加減：頭痛眩暈劇者，加天麻9克，生石決明30克（先煎）；大便乾結者，加麻仁、鬱李仁各9克；口乾欲飲者，加生地12克，麥冬9克；舌質紫暗者，加丹參12克，益母草15克。

3.肝腎陰虛型

@症狀：頭暈目眩，少寐多夢，心悸耳鳴，五心煩熱，腰膝痠軟，口乾欲飲，時有盜汗，舌質紅，苔少或無苔，脈弦細數。

@治法：滋補肝腎。

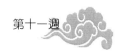

@方藥：六味地黃丸加味。

@熟地9克山茱萸9克山藥15克丹皮9克茯神9克澤瀉9克枸杞子9克炙龜甲12克（先煎）牛膝9克。

@加減：眩暈甚者，加鉤藤12克（後下），珍珠母30克（先煎）；心煩不寐者，加蓮子心9克，夜交藤15克；口乾甚者，加麥冬、石斛各9克；大便乾結者，加麻仁、鬱李仁各9克。

4.痰濕壅盛型

@症狀：頭重如裹，或頭暈頭脹，胸脘滿悶，心煩失眠，不思飲食，嘔惡痰涎，舌胖，苔膩，脈弦滑。

@治法：燥濕化痰。

@方藥：半夏白朮天麻東加減。

@天麻9克白朮9克半夏9克橘紅9克茯苓9克石菖蒲9克鉤藤12克（後下）甘草9克。

@加減：嘔惡甚者，加旋覆花9克（包煎），代赭石15克（先煎）；咳嗽痰多者，加膽南星、全瓜蔞各9克；胸悶苔膩者，加蒼朮、厚朴各9克；口苦心煩者，加黃連6克，竹葉9克。

5.陰陽兩虛型

@症狀：頭痛眩暈，兩耳蟬鳴，心悸怔忡，動則氣促，腰膝痠軟，筋骨疲軟，舌淡或紅，苔薄，脈弦細。

@治法：育陰助陽。

@方藥：二仙東加味。

@仙茅9克淫羊藿15克當歸9克黃柏9克巴戟天9克料豆衣9克白蒺藜12克。

@加減：若手足心熱、口燥咽乾甚者，加龜甲15克（先煎），枸杞子9克；畏寒肢冷、小便清長者，加鹿角片（先煎）、杜仲各9克；心悸怔忡甚者，加煅龍骨、煅牡蠣各15克（先煎）。

◎每日練習

1.高血壓病的主要併發症有哪些？

2.案例莊某，男，40歲，近半月來，常感頭暈頭痛頭脹，煩躁易怒，面紅目

赤，口乾且苦，大便乾結，舌質紅，苔薄黃，脈弦。請辨證分型、處方用藥。

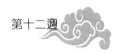

第十二週•

1

•冠狀動脈粥樣硬化性心臟病

> 　　冠狀動脈粥樣硬化性心臟病，簡稱冠狀動脈性心臟病或冠心病，是指冠狀動脈粥樣硬化而使血管腔狹窄或阻塞，導致心肌缺血缺氧而引起的心臟病。鑒於冠狀動脈病變的部位、範圍和程度的不同，本病一般可分為五型，即隱匿型或無症狀性冠心病、心絞痛、心肌梗塞、心肌纖維化和猝死。本病多發生在40歲以上的人，男性多於女性，且以腦力工作者為多。

　　中醫常將本病歸屬「胸痺」「胸痛」「真心痛」「厥心痛」等範疇。認為本病的發生與年老體衰、腎氣不足，膏粱厚味、損傷脾胃，七情內傷、氣滯血瘀，寒邪侵襲、胸陽受遏等因素有關。如心陽虧損鼓動無力，則心脈失於溫煦；脾胃虛弱運化失司，則水聚成痰閉阻心脈；腎陽不足難以溫煦心陽，則致心陽不振。又如寒邪內襲損傷心陽，致心脈凝滯氣血閉塞；內傷七情，使心肝氣鬱心脈運行不暢；過度勞累耗傷元氣，使心氣耗損心脈失養；而飲食失節，則致脾氣阻滯痰濁內生阻遏心脈，發為本病。

◆ 臨床表現

　　胸悶、胸痛、心悸是本病的主要症狀。輕者可僅表現為胸悶如窒，呼吸不暢；重者出現胸痛，有重物壓迫或緊縮感；嚴重者則表現為心痛徹背，背痛徹心，汗出淋漓。疼痛多位於胸骨後或左側胸部（心前區），亦可放射至左側肩臂、咽喉、頸項和胃脘部。每次發作均持續數分鐘至數十分鐘不等，心悸往往伴隨胸悶、胸痛而發生。

◆ 辨證治療

1.寒凝心脈型

@症狀：胸痛，每因受寒而加劇，心悸氣短，手足不溫，面色蒼白，重者心痛徹背、背痛徹心，舌質淡，苔薄白，脈弦緊。

@治法：通陽宣痺，溫經散寒。

@方藥：當歸四逆東加減。

@當歸9克桂枝9克細辛3克炙甘草9克通草9克枳殼9克薤白9克。

@加減：胸痛劇烈者，加製川烏9克，赤石脂12克（先煎）；噁心嘔吐者，加吳茱萸3克，半夏、陳皮各9克；畏寒肢冷者，加炮附子9克（先煎），肉桂6克。

2.肝鬱氣滯型

@症狀：心胸滿悶，攻竄作痛，牽引肩背，每因情志不舒或惱怒加劇，氣短乏力，時欲太息，舌質淡，苔薄白，脈弦緊。

@治法：疏肝解鬱，理氣止痛。

@方藥：柴胡疏肝散加減。

@柴胡9克白芍9克陳皮9克川芎12克甘草9克枳殼9克香附9克鬱金9克

@加減：胸痛甚者，加延胡索、川楝子各9克；舌有瘀斑者，加五靈脂、蒲黃各9克（包煎）；胸悶苔膩者，加蒼朮、厚朴各9克；口乾口苦者，加黃連3克，梔子9克。

3.心脈瘀阻型

@症狀：心胸刺痛，固定不移，入夜尤甚，心悸不寧，失眠煩悶，面色黧黑，舌質紫暗或邊有瘀斑，苔薄，脈弦澀。

@治法：活血化瘀，通脈止痛。

@方藥：血府逐瘀東加減。

@柴胡9克赤芍9克枳殼9克當歸9克川芎9克桃仁9克紅花9克甘草9克丹參12克桔梗6克。

@加減：胸痛劇烈者，加乳香、沒藥、水蛭各6克；兩脇作脹者，加香附、川楝子各9克；口乾且苦者，加黃連6克，梔子9克；大便乾結者，加麻仁、鬱李仁各9克。

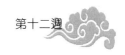

4.痰濁內阻型

@症狀：胸悶胸痛，形體肥胖，身重乏力，喘息氣短，痰多而黏，噁心納呆，苔厚膩或垢濁，脈弦滑。

@治法：化痰泄濁，宣痺通陽。

@方藥：瓜蔞薤白白酒東加減。

@瓜蔞15克薤白9克茯苓9克半夏9克陳皮9克厚朴9克石菖蒲9克。

@加減：心下痞滿、氣逆上沖者，加枳實、桂枝各9克；痰黃稠、咳之不爽者，加川貝母、竹茹各9克，黃連3克；氣閉胸陽，悶痛嚴重者，加蘇合香丸，每服1丸（吞服）。

5.氣陰兩虛型

@症狀：心胸隱痛或灼痛，時作時止，心悸怔忡，氣短乏力，心煩少寐，口乾少津，盜汗自汗，舌紅，苔少或無苔，脈弦細或帶數。

@治法：益氣養陰，滋補心脈。

@方藥：生脈散加減。

@太子參15克麥冬15克五味子9克生地15克炙甘草9克桂枝6克白芍9克。

@加減：心悸怔忡甚者，加酸棗仁15克，柏子仁9克；胸痛明顯者，加鬱金9克，沉香3克；口乾便祕者，加玉竹9克，麻仁12克；心煩少寐甚者，加知母、蓮子心各9克。

6.腎陽虛弱型

@症狀：心痛氣短，神萎乏力，面色白，形寒肢冷，腰痠膝軟，小便清長，舌淡苔白，脈沉細無力。

@治法：溫補腎陽，振奮心脈。

@方藥：金匱腎氣丸加減。

@炮附子9克（先煎）肉桂6克山茱萸9克熟地9克山藥15克丹皮9克茯苓9克杜仲9克。

@加減：胸痛甚者，加製川烏、高良薑各9克；驚悸失眠者，加龍骨、牡蠣各15克（先煎）；陽痿早洩者，加仙茅9克，淫羊藿12克；面浮肢腫者，加豬苓15克，車前子30克（包煎）。

7.陽虛欲脫型

@症狀：心胸疼痛，大汗淋漓，四肢逆冷，面色白，神情淡漠，或神昏不語，舌淡苔白，脈微細欲絕。

@治法：回陽救逆，益氣固脫。

@方藥：參附龍牡東加減。

@人參9克（另燉）炮附子9克（先煎）生龍骨30克（先煎）生牡蠣30克（先煎）炙甘草9克黃芪30克五味子9克肉桂4.5克。

@加減：面色青紫，咳逆倚息者，加沉香3克，黑錫丹6克（吞服）；胸痛劇烈者，加延胡索、丹參各9克。

◎每日練習

1.冠心病有哪些臨床表現？

2.中醫認為冠心病可辨為哪幾型？它們的治法各是什麼？

3.案例張某，男，65歲

胸悶胸痛史20年，經某中心醫院檢查，確診為冠心病。3天前受寒後，胸痛又作，甚則疼痛徹背，伴氣短乏力，心悸怔忡，手足欠溫，舌質淡，苔薄白，脈弦緊。請辨證分型、處方用藥。

2

●病毒性心肌炎

病毒性心肌炎係病毒侵犯心臟後引起的心肌炎症性改變，其中以引起腸道和上呼吸道感染的各種病毒感染最多見。本病可發生於任何年齡者，但以年輕人為多，男性尤多於女性。

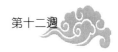

中醫將本病歸屬「怔忡」範疇，認為正氣不足、外感溫熱毒邪、內舍心脈是導致本病的主要病因。如體質虛弱、正不勝邪，或時邪夾毒傷正，都可傷及心包或直接損傷心臟，也可由衛氣入營血或由肺衛直入營血、熱傳心包，內舍心脈而發為本病。

◆ **臨床表現**

心悸、胸悶、胸痛、心律失常是本病的主要症狀。然本病的症狀往往取決於病變的廣泛程度與部位，重者可致猝死，輕者幾無症狀。大多數病人在發病前有惡寒發熱、全身痠痛、咽痛咳嗽、腹痛腹瀉等全身性病毒感染症狀，以後出現心悸、胸悶、氣急、乏力、心前區隱痛、頭暈、噁心和心律失常。少數病人也可出現昏厥或阿斯綜合症；極少數病人起病後發展迅速，出現心力衰竭或心源性休克，甚至暴死。

◆ **辨證治療**

　1.風寒客心型

@症狀：發熱惡寒，頭痛鼻塞，咳嗽少痰，肢痛骨楚，胸悶不適，心悸氣短，苔薄白或微黃，脈浮、結代。

@治法：祛風散寒，益心寧神。

@方藥：荊防敗毒散加減。

@荊芥9克防風9克薑活9克獨活9克茯神9克前胡9克枳殼9克桔梗6克丹參15克甘草9克。

@加減：頭痛骨楚甚者，加桂枝、白芷各9克；口乾口苦者，加金銀花、連翹各9克；咳嗽劇烈者，加川貝母、紫菀各9克；心悸怔忡甚者，加酸棗仁（後下）、遠志各9克。

　2.風熱傷心型

@症狀：發熱無汗或有汗，頭痛咳嗽，咽喉腫痛，口乾且燥，心悸胸悶，舌紅，苔薄黃，脈浮數、結代。

@治法：清熱祛風，寧心安神。

@方藥：銀翹散加減。

@金銀花9克連翹9克黃連3克黃芩9克牛蒡子9克桑葉9克梔子9克丹參15克麥冬9克柏子仁9克。

@加減：大便祕結者，加生大黃9克（後下），芒硝6克（沖服）；心慌心跳甚者，加酸棗仁9克（後下），夜交藤15克；咽喉腫痛明顯者，加射干、桔梗各6克；口乾欲飲者，加生地12克，石斛9克。

3.寒毒凝心型

@症狀：惡寒發熱，無汗，周身疼痛，骨節痠楚，鼻塞流清涕，咳吐白痰，胸悶且痛，心悸氣促，舌淡，苔薄白，脈浮遲、結代。

@治法：祛寒逐邪，溫養心脈。

@方藥：麻黃細辛附子東加減。

@麻黃9克炮附子9克（先煎）細辛3克桂枝9克丹參15克全瓜蔞9克。

@加減：胸悶胸痛甚者，加鬱金、薤白頭各9克；咳嗽痰多者，加薑半夏、薑竹茹各9克；心悸甚者，加酸棗仁、柏子仁各9克；周身疼痛明顯者，加薑活、獨活各9克。

4.痰濕內阻型

@症狀：胸悶氣憋，心悸不寧，身重乏力，頭目昏蒙，不思飲食，脘腹飽脹，大便溏薄，舌淡胖，苔白滑或膩，脈滑、結代。

@方藥：溫膽東加減。

@半夏9克陳皮9克枳殼9克竹茹9克茯神9克蒼朮9克厚朴9克丹參15克。

@加減：胸悶濕甚者，加蘇梗、藿香各9克；納呆甚者，加雞內金9克，生麥芽12克；心悸明顯者，加遠志9克，龍骨15克（先煎）；乏力便溏者，加山藥、白朮各9克。

5.氣滯血瘀型

@症狀：胸悶心悸，胸部隱痛或絞痛，氣短，乏力，口唇紫暗，舌質暗紅，邊有瘀斑，脈弦細、結代。

@治法：活血理氣，通絡養心。

@方藥：丹參飲加減。

@丹參15克檀香3克川芎9克赤芍9克生蒲黃15克（包煎）五靈脂9克（包煎）延胡索9克酸棗仁9克（後下）。

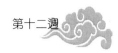

@加減：胸部刺痛甚者，加乳香、沒藥各6克；胸悶痞滿者，加鬱金、路路通各9克。心悸甚者，加柏子仁9克，珍珠母15克（先煎）；口乾明顯者，加生地、麥冬各9克。

6.氣陰兩虛型

@症狀：心悸氣短，胸悶且痛，神疲乏力，心煩少寐，咽乾口燥，舌紅少津，脈細、結代。

@治法：益氣養陰，寧心安神。

@方藥：生脈散加味。

@太子參15克麥冬9克五味子9克生地12克百合9克丹參15克琥珀粉2克（分吞）。

@加減：心煩易怒者，加竹葉9克，黃連4.5克；心悸少寐甚者，加酸棗仁（後下）、柏子仁各9克。

7.陽虛欲脫型

@症狀：心悸氣急，不能平臥，大汗淋漓，四肢逆冷，面色白，舌淡苔薄，脈細欲絕、結代。

@治法：回陽固脫，益氣寧心。

@方藥：參附龍牡東加減。

@人參9克炮附子9克（先煎）生龍骨30克（先煎）生牡蠣30克（先煎）炙甘草9克五味子9克麥冬9克。

@加減：神志不清者，加蘇合香丸，每次1丸（吞服）；胸痛劇烈者，加丹參12克，檀香3克；半身不遂者，加桃仁、紅花、地龍各9克；汗出不止者，加黃芪15克，白朮9克。

◎每日練習

1.病毒性心肌炎有哪些主要臨床表現？

2.病毒性心肌炎可分為哪幾型？它們的治法各是什麼？

3.案例李某，女，35歲，2週前曾患感冒，經對症處理後症狀消失。但從昨日起突感心悸怔忡，胸悶胸痛，痛如針刺，兩脇作脹，納呆，大便不爽，舌質暗紅，邊有瘀點，脈弦細、結代。請辨證分型、處方用藥。

3

（四）泌尿系統常見病

●慢性腎小球腎炎

慢性腎小球腎炎，簡稱慢性腎炎。它不是一種獨立性疾病，而是任何原發或繼發性腎小球腎炎在進入終末期腎衰前的進展階段。此時，不同類型腎小球腎炎的病理和臨床表現漸趨一致，腎臟縮小，腎功能減退，腎損害呈不可逆性，最終則可導致腎功能衰竭。

中醫常將本病歸屬「水腫」「虛勞」「腰痛」等範疇，認為外邪侵襲、臟腑虛損是引起本病發生的主要原因。如外感風寒，肺失宣肅、通調失司，或久居濕地、冒雨涉水、水濕內侵；或飲食不節，脾失健運，濕濁蘊結，或水濕久羈，濕鬱化火；或肺、脾、腎三臟功能失常，皆可使體內水精散佈及氣化功能產生障礙，出現水濕逗留，或氾濫之證候。少數病人可以陽損及陰。腎病及肝，出現肝腎陰虛，肝陽上亢，最後導致陰陽兩虛，肝脾腎三臟由虛入損。

◆ 臨床表現

蛋白尿、血尿、管型尿、水腫、高血壓和腎功能不全是本病的主要症狀。其中尿改變是本病必有的症狀，尤以蛋白尿最為常見；水腫往往表現為晨起眼瞼和面部微腫，午後下肢略腫，急性發作可全身水腫；高血壓常呈持續性或間歇性，以舒張壓升高為主；腎功能不全主要表現為血液中非蛋白氮、尿素、肌酐等增高。本病的主要特點是病程長（超過1年），進展緩慢。

◆ 辨證治療

1.肺失宣肅型

@症狀：頭面水腫驟然加重，伴惡寒發熱，頭痛咽痛，咳嗽氣促，痰白微

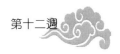

黏，舌淡，苔薄白，脈浮。

@治法：散風清熱，宣肺行水。

@方藥：越婢加術東加減。

@生麻黃9克生石膏30克（先煎）白朮9克生甘草9克浮萍9克豬苓15克桑白皮9克茯苓9克。

@加減：咽痛甚者，加金銀花9克，桔梗6克；咳嗽劇者，加杏仁、紫菀各9克；頭痛惡寒明顯者，加白芷、荊芥各9克；水腫明顯者，加車前子（包煎）、車前草各30克。

2.脾氣虛弱型

@症狀：眼瞼水腫，持續不退，不思飲食，噁心，神疲乏力，面色不華，大便溏薄，舌質淡，苔薄膩，脈濡細。

@治法：健脾益氣，利水退腫。

@方藥：黃芪補中東加減。

@黃芪30克黨參9克白朮9克陳皮9克茯苓9克豬苓15克甘草9克。

@加減：水腫明顯者，加車前子30克（包煎），澤瀉9克；神疲乏力、大便溏薄甚者，加山藥、扁豆各9克；納穀不馨者，加生麥芽、雞內金各9克；胸悶痞滿者，加厚朴9克，木香6克。

3.脾腎陽虛型

@症狀：周身水腫明顯，伴胸水或腹水，腹脹少尿，納呆噁心，面色白，神萎乏力，腰膝痠軟，舌質淡，苔薄白，脈細弱。

@治法：溫補脾腎，化氣利水。

@方藥：真武湯合五苓散加減。

@炮附子9克（先煎）乾薑6克白朮9克豬苓15克大腹皮9克肉桂3克（後下）車前子30克（包煎）澤瀉15克。

@加減：腹脹甚者，加木香、厚朴各9克；有胸水，咳逆倚息不得臥者，加桑白皮12克，川椒目9克；噁心嘔吐者，加薑半夏、陳皮各9克；腹水尿少者，加陳葫蘆瓢15克，車前草30克。

4.脾腎兩虧型

@症狀：眼瞼水腫，四肢乏力，面色少華，納食不佳，頭暈耳鳴，腰膝痠

軟，大便不實，舌質淡，苔薄，脈濡細。

@治法：健脾益腎，氣血雙補。

@方藥：大補元煎加減。

@黃芪30克黨參9克白朮9克茯苓9克枸杞子9克杜仲9克當歸9克熟地15克豬苓15克炙甘草9克。

@加減：大便溏薄者，加山藥、扁豆各9克；眼瞼水腫者，加車前子15克（包煎），澤瀉9克；腰膝痠軟甚者，加川續斷9克，狗脊15克；胸悶納呆者，加佛手9克，砂仁6克（後下）。

5.肝腎陰虛型

@症狀：面紅潮熱，咽乾口渴，眩暈頭痛，心悸失眠，腰膝痠軟，遺精早洩，下肢微腫，舌質偏紅，苔少或無苔，脈細數。

@治法：滋養肝腎，平肝潛陽。

@方藥：地黃飲子加減。

@生地9克天冬9克麥冬9克石斛9克杜仲9克枸杞子9克山茱萸9克生牡蠣30克（先煎）生石決明30克（先煎）龜甲15克（先煎）。

@加減：眩暈甚者，加料豆衣15克，鉤藤9克（後下）；水腫明顯者，加車前子（包煎）、豬苓各15克；心煩失眠者，加酸棗仁9克（後下），珍珠母15克（先煎）；遺精甚者，加金櫻子9克，芡實12克。

6.脾腎衰敗型

@症狀：面色晦滯而水腫，精神萎靡，形體消瘦，胸悶腹脹，納呆厭食，噁心嘔吐，小便清長或少尿，腹瀉或便祕，甚則煩躁不安，昏迷抽搐，舌淡胖，舌苔白膩或灰黃膩，脈沉細或弦細。

@治法：補益脾腎，降濁祛邪。

@方藥：溫脾東加減。

@炮附子9克（先煎）人參9克（另煎沖服）生大黃9克（後下）半夏9克生薑4.5克陳皮9克茯苓9克竹茹9克厚朴9克。

@加減：口苦、舌苔黃膩者，加黃連3克，蒼朮9克；尿少者，加黑醜、白醜各6克；抽搐驚厥者，加生牡蠣（先煎）、生龍骨各15克（先煎）；神昏不清者，加蘇合香丸，每次1丸（吞服）。

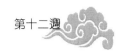

◎每日練習

1.慢性腎炎有哪些主要臨床表現?

2.慢性腎炎可分為哪幾型?它們的治法各是什麼?

3.案例黃某,男,50歲,有蛋白尿、水腫、高血壓史十餘年。經某醫院檢查確診為慢性腎炎,給予中西藥治療,病情一度穩定。今年入冬來,宿疾又作。兩下肢凹陷性水腫明顯,腹脹少尿,噁心納呆,神萎乏力,腰膝痠軟,面色白,舌質淡,苔薄,脈沉細。請辨證分型、處方用藥。

4

●泌尿系統結石

> 泌尿系統結石又稱尿石症,是指在泌尿系統中有晶體塊形成和停滯。根據結石所在部位的不同,臨床一般分為腎結石、輸尿管結石、膀胱結石和尿道結石。本病的發生往往與環境、全身性疾病、泌尿系統病變密切相關,其主要病理改變是由結石引起的梗阻、感染和直接對尿路黏膜的損傷,少數病人的腎功能可受到影響。

中醫常將本病歸屬「石淋」「砂淋」「血淋」「腰痛」等範疇。認為本病的發生主要與濕熱蓄積下焦和氣火鬱於下焦有關。濕熱之邪既可外襲,也可內生。感於外者,多因下陰不潔,穢濁入侵;生於內者,則因恣食肥甘酒熱,致濕熱蘊結下焦,尿液受其煎熬,尿中雜質結成砂石。而情志抑鬱或惱怒傷肝,使肝鬱氣滯,鬱而化火,氣火鬱於下焦;久則熬液灼津結而成石。

◆ 臨床表現

疼痛、血尿、排尿困難或尿中排出砂石是本病的主要症狀。疼痛多發生在腰腹部,也可放射至其他部位,其性質多為脹痛、鈍痛、痠痛或絞痛;

局部可有壓痛或叩痛；疼痛常反覆發作，時輕時重。尿血常發生於疼痛或運動、勞累之後，血尿的顏色深淺不等，或為淡紅，或為鮮紅，或為紫褐色，有時也可夾有血塊。排尿困難主要表現為小便頻數澀痛、淋瀝不暢，少腹拘急或痛引腰腹，有時小便可出現突然中斷，也可見砂石隨尿沖出。

◆ 辨證治療

1.濕熱蘊結型

@症狀：尿中時夾砂石，小便澀痛，或排尿時突然中斷，或腰腹絞痛難忍，尿中帶血，舌紅，苔薄黃，脈弦數。

@治法：清熱利濕，通淋排石。

@方藥：石葦散加味。

@石葦30克冬葵子15克海金沙15克（包煎）生雞內金9克車前子30克（包煎）滑石15克（先煎）瞿麥9克。

@加減：血尿明顯者，加大薊、小薊各12克，白茅根15克；疼痛劇烈者，加白芍9克，甘草6克；小便灼熱甚者，加蒲公英30克，萹蓄9克；舌苔黃膩者，加蒼朮、黃柏各9克。

2.肝鬱氣滯型

@症狀：腰脇脹痛，胸悶不舒，小便澀痛，淋瀝不暢，或腰痛引及少腹，或排尿突然中斷，腹滿膨脹，苔薄黃或薄白，脈弦滑。

@治法：疏肝理氣，通淋排石。

@方藥：柴胡疏肝散加減。

@柴胡9克枳殼9克赤芍9克白芍9克當歸9克陳皮9克石葦30克冬葵子15克王不留行9克金錢草30克川木通6克海金沙15克（包煎）。

@加減：腰腹疼痛劇烈者，加延胡索、川楝子、烏藥各9克；血尿甚者，加白茅根15克，鮮藕節30克，生蒲黃9克（包煎）；小便脹閉不通者，加生大黃10克（後下），虎杖15克，滋腎通關丸9克；苔黃熱甚者，加黃柏、梔子、瞿麥各9克。

3.瘀血內阻型

@症狀：腰腹疼痛，固定不移，或可觸及腫塊，按之痛甚，尿血紫暗，反

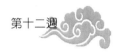

覆不已，時夾有血塊，小便澀痛，少腹脹滿，舌質紫暗或有瘀斑，脈弦澀。

@治法：活血祛瘀，通淋消石。

@方藥：少腹逐瘀東加減。

@當歸9克川芎9克赤芍9克王不留行9克枳殼9克烏藥9克石韋30克冬葵子15克生蒲黃15克（包煎）海金沙15克（包煎）

@加減：腫塊不消者，加三稜、莪朮各9克，穿山甲12克（先煎）；尿頻急澀痛甚者，加蒲公英、虎杖各15克，金錢草30克；腹脹明顯者，加厚朴、烏藥、檳榔各9克；大便祕結者，加生大黃9克（後下），芒硝6克（沖服）。

4.脾腎不足型

@症狀：結石日久不去，小便澀痛，腰腹隱痛，面色白，精神萎靡，少氣乏力，舌淡，邊有齒痕，脈濡細。

@治法：健脾益腎，通淋排石。

@方藥：無比山藥丸合二神散加減。

@熟地15克山茱萸9克山藥15克巴戟天9克杜仲9克續斷9克澤瀉9克海金沙15克（包煎）滑石15克（先煎）黃芪30克。

@加減：小便澀滯、淋瀝不爽者，加生雞內金9克，車前子（包煎）、虎杖各15克；少腹脹滿甚者，加厚朴、烏藥、枳實各9克；手足心熱、舌紅少苔者，加枸杞子、女貞子各9克，墨旱蓮15克；苔膩身困者，加蒼朮、薑半夏、陳皮各9克。

5.氣陰兩虧型

@症狀：結石日久未消，小便澀痛，頭暈耳鳴，咽乾舌燥，心煩失眠，手足心熱，腰痛綿綿，舌紅苔少，脈弦細帶數。

@治法：益氣養陰，通淋消石。

@方藥：生脈散加味。

@太子參15克麥冬9克五味子9克生地12克山茱萸9克丹皮9克車前子30克（包煎）海金沙15克（包煎）枸杞子15克石韋30克。

@加減：口乾欲飲甚者，加玉竹、石斛、沙參各9克；血尿明顯者，加白茅根、墨旱蓮各15克，阿膠12克（燉化、沖服）；腰痛甚者，加狗脊、續斷、杜仲各9克；心煩失眠甚者，加酸棗仁（後下）、柏子仁各9克，夜交藤

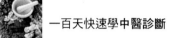

15克。

◎每日練習

1.臨床上一般將泌尿系統結石分為哪幾種?

2.中醫常將本病分為哪幾型?它們的治法各是什麼?

3.案例林某，女，40歲，1週來，小便澀痛，排尿時常突然中斷，右腰痠楚難忍，經某醫院檢查診斷為右側輸尿管結石。刻下嚥乾口苦，少腹脹滿不適，苔厚膩微黃，脈弦數。請辨證分型、處方用藥。

5

（五）造血系統常見病

●再生障礙性貧血

再生障礙性貧血簡稱再障，係多種病因引起的造血幹細胞及造血微循環的損傷，導致紅骨髓總容量減少代以脂肪髓，造血功能衰竭，全血細胞減少為主要表現的一組綜合症。本病一般分為急性型再障和慢性型再障，可發生於任何年齡，但慢性再障在老年期發病率增高，男性發病率略高於女性。

中醫將本病歸屬「虛勞」「血證」範疇。認為勞倦內傷，感受邪氣，或毒物戕傷氣血，是導致本病的主要病因。如脾虛不能統血，心虛不能主血，肝虛不能藏血，腎虛則精血虧損，內不能調和臟腑，外不能護衛營衛，衛外不固則易罹外感為熱。五臟之中，尤以脾腎二臟最為重要，若脾虛及腎，因虛致損，因損成勞，精血不充而為虛勞。

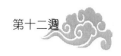

◆ 臨床表現

貧血、出血、感染以及全血細胞（紅細胞、粒細胞、血小板）減少是本病的主要症狀。貧血常呈進行性，根據貧血的程度，病程的長短，往往有皮膚萎黃、黏膜蒼白、神倦乏力、頭暈目花、心悸氣短等不同表現。出血部位廣泛，任何器官均可發生。一般常見鼻衄、齒衄、月經量多、皮膚黏膜瘀點，嚴重者有嘔血、黑便、尿血、咯血等。感染常引起發熱，局部感染多見於口腔黏膜、齒齦、扁桃體、咽峽處，可出現潰瘍或壞死。

◆ 辨證治療

1.脾虛血虧型

@症狀：面色萎黃，神疲乏力，心悸短氣，頭暈腰痠，少寐多夢，納食不馨，鼻衄齒衄，婦女崩漏，舌質淡，苔薄白，脈濡細。

@治法：健脾養血。

@方藥：歸脾東加減。

@黨參9克黃芪30克白朮9克白芍9克山藥15克何首烏15克酸棗仁9克仙鶴草15克大棗10枚炙甘草9克。

@加減：神疲乏力甚者，加生曬參6克（另煎服用）；肌膚甲錯者，加丹參15克，熟地12克；出血明顯者，加花蕊石30克（先煎），陳棕炭15克，蒲黃炭9克（包煎）；腹脹便溏者，加半夏、陳皮各9克，砂仁6克（後下）。

2.腎陰虧損型

@症狀：頭暈目眩，心悸耳鳴，心煩易怒，手足心熱，低熱盜汗，口乾咽燥，腰膝痠軟，夢遺滑泄，齒衄鼻衄，肌膚紫癜，舌質紅，苔薄或少苔，脈細數。

@治法：滋陰填精。

@方藥：大補元煎加減。

@太子參9克生地12克熟地9克山茱萸9克枸杞子9克杜仲9克當歸9克何首烏15克龜甲15克（先煎）阿膠9克（烊沖）。

@加減：肌膚紫癜甚者，加墨旱蓮、仙鶴草各15克；鼻衄齒衄甚者，加白茅根15克，側柏葉12克；發熱明顯者，加青蒿、地骨皮各9克；口乾甚者，加

玉竹、石斛各9克。

3.腎陽不足型

@症狀：面色白，形寒肢冷，眼瞼水腫，乏力氣短，納呆便溏，夜尿清長，鼻衄齒衄，肌膚紫斑，舌質淡，苔薄白，脈沉細。

@治法：溫腎益髓。

@方藥：金匱腎氣丸加減。

@炮附子9克（先煎）肉桂4.5克（後下）熟地9克山茱萸9克山藥15克茯苓9克澤瀉9克鹿角片9克（先煎）菟絲子9克。

@加減：形寒甚者，加仙茅9克，淫羊藿15克；出血明顯者，加陳棕炭15克，蓮房炭9克；納呆便溏甚者，加砂仁（後下）、乾薑各6克；水腫明顯者，加車前子（包煎）、豬苓15克。

4.陰陽兩虛型

@症狀：畏寒肢冷，心悸短氣，神疲乏力，手足心熱，盜汗自汗，腰膝痠軟，面色白少華，鼻衄齒衄，舌淡，苔少，脈細弱。

@治法：陰陽雙補。

@方藥：七寶美髯丹加減。

@何首烏15克茯苓9克當歸9克枸杞子9克菟絲子9克補骨脂9克巴戟天9克黃精9克女貞子9克。

@加減：出血傾向明顯者，加花蕊石30克（先煎），棕櫚炭9克；納呆便溏者，加山藥15克，扁豆9克；畏寒甚者，加炮附子6克，肉桂3克（後下）；五心煩熱甚者，加生地12克，麥冬9克。

5.熱毒營血型

@症狀：頭暈頭痛，壯熱不退，衄血吐血，肌膚瘀斑，口乾咽痛，齒齦糜爛，心悸氣短，舌紅少津，苔黃糙，脈虛大而數。

@治法：解毒涼血。

@方藥：犀角地黃東加減。

@水牛角30克（先煎）生地15克玄參9克丹皮9克赤芍9克梔子9克麥冬9克茅根30克

@加減：出血甚者，加十灰丸，每次6克（吞服），大薊、小薊各15

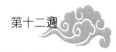

克：神昏譫語者，加安宮牛黃丸1丸（吞服）；高熱甚者，加紫雪丹6克（吞服）。

6.腎虛血瘀型

@症狀：面色晦暗，肌膚甲錯，腰痠膝軟，小便清長，陽痿滑精，神疲乏力，心悸短氣，齒衄鼻衄，舌質紫，邊有瘀斑，脈細澀。

@治法：溫腎化瘀。

@方藥：右歸丸合桃紅四物東加減。

@熟地9克炮附子9克（先煎）肉桂3克（後下）山茱萸9克山藥15克桃仁9克紅花9克當歸9克川芎9克補骨脂9克肉蓯蓉9克。

@加減：畏寒肢冷甚者，加仙茅、淫羊藿各9克；陽痿滑泄者，加五味子、覆盆子各9克；舌質紫暗瘀血甚者，加三稜、莪朮各9克；乏力便溏甚者，加黨參、白朮各9克。

◎每日練習

1.再生障礙性貧血的主要症狀是什麼?

2.再生障礙性貧血可分為哪幾型?它們的治法各是什麼?

3.案例林某，女，40歲，1個月來神疲乏力，心悸氣短，夜寐多夢，胃納不馨，頭暈耳鳴，鼻衄齒衄，經來如潮，淋漓不盡，經某醫院檢查，全血細胞降低，診為再生障礙性貧血，舌質淡，苔薄，脈濡細。請辨證分型、處方用藥。

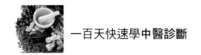
第十三週•

1

●原發性血小板減少性紫癜

原發性血小板減少性紫癜，又稱自身免疫性血小板減少性紫癜，是指並無特殊病因引起血小板減少的出血性疾病。絕大多數病例的血清或血小板表面有IgG抗體，發病機制與免疫有關。臨床一般將本病分為急性和慢性兩類，前者常為原發性，多見於兒童；後者以青年女性發病率為高，甚少自發性緩解。

中醫常將本病歸屬「血證」「虛勞」範疇。認為熱毒內伏營血和臟腑氣血虧損是導致本病發生的主要原因。熱毒內伏營血或陽明胃熱熾盛，則壅遏脈絡，迫血妄行，血溢肌膚。臟腑氣血虧損，尤其脾虛不能統血，氣弱不能攝血，使血不循經，溢於脈絡之外，滲於皮膚之間。若腎陰不足，則虛火內動，擾亂營血，血隨火動，離經妄行。腎陽虧虛，火不歸元，使陰寒凝集，無根之火炎上，其血錯行脈外。

◆ **臨床表現**

出血、發熱、血小板數絕對減少是本病的主要症狀。往往出血可持續或反覆發作，以皮下瘀點或紫斑多見。其中小者如粟粒狀，鮮紅或暗紅，大者瘀斑成片或血腫，多見於下肢。常伴鼻衄、齒衄、便血、尿血，女性可出現崩漏。急性型者出血較重，少數病人可因顱內出血而出現頭痛嘔吐、神志昏迷，乃至危及生命。慢性型者出血則相對較輕。

◆ **辨證治療**

　　1.**熱毒內伏型**

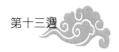

@症狀：發熱，皮膚出現紫色瘀點或瘀斑，下肢為多，伴鼻衄、齒衄，或尿血、便血，口乾煩躁，小便黃赤，大便祕結，舌紅苔黃，脈弦數。

@治法：清熱解毒，涼血消斑。

@方藥：化斑東加減。

@水牛角30克（先煎）生地15克玄參9克竹葉9克金銀花9克連翹9克丹皮9克紫草9克白茅根30克。

@加減：高熱甚者，加生石膏30克（先煎），龍膽草9克，紫雪丹6克（吞服）；出血嚴重者，加棕櫚炭、側柏炭、地榆炭各9克；大便祕結者，加生大黃9克（後下），芒硝6克（沖服）；口渴欲飲者，加玉竹12克，麥冬、石斛各9克。

2.陰虛火旺型

@症狀：皮膚瘀點、瘀斑色紅或紫紅，時輕時重，下肢尤甚，伴鼻衄齒衄，或月經量多，心煩失眠，咽乾舌燥，手足心熱，潮熱盜汗，舌紅，苔少，脈細數。

@治法：滋陰降火，寧絡止血。

@方藥：茜根散加減。

@茜草15克黃芩9克阿膠9克（烊沖）側柏炭9克生地15克甘草6克麥冬9克知母9克。

@加減：心煩易怒者，加黃連4.5克，蓮子心6克；出血明顯者，加墨旱蓮、大薊、小薊各9克；口乾欲飲者，加玉竹、石斛各9克，天花粉12克；失眠嚴重者，加五味子、酸棗仁（後下）、柏子仁各9克。

3.脾虛氣弱型

@症狀：皮膚瘀斑色淡，清稀不顯，時發時癒，稍勞尤甚，面色萎黃，精神萎頓，頭暈乏力，食欲不振，月經量多，舌質淡胖，苔薄，脈濡緩。

@治法：益氣攝血，健脾養血。

@方藥：歸脾東加減。

@黃芪15克黨參9克當歸9克白朮9克白芍9克木香6克遠志9克酸棗仁9克（後下）龍眼肉9克仙鶴草30克生蒲黃15克（包煎）甘草9克。

@加減：出血甚者，加地榆、棕櫚炭各9克；食欲不振甚者，加砂仁6克

（後下），神曲9克（包煎）；腰膝痠軟者，加續斷、杜仲各9克；胸悶不適者，加枳殼、陳皮各9克。

4.脾腎陽虛型

@症狀：皮膚瘀斑色淡，隱而不顯，反覆發作，鼻衄齒衄，神疲乏力，畏寒肢冷，面色白，腰膝痠軟，經來量多，色淡，舌質淡，苔薄白，脈沉細。

@治法：溫補脾腎，養血止血。

@方藥：金匱腎氣丸加減。

@炮附子9克（先煎）肉桂4.5克（後下）熟地15克山藥15克山茱萸9克茯苓9克灶心土30克（包煎）。

@加減：畏寒肢冷甚者，加仙茅、淫羊藿各9克；神疲乏力甚者，加黃芪15克，黨參9克；腰膝痠軟甚者，加杜仲、菟絲子各9克；出血傾向嚴重者，加參三七、藕節炭各9克。

5.瘀血內阻型

@症狀：皮下瘀斑或瘀點色暗，脇下癥塊，腰痛，衄血吐血，其色紫暗，舌質暗，邊有瘀斑，脈弦澀。

@治法：行氣活血，祛瘀止血。

@方藥：血府逐瘀東加減。

@當歸9克赤芍9克川芎9克桃仁9克紅花9克柴胡9克枳殼9克牛膝9克甘草9克

@加減：肝脇脹痛者，加川棟子、延胡索各9克；脇下癥塊甚者，加五靈脂、生蒲黃各9克（包煎）；出血傾向明顯者，加三七粉9克（沖服）；大便祕結者，加生大黃（後下）、麻仁各9克。

◎每日練習

1.原發性血小板減少性紫癜的主要症狀是什麼？

2.原發性血小板減少性紫癜可分為哪幾型?它們的治法各是什麼?

3.案例張某，女，25歲

1個月來，突然發現雙側大腿皮膚有瘀斑，色紅，逐漸擴大，無痛無癢，伴鼻衄，口乾欲飲，心煩易怒，小便短赤，大便祕結，舌質紅，苔黃燥，脈弦

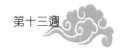

數。請辨證分型、處方用藥。

2

（六）神經系統常見病

●偏頭痛

> 偏頭痛是一類有家族發病傾向的週期性發作疾病，約50%的病人有家族史。女性病人偏頭痛發作往往與月經有關，大多在月經來潮前；懷孕後發作可減少。精神緊張，過度疲勞，氣候驟變，強光刺激，烈日照射，低血糖，應用擴血管藥物或利血平，食用巧克力、乳酪、柑橘等高酪胺食物及含乙醇類飲料，都可誘發偏頭痛發作。本病目前一般分為不伴先兆的偏頭痛（普通型偏頭痛）、伴有先兆的偏頭痛（典型偏頭痛）、眼肌麻痺型偏頭痛、兒童期良性發作性眩暈以及偏頭痛持續狀態五類，其中以不伴先兆的偏頭痛最為常見。

中醫將本病歸屬「頭痛」「頭風」範疇。認為發病主要與肝、脾、腎三臟密切相關。因於肝者，或肝陰不足，肝陽偏亢；或肝氣鬱滯，久鬱化火，上擾清空而為痛。因於脾者，或脾虛生化無權，氣血虧虛，氣虛則清陽不升，血虛則腦髓失養而致頭痛。因於腎者，多由房勞過度，耗損腎精，以致髓海空虛；或腎陽衰微，寒從內生，清陽失曠；或腎陰不足，水不涵木，風陽上亢而致頭痛。凡頭痛經久不癒，其痛如錐如刺者，則因久病入絡，血瘀絡痺之故。

◆ **臨床表現**

劇烈頭痛是本病的主要症狀。頭痛多呈單側，也可累及全頭、項背；頭痛性質多為跳痛、脹痛、灼痛，呈搏動性增強，劇烈時可如掣、如裂、如

劈；頭痛大多在上午發作，持續數小時至1～2天，靜臥可減輕頭痛，發作呈週期性，但無明顯規律；或在夜間發作，持續數十分鐘至1～2小時，發作有明顯的規律性，並有較長的緩解期。頭痛發作時常伴有噁心嘔吐，還可見眩暈、心悸、汗出、畏光等症狀。

◆ 辨證治療

　　1.肝陽頭痛型

　　@症狀：頭痛且脹，如掣如裂，或左或右，連及眼或頸項，心煩易怒，面紅目赤，口乾且苦，兩脅脹痛不適，舌質紅，苔薄黃，脈弦帶數。

　　@治法：平肝潛陽。

　　@方藥：天麻鉤藤飲加減。

　　@天麻9克鉤藤12克（後下）石決明30克（先煎）梔子9克茯神9克牛膝9克生地15克

　　@加減：頭痛甚者，加龍膽草9克，珍珠母30克（先煎）；耳鳴膝軟者，加枸杞子、女貞子各9克；口乾欲飲者，加玉竹、石斛各9克；大便祕結者，加生大黃9克（後下），芒硝6克（分沖）。

　　2.痰濁頭痛型

　　@症狀：頭痛昏蒙，胸脘痞悶，噁心嘔吐，食欲不振，口乾不欲飲，舌苔白膩，脈弦滑。

　　@治法：化痰降逆。

　　@方藥：半夏白朮天麻東加減。

　　@半夏9克白朮9克天麻9克茯苓9克陳皮9克蔓荊子9克製南星9克竹茹9克

　　@加減：胸脘滿悶甚者，加厚朴、枳殼各9克；口苦明顯者，加黃連4.5克，黃芩9克；頭痛劇烈者，加白芷、薑活各9克；納呆不思飲食者，加蒼朮、神曲各9克（包煎）。

　　3.瘀血頭痛型

　　@症狀：頭痛劇烈如錐刺，痛有定處，經久不癒，面色晦暗，舌質紫暗，邊有瘀斑或瘀點，脈細澀。

　　@治法：活血祛瘀。

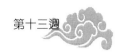

@方藥：通竅活血東加減。

@桃仁9克紅花9克川芎12克赤芍9克麝香0.1克（吞服）當歸9克蔥白2枚

@加減：頭痛劇烈者，加全蠍、蜈蚣各3克；形寒者，加桂枝6克，細辛4.5克；胸悶不適者，加厚朴、川楝子各9克；夜寐不安者，加磁石30克（先煎），酸棗仁9克。

4.氣虛頭痛型

@症狀：頭痛，痛勢綿綿，時發時止，遇勞則劇，倦怠乏力，畏寒少氣，口淡乏味，納穀不馨，舌質淡，苔薄，脈濡細。

@治法：益氣升清。

@方藥：順氣和中東加減。

@黨參9克黃芪30克白朮9克甘草9克當歸9克白芍9克陳皮9克升麻9克蔓荊子9克白芷9克川芎12克

@加減：頭痛頭暈甚者，加細辛4.5克，白蒺藜9克；腰膝痠軟者，加續斷、杜仲各9克；五心煩熱者，加墨旱蓮、枸杞子各9克；胸悶不適者，加枳殼、路路通各9克。

5.血虛頭痛型

@症狀：頭痛眩暈，面色少華，心悸怔忡，神萎乏力，舌質淡，苔薄，脈細。

@治法：養血止痛。

@方藥：四物東加味。

@熟地15克當歸9克赤芍9克白芍9克川芎12克蔓荊子9克菊花9克桑椹9克

@加減：耳鳴失眠者，加酸棗仁9克，磁石30克（先煎）；腰膝痠軟者，加黃精、女貞子各15克；五心煩熱者，加枸杞子、知母各9克；頭脹甚者，加石決明、生牡蠣各30克（先煎）。

6.腎虛頭痛型

@症狀：頭痛且空，眩暈目糊，耳鳴失眠，畏寒肢冷，腰膝痠軟，遺精帶下，舌質淡，苔薄，脈沉細無力。

@治法：益腎填精。

@方藥：大補元煎加減。

@熟地15克山藥15克山茱萸9克枸杞子9克當歸9克杜仲9克黨參12克

@加減：頭痛甚者，加川芎12克，白芷9克；遺精頻頻者，加金櫻子9克，芡實15克；白帶甚者，加海螵蛸、椿根皮各9克；畏寒明顯者，加肉蓯蓉、鹿角片各9克（先煎）。

◎每日練習

1.偏頭痛有哪些主要症狀？

2.偏頭痛的發作與哪些因素有關？

3.案例莊某，女，40歲，偏頭痛20年，其發作常與月經來潮、氣候變化、情緒波動、勞累有關。昨日始頭痛又作，伴兩顳作脹，胸悶痞滿，稍惡，納呆，大便溏薄，舌苔白膩，脈濡。請辨證分型、處方用藥。

3

（七）新陳代謝疾病

●糖尿病

糖尿病是一種常見的代謝內分泌疾病，絕大多數為原發性，具有明顯的遺傳傾向。其基本病理為絕對或相對胰島素分泌不足所引起的糖、蛋白質、脂肪、水及電解質代謝紊亂，嚴重時可導致酸鹼平衡失調，高血糖、糖尿、葡萄糖耐量減低及胰島素釋放試驗異常則是其特徵。本病一般早期無臨床症狀，至症狀期才有多食、多飲、多尿、煩渴善饑、消瘦、乏力等症狀出現。久病者常伴發心血管、腎、眼及神經病變，嚴重可併發酮症酸中毒、高滲昏迷和乳酸性酸中毒，也可併發化膿性感染、尿路感染、肺結核等。本病好發於中老年，發病率隨年齡而增加，自45歲後明顯上升，至60歲達高峰。目前臨床將本病

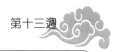

主要分為胰島素依賴型和非胰島素依賴型兩類。前者起病急，典型病例見於小兒及青少年，但任何年齡均可發病。後者起病慢，典型病例則見於成人中老年，偶見於小兒。

中醫稱本病為「消渴」，也稱「消癉」「膈消」「肺消」「消中」。認為飲食不節、情志失調、房勞傷腎、先天稟賦不足、過服溫燥藥物是導致本病發生的主要病因。如長期過食肥甘、醇酒厚味、辛燥刺激之品，損傷脾胃，積於胃中，釀成內熱，消穀耗液而致病。長期鬱怒傷肝，肝氣鬱結，久而化火，火熱熾盛，上灼胃液，下耗腎精而致病。先天稟賦不足，五臟虛損，尤其腎元虛弱，使精氣不足，氣血虛損，終至精虧液竭而致病。凡此表明，雖病因各異，然病機則一，均為內熱傷陰、消穀耗津而發病。

◆ **臨床表現**

多尿、煩渴多飲、消穀善饑、疲乏消瘦是本病的主要症狀。多尿者，尿意頻頻，一晝夜可達20餘次，夜尿亦多，尿量每天常在2～3升以上，甚者可達10餘升。煩渴多飲者，一般每天飲水量在5升以上，多者達10～20升。消穀善饑者，一日進食5～6次，食量倍於常人，尚不能滿足。消瘦疲乏者，體重可迅速下降，神疲乏力。並伴有四肢痠痛、腰楚、性欲減退、陽痿、視力障礙、女性月經不調、外陰部瘙癢等症狀。嚴重者可見酮症酸中毒昏迷、休克、急性腎功能衰竭等。

◆ **辨證治療**

1.肺胃燥熱型

@症狀：口乾舌燥，煩渴引飲，消穀善饑，小便頻數，尿黃量多，身體消瘦，神疲乏力，舌紅苔少，脈滑數。

@治法：清熱潤肺，生津止渴。

@方藥：消渴方加減。

@天花粉15克黃連3克知母15克生地15克葛根9克生甘草9克。

@加減：口苦心煩者，加黃芩、竹葉各9克，蓮子心6克；大便乾結者，加

生大黃

@（後下）、枳實各9克；胃脘嘈雜明顯者，加生石膏30克（先煎），粳米9克；潮熱顴赤者，加麥冬、沙參各9克。

2.胃熱熾盛型

@症狀：多食易饑，口渴欲飲，大便燥結，或便祕不通，舌紅少津，苔黃燥，脈滑實有力。

@治法：清胃瀉火，增液通腑。

@方藥：增液承氣東加減。

@生大黃9克（後下）芒硝6克（沖服）枳實9克生地15克玄參9克麥冬9克

@加減：胸悶苔膩者，加蒼朮9克，草豆蔻、砂仁各6克（後下）；津傷嚴重者，加天花粉15克，石斛9克；胃中灼熱嘈雜者，加生石膏30克（先煎），知母12克；口苦熱盛者，加黃連3克，黃柏9克。

3.氣陰兩虛型

@症狀：少氣乏力，四肢困倦，動則加劇，自汗盜汗，口乾欲飲，五心煩熱，心悸怔忡，尿多頻頻，舌質紅，少苔或無苔，脈細帶數。

@治法：益氣養陰。

@方藥：生脈散加味。

@太子參12克麥冬15克五味子9克黃芪30克山藥15克生地15克煅牡蠣30克（先煎）。

@加減：口乾明顯者，加天花粉15克，烏梅9克；五心煩熱甚者，加地骨皮12克，蓮子心6克；心悸怔忡甚者，加酸棗仁、柏子仁各9克；胃嘈灼熱者，加生石膏30克（先煎），知母9克。

4.肝腎陰虛型

@症狀：尿頻量多，混濁如脂膏，腰痠膝軟，神疲乏力，口乾少津，頭昏目眩，耳鳴少寐，遺精早洩，皮膚乾燥，全身瘙癢，舌質紅，少苔，脈細數。

@治法：滋養肝腎，益精潤燥。

@方藥：六味地黃丸加減。

@熟地15克山茱萸9克山藥15克丹皮9克澤瀉9克何首烏15克天花粉15克

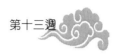

@加減：視物模糊者，加決明子30克，枸杞子9克；骨蒸潮熱者，加知母、黃柏各9克；全身瘙癢甚者，加當歸9克，白蒺藜12克；尿頻尿濁甚者，加益智仁、桑螵蛸各9克。

5.陰陽兩虛型

@症狀：小便清長，飲一溲一，面色枯憔，形寒畏冷，腰膝痠軟，手足不溫，頭暈耳鳴，口乾咽燥，舌淡苔薄，脈沉細無力。

@治法：溫陽滋陰補腎。

@方藥：金匱腎氣丸加減。

@肉桂4.5克（後下）炮附子9克（先煎）熟地15克山茱萸9克澤瀉9克丹皮6克茯苓9克山藥15克杜仲9克牛膝9克。

@加減：大便溏薄者，加補骨脂、肉豆蔻各9克；四肢水腫者，加豬苓15克，防己9克；尿頻數者，加桑螵蛸、益智仁各9克；舌質紫暗者，加赤芍、桃仁、丹參各9克。

6.脾胃虛弱型

@症狀：口渴引飲，多食善饑，大便溏薄，精神萎頓，四肢乏力，舌質淡胖，苔白而乾，脈細無力。

@治法：健脾益氣，生津止渴。

@方藥：七味白朮散加減。

@黨參12克白朮9克茯苓9克葛根9克木香6克山藥15克砂仁3克（後下）炙甘草6克。

@加減：食後脘腹脹悶者，加神曲、山楂各9克；四肢乏力明顯者，加黃芪15克，扁豆9克；泄瀉頻頻者，加炮附子9克（先煎），乾薑6克；腰痠甚者，加補骨脂、肉豆蔻各9克。

7.瘀血阻滯型

@症狀：面色晦暗或黧黑，口乾不欲飲，多食善饑，胸中刺痛，四肢麻木，頭昏目眩，心悸健忘，舌質紫暗或有瘀點，苔薄，脈澀。

@治法：活血化瘀。

@方藥：桃紅四物湯加減。

@桃仁9克紅花9克赤芍9克川芎9克當歸9克丹參15克葛根9克益母草30克

@加減：胸痛甚者，加鬱金、參三七、延胡索各9克；半身不遂者，加地龍9克，桂枝6克，雞血藤15克；口渴欲飲者，加生地15克，石斛、麥冬各9克；五心煩熱者，加蓮子心9克，龍齒15克（先煎）。

@

◎每日練習

1.糖尿病有哪些主要症狀？

2.糖尿病有哪些嚴重併發症？

3.案例林某，男，60歲，有非胰島素依賴型糖尿病史5年。近來精神萎頓，少氣乏力，自汗盜汗，口乾欲飲，手足心熱，煩躁不安，心悸失眠，小溲頻數，舌質紅，苔少，脈細帶數。請辨證分型、處方用藥。

4

●痛風

痛風是一種由於嘌呤代謝紊亂所致的疾病。臨床以高尿酸血症、痛風性急性關節炎反覆發作、痛風石沉積、痛風石性慢性關節炎和關節畸形為特徵。常累及腎臟，引起慢性間質性腎炎和尿酸腎結石。本病可分為原發性和繼發性兩類。原發性者除少數因酶缺乏所致外，大多病因不明，常伴高脂血症、肥胖、糖尿病、高血壓病、動脈硬化和冠心病等，為遺傳性疾病。繼發性者則由腎臟病、血液病及藥物等多種原因引起。本病發病率隨年齡而增加，男性為多，男女之比約為20:1。全年均可發病，但以春秋季多見。

中醫將本病歸屬「痹證」「歷節」等範疇。認為脾胃虛弱、飲食不節、外邪侵襲是主要病因。如脾胃虛弱，則運化失司，濕濁內生，日久化熱，流注經脈為病。長期恣食膏粱厚味，損傷脾胃，脾虛生濕化熱，濕熱之邪痹阻

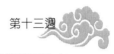

脈絡則為病。也可感受濕熱之邪，或寒濕之邪化熱，閉阻經絡關節而致病。

◆ 臨床表現

關節紅腫熱痛、痛風結節形成、尿路結石及高尿酸血症是本病的主要症狀。關節紅腫熱痛多見於趾及趾關節，尤以第一蹠趾關節常見，踝、膝、指、腕、肘關節亦為好發部位。本病起病急，多在午夜突然發生，關節及周圍軟組織出現明顯紅腫熱痛，疼痛劇烈，活動受限，歷時數天或數週後能自行緩解。初次發病常僅影響單個關節，反覆發作後則受累關節增多，最後形成關節僵硬和畸形。痛風結節往往發生在耳輪、前臂伸面、蹠趾、手指及肘部，病程癒長，痛風結節癒多。此外，20%～25%的病人可併發尿酸性尿路結石，引起腎絞痛、血尿和尿路感染症狀。

◆ 辨證治療

1.風濕熱痺型

@症狀：關節紅腫熱痛，夜半痛甚，得冷則舒，甚則發熱，小便黃赤，大便祕結，舌質紅，苔薄黃，脈弦數。

@治法：祛風清熱，化濕通絡。

@方藥：四妙丸加減。

@蒼朮12克黃柏9克牛膝9克生薏苡仁15克忍冬藤15克金銀花9克海桐皮15克蠶沙9克木瓜9克。

@加減：發熱甚者，加生石膏30克（先煎），知母12克，梔子9克；苔膩濕重者，加厚朴、漢防己各9克，車前子15克（包煎）；關節疼痛劇者，加延胡索9克，乳香、沒藥各6克；大便祕結甚者，加生大黃9克（後下），芒硝6克（沖服）。

2.風寒濕痺型

@症狀：關節痠痛，膚色不紅，活動欠利，畏寒肢冷，得溫則舒，舌質淡，苔薄白，脈弦細。

@治法：祛風散寒、化濕通絡。

@方藥：大烏頭煎加減。

@麻黃9克桂枝9克製川烏9克（先煎）製草烏9克（先煎）白芍9克白朮9克防風9克露蜂房9克。

@加減：疼痛劇烈者，加威靈仙、徐長卿各9克；關節腫脹明顯者，加山慈姑9克，土茯苓30克；神疲乏力甚者，加黃芪15克，黨參9克；胃脘不適者，加半夏9克，陳皮6克。

3.痰瘀痺阻型

@症狀：關節變形，腫脹，活動受限，疼痛劇烈，舌質暗或有瘀點，苔薄白，脈弦細。

@治法：化痰散結，祛瘀通絡。

@方藥：身痛逐瘀東加減。

生牡蠣30克（先煎）當歸9克川芎9克桃仁9克紅花9克五靈脂9克（包煎）香附9克地龍9克秦艽9克豨薟草15克牛膝9克杜仲9克。

@加減：形寒明顯者，加鹿角片（先煎）、麻黃各9克；痛甚難忍者，加製川烏、製草烏各9克（先煎）；神疲乏力甚者，加黨參9克，黃芪15克；舌質紫暗甚者，加三稜、莪朮各9克。

4.膀胱濕熱型

@症狀：腰痛劇烈，小便艱難，尿中夾有砂石，尿頻尿急，尿道灼痛，甚則尿血，舌質紅，苔黃膩，脈弦數。

@治法：清熱利濕，通淋排尿。

@方藥：八正散加減。

瞿麥9克萹蓄9克石韋15克黃柏9克海金沙15克（包煎）金錢草30克生雞內金9克枳殼9克。

@加減：腰痛嚴重者，加延胡索、白芍各9克；血尿甚者，加白茅根30克，大薊9克；苔膩甚者，加蒼朮、厚朴各9克；大便祕結者，加生大黃9克（後下），芒硝6克（沖服）。

5.脾腎陽虛型

@症狀：神疲乏力，畏寒肢冷，腰膝痠軟，下肢水腫，關節變形疼痛，活動不利，舌質淡，苔薄白，脈沉細無力。

@治法：益氣健脾，溫腎通絡。

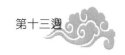

@方藥：附子東加減。

@炮附子9克（先煎）黨參12克白朮9克茯苓9克補骨脂9克杜仲9克牛膝9克澤瀉15克豨薟草15克。

@加減：下肢腫甚者，加豬苓、車前子各15克（包煎）；神疲乏力甚者，加黃芪15克，山藥9克；噁心嘔吐者，加半夏、陳皮各9克；關節疼痛嚴重者，加製草烏、製川烏各9克（先煎）。

◎每日練習

1.痛風有哪些主要症狀?

2.痛風可辨為哪幾型?它們的治則各是什麼?

3.案例梁某，男，60歲，有痛風史多年。近日受寒後，關節疼痛又作，尤以趾為甚，活動受阻，形寒肢冷，得溫痛減，舌質淡，苔薄白，脈弦細。請辨證分型、處方用藥。

5

（八）內分泌系統常見病

●甲狀腺功能亢進症

甲狀腺功能亢進症，簡稱甲亢，是指甲狀腺的高功能狀態，其特徵為甲狀腺腫大，基礎代謝增加和自主神經系統的失常。根據不同病因，本病一般可分為甲狀腺性甲亢、垂體性甲亢，異源性TSH綜合症、卵巢甲狀腺腫等類型，臨床則以甲狀腺性甲亢中的毒性彌漫性甲狀腺腫（又稱彌漫性甲狀腺腫伴功能亢進症、突眼性甲狀腺腫）為多見。本病好發於女性，男女之比為1:（4～6），各種年齡均可發病，但以20～40歲最為常見。

中醫將本病歸屬「癭氣」範疇。認為七情內傷，稟賦不足是導致本病發生的主要原因。如長期精神抑鬱，或突然遭到劇烈的精神創傷，均可使肝的疏泄功能失常，產生肝氣鬱結，氣滯不能運行津液，津液便凝聚成痰，痰氣交阻頸前，逐漸形成癭腫；痰氣搏結日久，氣血運行失暢，氣滯血瘀，痰瘀互結，則癭腫變硬；肝氣久鬱化火，則見煩躁易怒等症。稟賦不足者，或腎陰虧損，水不涵木，肝火亢盛，煎津成痰為癭；或腎陽虧虛，氣不化津，成痰為癭。

◆ 臨床表現

甲狀腺腫大、眼突、震顫是本病的主要症狀。甲狀腺腫大常位於喉結兩側，呈輕度或中度腫大，對稱，柔軟光滑，無壓痛，隨吞嚥而上下移動。眼突常呈雙側性，也可為單側，往往眼裂增寬、眼球與眼泡活動不協調。震顫常出現在手、舌、眼瞼，尤以精神緊張、活動後為甚。同時伴有怕熱多汗，動則汗出更甚，心慌不寧，煩躁易怒，多食易饑，消瘦乏力等症狀。

◆ 辨證治療

1.肝鬱氣滯型

@症狀：頸前輕度腫大，胸悶脅痛，精神抑鬱，常因情緒改變而急躁多汗，噁心嘔吐，時腹瀉便溏，舌質紅，苔薄，脈弦帶數。

@治法：疏肝清熱，理氣解鬱。

@方藥：丹梔逍遙散加減。

@丹皮9克梔子9克柴胡9克當歸9克白朮9克白芍9克茯苓9克薄荷6克（後下）夏枯草15克。

@加減：若噯氣頻作者，加旋覆花9克（包煎），代赭石15克（先煎）；噁心嘔吐甚者，加薑半夏、薑竹茹各9克；口苦明顯者，加黃連3克，黃芩9克；大便祕結者，加生大黃（後下）、麻仁各9克。

2.肝火亢盛型

@症狀：頸前輕度或中度腫大，情緒易激動，面部潮紅升火，五心煩熱，

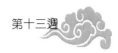

口乾口苦，手舌震顫，夜寐不安，舌質紅，苔薄黃，脈弦數。

@治法：清肝瀉火，生津散結。

@方藥：龍膽瀉肝東加減。

@龍膽草9克黃芩9克梔子9克澤瀉9克川木通6克車前子15克（包煎）當歸9克柴胡9克生地12克玄參15克甘草6克。

@加減：若面紅目赤甚者，加鉤藤12克（後下），石決明30克（先煎）；口舌生瘡者，加黃連3克，黃柏9克；口乾、多食易饑者，加生石膏30克（先煎），知母12克，天花粉9克；失眠嚴重者，加酸棗仁、柏子仁各9克。

3.肝陽上亢型

@症狀：頸前輕度腫塊，心悸不安，煩躁易怒，口乾口苦，手舌震顫，頭暈目眩，消穀善饑，形瘦乏力，舌質紅，苔薄黃，脈弦有力。

@治法：平肝息風，豁痰散結。

@方藥：珍珠母丸加減。

@當歸9克珍珠母30克（先煎）生龍齒30克（先煎）生龍牡30克（先煎）熟地15克酸棗仁9克（後下）柏子仁9克海浮石15克茯神9克夏枯草15克

@加減：頭暈震顫甚者，加山羊角、石決明各30克（先煎）；消穀善饑甚者，加知母9克，生石膏30克（先煎）；心悸煩躁甚者，加羚羊角粉0.6克（分吞），玳瑁15克（先煎）；目糊、視物不清者，加決明子15克，穀精草9克。

4.氣陰兩虛型

@症狀：頸前輕度腫大，心悸氣短，煩躁少寐，自汗盜汗，面色萎黃，消瘦乏力，手舌震顫，舌質紅，少津，苔少，脈細數。

@治法：益氣養陰，生津散結。

@方藥：生脈散合二冬東加減。

@太子參15克麥冬9克五味子9克天冬9克天花粉9克北沙參9克酸棗仁9克（後下）丹參15克玄參15克知母9克

@加減：耳鳴腰痠者，加枸杞子9克，龜甲15克（先煎）；大便溏薄者，加山藥、扁豆各9克；汗多不止者，加麻黃根9克，浮小麥30克；煩躁易怒者，加珍珠母30克（先煎），龍膽草9克。

5.痰濕凝結型

@症狀：頸前中度腫大，眼球突出，胸悶腹脹，吞嚥不爽，怕熱汗出，食少便溏，舌質淡，苔膩，脈濡滑。

@治法：理氣豁痰，軟堅散結。

@方藥：四海舒鬱丸加減。

@青木香9克陳皮9克半夏9克昆布9克海藻9克莪朮15克黃藥子9克鬱金9克香附9克。

@加減：胸悶脅痛者，加延胡索、川楝子各9克；便溏乏力甚者，加山藥、扁豆各9克；苔膩甚者，加蒼朮、膽南星各9克；癭腫疼痛者，加山慈姑、夏枯草各9克。

◎每日練習

1.甲亢有哪些主要症狀？

2.甲亢可辨為哪幾型？它們的治法各是什麼？

3.案例林某，女，30歲，有甲亢史5年，曾經中西藥物治療，未見顯效。近來心煩易怒，夜寐不安，動則汗出，面紅目赤，口乾且苦，手舌震顫，情緒波動後更甚，經期超前，大便乾結，頸前腫塊對稱，柔軟光滑，無壓痛，苔薄黃，舌質紅，脈弦數。請辨證分型、處方用藥。

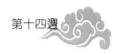

第十四週•

1

（九）常見傳染病

●病毒性肝炎

病毒性肝炎是由多種肝炎病毒引起的一種以肝細胞損害為主的全身性傳染病。根據病原學可分為A型肝炎、B型肝炎、C型肝炎、D型肝炎、E型肝炎、F型肝炎和非甲非F型肝炎，按臨床又可分為急性肝炎（包括黃疸型和無黃疸型）、慢性肝炎（包括遷延型和活動型）、重症肝炎（包括急性重症和亞急性重症）、瘀膽型肝炎。

中醫將本病歸屬「黃疸」「脇痛」「虛勞」「積聚」等範疇。認為感受濕熱疫毒之邪是本病的主要病因，而正氣虛弱則是致病的基本因素。其中急性肝炎以濕熱薰蒸、氣機阻滯等邪實為主，慢性肝炎以濕邪纏綿、脈絡瘀阻、肝腎不足等虛實夾雜為主，重症肝炎以疫毒鴟張、正氣欲脫為主，瘀膽型肝炎則以濕熱留戀、血瘀脾虛為主。

◆ 臨床表現

乏力納呆，噁心嘔吐，脇痛腹脹，肝腫大，或發熱，黃疸是本病的主要症狀。急性肝炎常出現神疲乏力，食欲不振，噁心嘔吐，右脇脹痛，或發熱、黃疸。慢性肝炎表現為病程長，乏力，納呆，肝區隱痛，腹脹，低熱，肝掌，蜘蛛痣等。重症肝炎有發熱，黃疸，噁心嘔吐，鼻衄，嘔血，腹水，嗜睡或煩躁，譫言，昏迷，抽搐等。瘀膽型肝炎則表現為持續性黃疸，身困乏力，皮膚瘙癢，肝腫大等。

◆ 辨證治療

1.濕熱薰蒸型

@症狀：面目周身俱黃，脘腹脹滿，右脇隱痛，噁心嘔吐，身熱口苦，小便黃赤，大便祕結或溏薄，舌尖紅，苔黃膩，脈弦滑。

@治法：清熱利濕退黃。

@方藥：茵陳蒿東加味。

@茵陳30克梔子9克生大黃9克（後下）田基黃30克白朮9克茯苓9克車前子15克（包煎）板藍根15克

@加減：熱盛者，加黃連3克，黃芩9克；濕重者，加蒼朮、厚朴各9克；噁心嘔吐甚者，加半夏、陳皮、薑竹茹各9克。

2.肝鬱氣滯型

@症狀：脇肋脹痛，脘痞腹脹，噁心噯氣，納穀不馨，神疲乏力，身熱便祕，舌質淡紅，苔薄黃，脈弦。

@治法：疏肝理氣泄熱。

@方藥：柴胡疏肝散加減。

@柴胡9克枳殼9克白芍9克鬱金9克香附9克田基黃30克生大黃9克（後下）甘草6克。

@加減：脇痛甚者，加川楝子、延胡索各9克；口苦熱重者，加黃連、黃芩各9克；噁心噯氣甚者，加薑半夏、旋覆花（包煎）、薑竹茹各9克。

3.脾虛濕困型

@症狀：右脇隱痛，脘腹脹悶，身重困倦，面色蒼白，噁心納呆，大便溏薄，舌質淡，苔白膩，脈濡細。

@治法：健脾，和胃，祛濕。

@方藥：香砂六君子東加減。

@黨參12克蒼朮9克白朮9克茯苓9克半夏9克陳皮9克木香6克砂仁6克（後下）山藥15克雞內金9克甘草6克。

@加減：苔膩濕重者，加藿香、佩蘭各9克；右脇痛甚者，加延胡索、川楝子各9克；身乏便溏者，加扁豆、熟薏苡仁各9克。

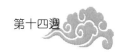

4.肝腎陰虛型

@症狀：脅肋隱痛，頭暈耳鳴，視物模糊，心煩失眠，手足心熱，口乾唇燥，腰膝痠軟，舌質紅，少苔或無苔，脈弦細帶數。

@治法：滋陰，柔肝，止痛。

@方藥：一貫煎加減。

@生地12克熟地9克枸杞子9克北沙參9克麥冬9克山茱萸9克石斛9克川楝子9克白芍9克丹皮9克。

@加減：脅痛甚者，加延胡索9克，八月劄15克；心煩失眠甚者，加黃連6克，酸棗仁（後下）、五味子各9克；頭暈腰痠甚者，加料豆衣12克，女貞子9克，龜甲15克（先煎）。

5.熱毒熾盛型

@症狀：高熱煩躁，黃疸日益加重，脅痛腹脹，小便黃赤，大便祕結，甚則神昏譫語，時抽搐，或見衄血便血，舌質紅絳，苔黃燥，脈弦滑數。

@治法：清熱，解毒，涼營。

@方藥：犀角散加減。

@水牛角30克（先煎）黃連3克梔子9克丹皮9克生地15克鮮茅根30克赤芍9克石斛9克板藍根30克。

@加減：神昏譫語者，加安宮牛黃丸1粒（吞服）；抽搐甚者，加羚羊角粉0.6克（沖服）；便祕腹脹甚者，加生大黃9克（後下），芒硝6克（沖服）；小便不利或有腹水者，加車前子30克（包煎），陳葫蘆瓢15克。

◎每日練習

1.病毒性肝炎的主要症狀有哪些?

2.肝鬱氣滯型肝炎的主要臨床表現是什麼?怎樣治療?

3.案例陳某，男，40歲，全身皮膚和鞏膜發黃1週，皮膚瘙癢難忍，右脅脹痛，食慾不振，厭油欲吐，小便黃赤，大便祕結。肝功能化驗提示：膽紅質4.8毫克，黃疸指數60單位，穀丙轉氨酶1300單位。請辨證分型、處方用藥。

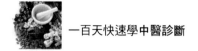
2

●肺結核病

肺結核病是結核分枝桿菌引起的肺部感染性疾病。其好發於嬰幼兒，青春後期和成人早期，尤其是該年齡期的女性和老年人。而糖尿病、矽肺、胃大部切除後、麻疹、百日咳病人常易誘發結核病，免疫抑制狀態包括免疫抑制性疾病和接受免疫抑制劑治療者，亦好發結核病。本病的傳播途徑主要是病人和健康人之間經空氣傳播。在臨床上一般分為原發型肺結核、血行播散型肺結核、繼髮型肺結核三種類型。

中醫將本病稱為「肺癆」，認為癆蟲入侵、氣血虛弱是引起本病的主要原因。凡直接接觸，感受病者之氣，致癆蟲侵入人體者，均可發病。而稟賦薄弱、起居不慎、憂思惱怒、酒色勞倦，都可以耗傷氣血津液，正氣先傷，體虛不復，則癆蟲乘虛襲人，亦可感受為病。本病初起，雖病變部位主要在肺，但在病變過程中，可累及脾腎，甚則傳遍五臟，特別以脾腎二臟見證更為多見。如癆蟲蝕肺，肺陰不足，熱傷肺絡；肺虛不能輸布津液，腎失資生之源，則病及於腎；肺虛耗奪脾氣以自養，則病及於脾。

◆ 臨床表現

咳嗽、咳血、潮熱、盜汗、逐漸消瘦是本病的主要症狀。本病發病大多緩慢，逐漸加劇，但亦有急驟發病、迅速惡化者。咳嗽初起為微咳、乾咳，或痰少黏稠，咯之不爽；繼則咳嗽加劇，午後、入夜為甚，痰多，黃白不一。咳血初起往往是痰中帶血絲，以後常常咳血，血鮮色紅，少數病人可呈大量咯血。潮熱多表現為低熱，自覺手足心煩熱，大多在午後或入夜發熱，晨起熱退。盜汗由少漸多，甚至汗濕衣衫。身體消瘦一般是逐漸發展而成，嚴重者可出現四肢瘦削、頸部纖細、兩顴高突。

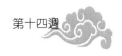

◆ 辨證治療

1.肺陰虧損型

@症狀：咳嗽，或乾咳，或少痰，或痰中帶血，胸部隱痛，午後低熱，兩顴潮紅，手足心熱，口乾咽燥，時有盜汗，舌邊尖紅，苔薄，脈細或細數。

@治法：滋陰潤肺，化痰止咳。

@方藥：月華丸加減。

@生地15克熟地15克北沙參12克天冬9克麥冬9克百部9克獺肝15克川貝9克白及9克茯苓9克三七粉2克（分吞）山藥15克。

@加減：咳嗽甚者，加杏仁9克，瓜蔞15克；胸痛明顯者，加鬱金、延胡索各9克；咯血者，加白茅根、仙鶴草各15克；骨蒸潮熱者，加銀柴胡9克，功勞葉15克。

2.陰虛火旺型

@症狀：咳嗽氣急，痰少黏稠，或有黃痰，時時咯血，血色鮮紅，五心煩熱，潮熱骨蒸，盜汗，男子遺精，女子月經不調，形體日見消瘦，舌質紅絳而乾，苔薄黃或剝，脈細弦數。

@治法：滋陰降火，潤肺止血。

@方藥：百合固金湯合秦艽鱉甲散。

@百合12克麥冬9克玄參9克生地12克熟地9克鱉甲15克（先煎）知母9克秦艽9克地骨皮9克川貝母9克魚腥草15克（後下）白及粉3克（分吞）白茅根30克。

@加減：咳嗽痰黃量多者，加瓜蔞15克，黃芩9克；便祕腹脹者，加生大黃（後下）、麻仁各9克；盜汗明顯者，加烏梅、碧桃乾各9克；咯血量多者，加仙鶴草15克，紫珠草12克。

3.氣陰兩虛型

@症狀：咳嗽氣短，痰中夾血，血色淡紅，午後潮熱，氣怯聲低，口燥咽乾，面色白，顴紅，舌質淡紅，苔薄，脈濡細。

@治法：益氣養陰，潤肺止咳。

@方藥：保真湯加減。

@太子參12克黃芪30克白朮9克炙甘草9克天冬9克麥冬9克生地12克熟地12

克白芍9克當歸9克地骨皮9克黃柏9克知母9克百部9克白及粉3克（分吞）

@加減：咽乾舌紅甚者，加龜甲、鱉甲各15克（先煎）；咳嗽劇烈者，加紫菀、款冬花各9克；神疲乏力甚者，加山藥、扁豆各9克；盜汗自汗者，加浮小麥15克，煅牡蠣30克（先煎）。

4.陰陽兩虛型

@症狀：嗆咳，咯血，面色晦暗，潮熱盜汗，自汗，形寒消瘦，聲嘶失音，納呆便溏，心悸唇紫，舌光紅少津，脈細。

@治法：滋陰補陽，培元固本。

@方藥：補天大造丸加減。

@孩兒參12克黃芪30克山藥15克枸杞子9克龜甲15克（先煎）鹿角片12克（先煎）紫河車粉3克（分吞）熟地15克麥冬9克阿膠9克（烊沖）當歸9克五味子6克。

@加減：喘息氣短甚者，加冬蟲夏草3克（另兌），肉桂4.5克（後下）；心悸氣短甚者，加紫石英、丹參各15克；下肢水腫者，加豬苓、車前子各15克（包煎）；五更泄瀉者，加肉豆蔻、補骨脂各9克。

5.瘀血痺阻型

@症狀：咳嗽，咯血不止，血色黑暗有塊，胸痛如刺，固定不移，午後或夜間發熱，肌膚甲錯，面色黧黑，形體消瘦，舌質暗，邊有瘀斑，脈細澀。

@治法：活血祛瘀，潤肺止咳。

@方藥：大黃蟅蟲丸加減。

@大黃9克蟅蟲6克桃仁9克紅花9克丹參15克生地12克杏仁9克川貝9克百部9克黃芩9克當歸9克生甘草6克。

@加減：咯血不止者，加三七粉2克（吞服），花蕊石30克（先煎）；午後發熱甚者，加地骨皮、銀柴胡各9克；咽乾口燥者，加沙參、麥冬各9克；胸痛明顯者，加鬱金、延胡索各9克。

◎每日練習

1.肺結核病是怎樣傳染的？

2.肺結核病可分為哪幾型？它們的治則各是什麼？

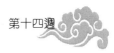

3.案例仲某，女，65歲，有肺結核病史四十餘年，曾一度治癒，停用抗癆藥物。但近月來舊疾復作，咳嗽氣急，痰黃黏稠，咳痰不爽，時痰中帶血，血色鮮紅，心煩易怒，手足心熱，午後潮熱，顴紅，入夜盜汗，大便乾結，舌質紅絳，苔剝，脈弦細帶數。請辨證分型、處方用藥。

3

（十）癌症

●肺癌

> 　　肺癌又稱原發性支氣管癌，是最常見的惡性肺腫瘤。根據細胞分化程度和形態特徵，目前一般分為鱗狀上皮細胞癌（鱗癌）、腺癌、小細胞未分化癌、大細胞未分化癌、細支氣管—肺泡癌及混合型肺癌六種類型。其中以鱗癌最為常見，占肺癌的40%～50%；而小細胞未分化癌的惡性程度最高，發病率僅次於鱗癌和腺癌，約佔肺癌的20%。肺癌的發病率隨著年齡的增加而升高，一般在40歲以後開始增加，50～60歲上升率特別顯著；男性發病率高於女性，約為2:1。本病的發生與吸菸密切相關，鱗癌病人80%～85%有吸菸史，小細胞未分化癌病人也多有吸煙史。本病診斷明確後，以手術為首選治療方法。

　　中醫將本病歸屬「肺積」「胸痛」「咳嗽」「咯血」「喘證」等範疇。認為邪毒侵肺、痰濕內蘊、肺陰不足是引起本病的主要原因。肺為嬌臟，易受邪毒侵襲，致肺氣肅降失司，鬱滯不宣，進而血瘀不行，瘀毒互結，形成腫塊。或飲食勞倦，情志失調，致脾運失健，水穀精微不能生化輸布，聚濕生痰，痰貯於肺，肺氣宣降失常，痰凝氣滯，致使氣血瘀阻，痰瘀互結，而成腫塊。或體弱虧損，肺陰不足，或嗜菸酒，熱灼津液，房事不節，肺腎陰

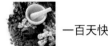

虧，若內外諸邪乘虛而入，痰瘀互結，則熱毒久稽成塊。

◆ 臨床表現

嗆咳、痰血或咯血、胸痛、氣急、發熱是本病的主要臨床症狀。嗆咳常以陣發性、刺激性乾咳為特點，一般無痰，有時可出現少量或大量白痰。痰血常間歇性反覆發作，或痰中血絲，或痰中血塊，咯血者則少見。胸痛，早期常為間歇性，部位不固定，呈深部壓迫感或鈍痛；後期可出現持續性固定的劇烈疼痛。氣急大多逐漸加重，初起僅有胸悶氣促感，後期可出現呼吸急迫、口唇發紺等症狀。發熱一般在38℃左右，有時可用藥物控制，有時則不然。

◆ 辨證治療

1.脾虛痰濕型

@症狀：咳嗽有痰，痰白黏稠，胸悶氣短，神疲乏力，納穀不馨，面色白，大便溏薄，舌質淡胖，苔白膩，脈濡緩。

@治法：益氣健脾，理氣化痰。

@方藥：六君子東加減。

@黨參15克白朮9克茯苓9克甘草9克半夏9克陳皮9克膽南星9克枳殼9克紫菀9克款冬花9克

@加減：痰濁甚者，加蒼朮、厚朴各9克；痰黃黏稠者，加黃芩9克，魚腥草15克；痰血甚者，加白及9克，仙鶴草15克；胸痛者，加乳香、沒藥各6克。

2.氣滯血瘀型

@症狀：咳嗽痰血，氣促，胸脇脹痛或刺痛，痛有定處，大便祕結，唇甲紫暗，舌質暗，邊有瘀斑，苔薄，脈弦澀。

@治法：行氣活血，化痰消積。

@方藥：復元活血東加減。

@桃仁9克紅花9克當歸9克穿山甲9克（先煎）大黃9克（後下）瓜蔞9克王不留行9克半夏9克陳皮9克。

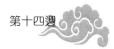

@加減：瘀血甚者，加參三七、藕節炭各9克；胸痛劇烈者，加鬱金、延胡索各9克；有低熱者，加青蒿、地骨皮各9克；痰多者，加生南星、竹茹各9克。

3.熱毒熾盛型

@症狀：高熱氣促，咳嗽痰黃，痰中帶血，色鮮紅，胸痛，口乾且苦，小便黃赤，大便祕結，舌質紅，苔薄，脈洪數。

@治法：解毒泄熱，清肺化痰。

@方藥：五味消毒飲合清肺化痰東加減。

@金銀花12克野菊花9克蒲公英15克紫花地丁15克龍葵30克黃芩9克桑白皮9克梔子9克浙貝母9克瓜蔞9克知母9克生甘草6克。

@加減：便祕腹脹甚者，加生大黃9克（後下）、芒硝6克（沖服）；咳嗽甚者，加杏仁、馬兜鈴各9克；痰黃黏稠者，加天竺黃9克，魚腥草15克；高熱甚者，加生石膏30克（先煎），紫雪丹6克（分吞）。

4.陰虛內熱型

@症狀：咳嗽無痰，或痰少而黏，痰中帶血，心煩失眠，口乾咽燥，潮熱盜汗，大便乾結，舌質紅，少苔或光剝無苔，脈細數。

@治法：滋陰生津，潤肺化痰。

@方藥：沙參麥門冬湯合清骨散。

@北沙參9克麥冬9克天花粉9克玉竹9克銀柴胡9克胡黃連6克鱉甲15克（先煎）知母9克甘草6克阿膠9克（烊沖）。

@加減：心煩失眠甚者，加五味子9克，夜交藤15克；盜汗甚者，加浮小麥15克，碧桃乾9克；大便祕結者，加生大黃（後下）、麻仁各9克；咳嗽甚者，加川貝母、紫菀各9克。

5.氣陰兩虛型

@症狀：咳嗽氣促，咳聲低微，痰少帶血，神疲乏力，面色白，形體消瘦，惡風自汗，盜汗，口乾中喜飲，舌質紅，少苔，脈細弱。

@治法：益氣養陰，清化痰熱。

@方藥：生脈散加味。

@太子參15克麥冬15克五味子9克黃芪30克生地15克百部9克川貝母9克黃

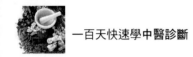

芩9克杏仁9克黃精9克生甘草6克。

　　@加減：咳嗽甚者，加紫菀、款冬花各9克；痰血甚者，加白茅根30克，參三七9克；神疲乏力甚者，加山藥、扁豆各9克；汗出甚者，加糯稻根、煅牡蠣各30克（先煎）。

◎每日練習

1.肺癌的主要臨床表現有哪些？

2.肺癌可分為哪幾型？其中發病率最高、惡性程度最高的是什麼型？

3.案例王某，男，68歲，有慢性支氣管炎史20年。2個月前，突然發現痰中帶血，至醫院檢查確診為「中央型肺癌」。刻下咳嗽頻作，痰中帶血，血色鮮紅，痰白黏稠，胸悶氣急，神萎乏力，納呆，大便不成形，舌質淡，苔白膩，脈濡細。請辨證分型、處方用藥。

4

●胃癌

　　胃癌是最常見的惡性腫瘤之一，居消化道腫瘤首位，在消化系統惡性腫瘤的死亡病例中，約有半數死於胃癌。男女發病之比為（2.3～3.6）:1，任何年齡均可發生，但大多發生於中年後，以50～60歲最多，30歲以前較少見。胃癌可發生於胃的任何部位，半數以上發生於胃竇部、胃小彎及前後壁，其次在賁門部，胃體區相對較少。根據組織結構，胃癌一般可分為四型，即腺癌、未分化癌、黏液細胞癌和特殊類型癌。本病診斷明確後，以手術為首選治療方法。

　　中醫將本病歸屬「胃痛」「噎膈」「反胃」「癥瘕」「積聚」等範疇，

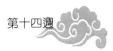

認為飲食不節、情志失調和素體虧虛是導致本病發生的主要原因。如飲酒過度，多食辛香燥熱之品，使胃存積熱，熱久傷陰，以致陰液虧損，津枯血燥，瘀熱停聚，胃脘乾槁，發而為病。或憂思傷脾，脾傷氣結，津液不能輸布，聚而成痰；惱怒傷肝，肝傷氣鬱，血海不能暢行，積而為瘀；痰瘀互結，則成腫塊。或素體虧虛，脾失健運，使痰氣瘀熱搏結，津枯血槁而為病。

◆ **臨床表現**

　　胃脘部飽脹不適或疼痛，食欲不振，消瘦，黑便是本病的主要臨床症狀。胃脘部飽脹不適，開始發作多呈間歇性，與飲食無明顯關係。疼痛常為持續性隱痛，隨病情進展，疼痛逐漸加劇，但無規律。食欲不振，尤其厭惡肉類食物，這是胃癌重要的早期症狀。消瘦往往表現為進展性。黑便則為間斷性或持續性，有時可伴咯血。其他還可出現噁心、反酸、噯氣、胃部灼熱、神疲乏力等症狀。

◆ **辨證治療**

　　1.肝胃不和型

　　@症狀：胃脘部脹滿不適，或疼痛，噯氣頻作，或呃逆，嘔吐泛惡，食欲不振，舌質淡紅，苔薄白，或薄黃，脈弦。

　　@治法：疏肝和胃，降逆止痛。

　　@方藥：柴胡疏肝散合旋覆代赭東加減。

　　@柴胡9克枳殼9克白芍9克木香6克鬱金9克厚朴9克沉香3克（後下）半夏9克旋覆花9克（包煎）代赭石30克（先煎）甘草6克。

　　@加減：胃痛甚者，加川楝子、延胡索各9克；胃脘灼熱者，加知母9克，黃連6克；口乾欲飲者，加生地15克，麥冬9克；大便乾結者，加麻仁、鬱李仁各9克。

　　2.痰氣交阻型

　　@症狀：胸膈或胃脘滿悶作脹，或疼痛，不思飲食，厭食肉類食品，或吞

噯哽噎不順，嘔吐痰涎，舌質淡紅，苔白膩，脈弦滑。

@治法：理氣化痰，消食散結。

@方藥：海藻玉壺東加減。

@海藻9克昆布9克半夏9克陳皮9克生牡蠣30克（先煎）枳實9克山楂9克神曲9克茯苓9克製南星9克浙貝母9克。

@加減：胃脘脹痛甚者，加陳香櫞9克，八月箚15克；納呆甚者，加雞內金9克，生麥芽15克；泛惡明顯者，加旋覆花9克（包煎），代赭石30克（先煎）；胃脘灼痛者，加白花蛇舌草、蒲公英各30克。

3.熱毒痰瘀型

@症狀：胃脘灼痛，身熱，口乾欲飲，噁心嘔吐痰涎，或夾有赤豆樣食物，大便色黑，小便短赤，肌膚焦枯，舌質紫暗，邊有瘀斑，苔黃膩，脈滑數。

@治法：清熱解毒，化瘀消痰。

@方藥：四妙勇安東加減。

@金銀花9克玄參12克當歸9克莪朮9克蛇莓30克夏枯草9克參三七9克生甘草6克半夏9克陳皮9克。

@加減：苔厚黃膩者，加生薏苡仁15克，白花蛇舌草30克；黑便甚者，去莪朮、當歸，加白及9克，仙鶴草15克；胃脘疼痛劇烈者，加路路通9克，九香蟲6克；舌質紫暗，瘀血甚者，加三稜9克，水蛭6克。

4.胃陰虧損型

@症狀：胃脘疼痛，形體消瘦，肌膚枯燥，腹部可捫及腫塊，口乾咽燥，潮熱盜汗，大便乾結，舌質紅，少苔或無苔，脈細數。

@治法：養陰益胃，通絡消積。

@方藥：一貫煎合失笑散。

@北沙參12克麥冬9克生地9克枸杞子9克當歸9克川楝子9克五靈脂9克（包煎）蒲黃9克（包煎）夏枯草9克八月箚9克。

@加減：胃脘灼熱明顯者，加蒲公英15克，知母9克；腹塊堅硬疼痛者，加三稜、莪朮各9克；大便祕結者，加麻仁、鬱李仁各9克；口乾欲飲者，加天花粉、玄參各9克。

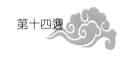

5.脾胃虛寒型

@症狀：胃脘隱隱作痛，面色白，形體衰弱，朝食暮吐，不思飲食，腹塊明顯，身寒肢冷，下肢水腫，舌質淡，苔白，脈沉細。

@治法：溫中散寒，健脾止痛。

@方藥：拯陽理勞東加減。

@黨參15克黃芪30克白朮9克陳皮9克肉桂4.5克（後下）炮附子9克（先煎）當歸9克丁香4.5克（後下）延胡索9克炙甘草9克。

@加減：形寒肢冷甚者，加仙茅、淫羊藿各9克；下肢水腫明顯者，加豬苓、車前子各15克（包煎）；嘔吐劇烈者，加半夏9克，代赭石15克（先煎）；大便溏薄者，加炮薑6克，山藥9克。

◎每日練習

1.胃癌有哪些主要臨床症狀?

2.熱毒痰瘀型胃癌的治療原則是什麼?

3.案例張某，男，55歲，有慢性胃炎史多年。近月來胃脘脹悶逐漸加重，藥物難以控制。伴泛惡，不思飲食，大便乾結，舌質淡紅，苔薄白，脈弦。經某醫院胃鏡檢查確診為胃癌。請辨證分型、處方用藥。

5

●原發性肝癌

原發性肝癌是我國常見惡性腫瘤之一，死亡率高，其發病率僅次於胃癌、食管癌而居第三位。其男女發病率為（2～5）:1，任何年齡均可發病，但高發地區以40～49歲年齡組最高，低發地區多見於老

年。原發性肝癌約4/5為肝細胞肝癌，1/5為膽管細胞肝癌，兩者混合的肝癌罕見。肝性昏迷、消化道出血，肝癌結節破裂出血、血性胸腹水、繼發感染是肝癌的併發症，常見於病程晚期，故常是致死的原因。本病診斷明確，以手術為首選治療方法。

中醫將本病歸屬「癥瘕」「積聚」「黃疸」「臌脹」「脇痛」等範疇。認為肝癌的發生，多因飲食內傷，情志失調，致肝脾受損，氣機阻滯，瘀血內停，濕熱火毒蘊結，日久漸積而成。如飲酒過度，或飲食不節，常進發黴食物，皆能損傷脾胃。濕濁熱毒內生，蘊結於中，運化不健，以致腹脹、食減、嘔惡、乏力。濕熱鬱蒸肝膽，則致黃疸、脇痛。惱怒傷肝，肝氣鬱結，氣機受阻，血運不暢，久則氣滯血瘀，結成癥塊。肝鬱既可傷脾，亦可化火，肝火與濕熱蘊結於內，肝氣壅塞，血瘀日甚，則癥塊可漸增大，脇痛劇烈。或癥塊不斷增大，愈使氣機受阻，肝血瘀滯，津液不得注之於脈，蓄於腹內。或因肝病日久損及脾腎，脾虛運化失職，腎虛氣化不利，水濕不得輸化，停聚於中，發為臌脹。瘀血蓄久，則致發熱、黃疸。肝之氣火有餘，或濕熱化火，或熱甚傷陰，陰虛火旺，皆能灼傷脈絡，使血液離經外溢。津液被灼，血液被耗，則見肝腎兩虧、津血枯竭之象。最終可因濕濁上蒙，火毒上攻，擾亂心神，而致昏迷。

◆ 臨床表現

肝區疼痛、肝腫大、黃疸、腹水、消瘦是本病的主要臨床症狀。肝區疼痛最為常見，多呈間歇性或持續性的鈍痛，有時可向右側肩部和腰部放射；肝腫大往往呈進行性，日漸增大，質地堅硬，表面及邊緣不規則，有大小不等之結節，有明顯壓痛；50%的病人有黃疸；腹水為肝癌晚期表現，積聚甚速，呈黃色或血性；消瘦常呈進行性加劇；少數病人可出現消化道出血或表現為惡病質狀態。此外，病人還常有上腹脹悶，食欲不振，噁心嘔吐，神疲乏力等症狀。

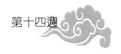

◆ 辨證治療

1.肝鬱氣滯型

@症狀：右脇脹痛，噯氣，胸悶腹脹，食欲減退，面色萎黃，倦怠乏力，大便溏薄，舌質紅，苔薄，脈弦。

@治法：疏肝理氣，活血止痛。

@方藥：逍遙散加減。

@柴胡9克當歸9克赤芍9克白芍9克枳殼9克白朮9克茯苓9克陳皮9克桃仁9克鬱金9克甘草6克。

@加減：脇痛甚者，加川楝子、延胡索各9克；不思飲食者，加生麥芽12克，炙雞內金9克；口苦、苔薄黃者，加白花蛇舌草、龍葵各30克；脇下可觸及癥塊者，加海藻15克，莪朮9克。

2.濕熱瘀毒型

@症狀：脇下癥塊堅硬，痛如錐刺，脘腹脹滿，或腹大如鼓，目膚黃疸，日漸加深，面色灰暗，肌膚甲錯，高熱煩渴，小便黃赤，大便乾黑，舌質紅，邊有瘀斑，苔黃膩，脈弦滑數。

@治法：清熱利濕，解毒祛瘀。

@方藥：茵陳蒿湯合桃紅四物東加減。

@茵陳30克梔子9克大黃9克（後下）桃仁9克紅花9克當歸9克赤芍9克川芎9克石見穿30克白花蛇舌草30克。

@加減：腹大如鼓者，加陳葫蘆瓢30克，檳榔12克；脇痛劇烈者，加延胡索、乳香各9克；噁心者，加半夏、竹茹各9克；納呆者，加神曲、山楂各9克。

3.血瘀毒結型

@症狀：脇下癥塊巨大，脇肋脹痛日重，痛引腰背，固著不移，脘腹脹甚，目膚黃疸，舌質紫暗，邊有瘀斑或瘀點，苔黃膩，脈弦澀。

@治法：活血化瘀，散結解毒。

@方藥：膈下逐瘀東加減。

@桃仁9克紅花9克赤芍9克五靈脂9克生蒲黃9克（包煎）地鱉蟲6克炮山甲9克白花蛇舌草30克石見穿30克。

@加減：脇痛甚者，加延胡索、莪朮各9克，或用蟾酥膏外敷痛處；腹脹甚者，加檳榔、大腹皮各9克；黃疸明顯者，加茵陳15克，梔子9克；腹大如鼓者，加車前子（包煎）、陳葫蘆瓢各30克。

4.熱毒傷陰型

@症狀：癥塊堅硬，腹大如鼓，形體羸瘦，脇肋作痛，頭暈耳鳴，潮熱盜汗，或高熱煩渴，或鼻衄牙宣，面目身黃，大便乾結，小便短赤，舌紅少津，或光剝，脈細弦數。

@治法：養陰清熱，解毒祛瘀。

@方藥：犀角地黃東加減。

@水牛角30克（先煎）生地15克赤芍9克丹皮9克鱉甲15克（先煎）金銀花9克徐長卿9克白花蛇舌草30克女貞子9克。

@加減：吐血便黑者，加參三七9克，生槐花15克；黃疸甚者，加虎杖9克，茵陳15克；腹水明顯者，加車前子15克（包煎），陳葫蘆瓢30克；口乾甚者，加麥冬、石斛各9克；大便祕結者，加麻仁、鬱李仁各9克。

5.脾虛濕困型

@症狀：脇痛，脇下可捫及癥塊，神疲乏力，納穀不馨，脘腹脹悶，大便溏薄，面色白，舌質淡，苔白膩，脈濡細。

@治法：健脾益氣，暢中燥濕。

@方藥：香砂六君子湯合平胃散加減。

@黨參9克蒼朮9克白朮9克茯苓9克陳皮9克厚朴9克砂仁6克（後下）木香6克莪朮9克炙甘草9克。

@加減：脇痛甚者，加延胡索、參三七各9克；腹脹明顯者，加大腹皮、枳實各9克；大便溏薄甚者，加山藥、扁豆各9克；苔黃膩者，加黃連3克，黃柏9克。

◎每日練習

1.原發性肝癌有哪些併發症？

2.原發性肝癌的主要臨床症狀是什麼？

3.案例黃某，男，45歲，有B肝史10年，近月來自覺右脇脹痛不適，似有一

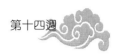

腫塊，即至某醫院檢查，現已確診為原發性肝癌。刻下右脇脹痛不適，神疲乏力，納穀不馨，大便溏薄，夜寐不安，舌質淡，舌體胖，邊有齒印，苔薄白，脈濡細。請辨證分型、處方用藥。(THE END)

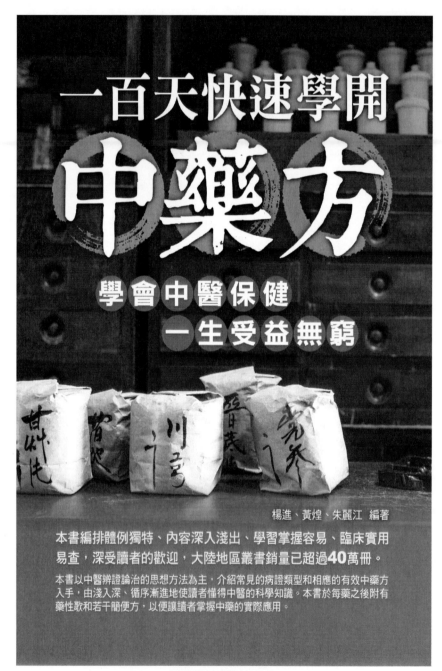

一百天快速學開

中藥方

學會中醫保健
一生受益無窮

楊進、黃煌、朱麗江 編著

本書編排體例獨特、內容深入淺出、學習掌握容易、臨床實用易查，深受讀者的歡迎，大陸地區叢書銷量已超過**40**萬冊。

本書以中醫辨證論治的思想方法為主，介紹常見的病證類型和相應的有效中藥方入手，由淺入深、循序漸進地使讀者懂得中醫的科學知識。本書於每藥之後附有藥性歌和若干簡便方，以便讓讀者掌握中藥的實際應用。

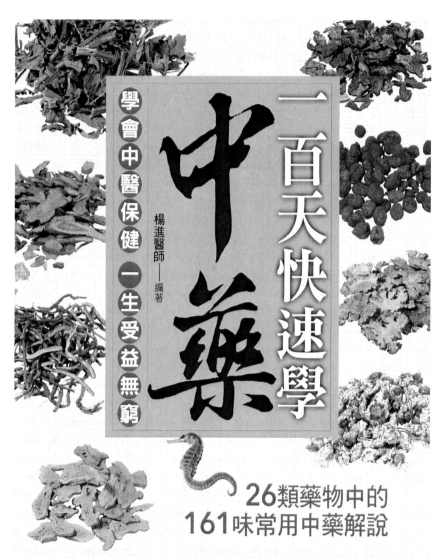

一百天快速學中藥

中藥

學會中醫保健 一生受益無窮

楊進醫師——編著

26類藥物中的
161味常用中藥解說

一本中醫藥愛好者的書，以「藥證相應」為原則，介紹中藥的解表、清熱、瀉下、祛濕、利水、溫裡、理氣、活血、止血、消食、化痰止咳平喘、安神、平肝、開竅、補益、收斂、驅蟲等常用中藥的功效。**本書詳盡介紹中藥用法用量等內容，於每藥之後附有藥性歌和若干簡便方，以便讓讀者掌握中藥的實際應用。**

C211 一百天快速學中藥　300 元

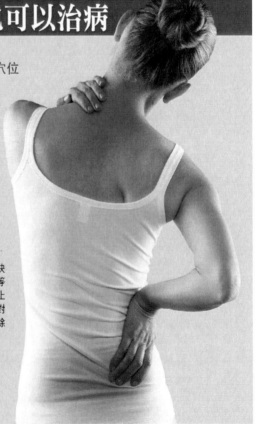

圖說版 人體63個特效止痛^{穴位}

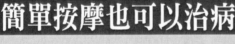

簡單按摩也可以治病

- 神秘而神奇的經絡與穴位
- 頭面部止痛特效穴
- 頸肩臂部止痛特效穴
- 胸腹部止痛特效穴
- 腰背腿部止痛特效穴

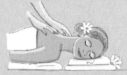

本書從穴名釋義、標準定位、快速取穴、主治功效、操作方法等方面詳細介紹了人體63個特效止痛穴位。在日常生活中，只要對症地透過指壓按摩，就可以消除或緩解疼痛。

李春深醫師◎編著

C219人體63個特效止痛穴位270元

怎樣活到

100歲

銀髮族的四季養生療癒

如何得到預防衰老、延年益壽的啟發

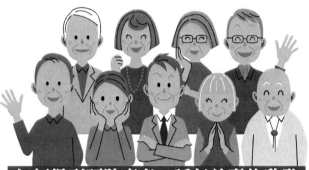

彭啟明醫師◎編著

本書從老年人的生活角度出發，主要從運動養生、季節養生、養生食譜等養生常識，給老年朋友提供最佳的指引。全書就像您的家庭醫生，隨時解答您的疑問：幾乎包含所有常見的老年健康問題。

☑運動養生體魄
☑吃出健康與年輕
☑因時制宜季節養生
☑過上最佳老人性生活

C218怎樣活到100歲：銀髮族的四季養生療癒280元

微養生奇蹟

用平凡小細節，守住你的健康

簡簡單單的個人養生術

《百家講壇》主講 楊力教授力作

- 一看就懂、拿來即可用的養生經
- 從生活中入手，養生輕鬆又簡單
- 衣食住行，微養生無處不在旁邊

楊力醫師◎編著

養生存在於每一個細微之處，因而有了「微養生」的概念

「養」即調養、保養、補養之意；「生」即生命、生存、生長之意。養生實質上就是保養五臟，從而達到延年益壽的目的。世界衛生組織強調：自己的健康自己負責，「最好的醫生是自己」。健康掌握在自己手裡，我們的健康之所以出現問題，大多數是由自己造成的。」千里之堤，潰於蟻穴，可能生活中一個小細節，就會埋下生病的種子。

C220微養生奇蹟：用平凡小細節，守住你的健康　270元

國家圖書館出版品預行編目（CIP）資料

一百天快速學中醫診斷 / 吳鴻洲, 方肇勤,
程磐基合著. -- 初版. -- 臺北市：華志文化,
2019.09
　　面；　公分. -- (醫學健康館 ; 21)
ISBN 978-986-97460-7-6(平裝)

1.中醫診斷學

413.2　　　　　　　　　　108012383

華志文化事業有限公司

系列／醫學健康館21
書名／一百天快速學中醫診斷

編　　　者　吳鴻洲、方肇勤、程磐基醫師合著
執行編輯　簡煜哲
美術編輯　楊雅婷
封面設計　王志強
文字校對　陳欣欣
總　　編　輯　黃志中
社　　　長　楊凱翔
出　版　者　華志文化事業有限公司
電子信箱　huachihbook@yahoo.com.tw
地　　　址　116 台北市文山區興隆路四段九十六巷三弄六號四樓
電　　　話　0937075060
印製排版　辰皓國際出版製作有限公司

總經銷商　旭昇圖書有限公司
地　　　址　235 新北市中和區中山路二段三五二號二樓
電　　　話　02-22451480
傳　　　真　02-22451479
郵政劃撥　戶名：旭昇圖書有限公司（帳號：12935041）
出版日期　西元二〇一九年九月初版第一刷
書　　　號　C221

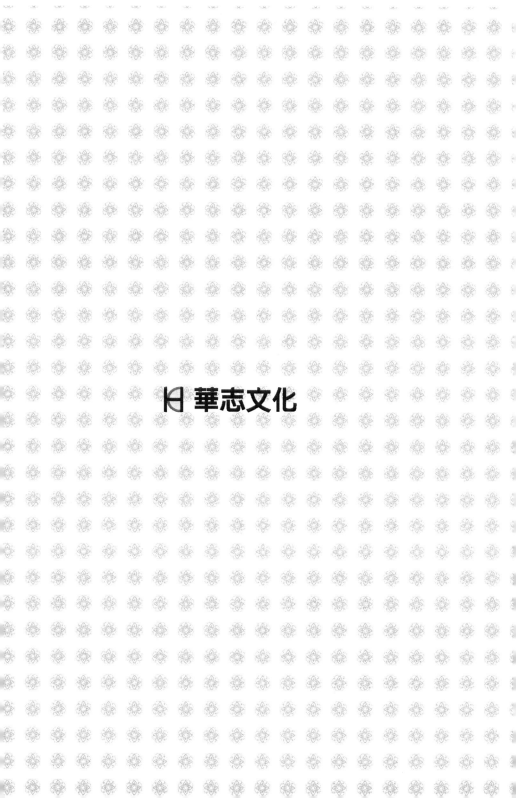
華志文化

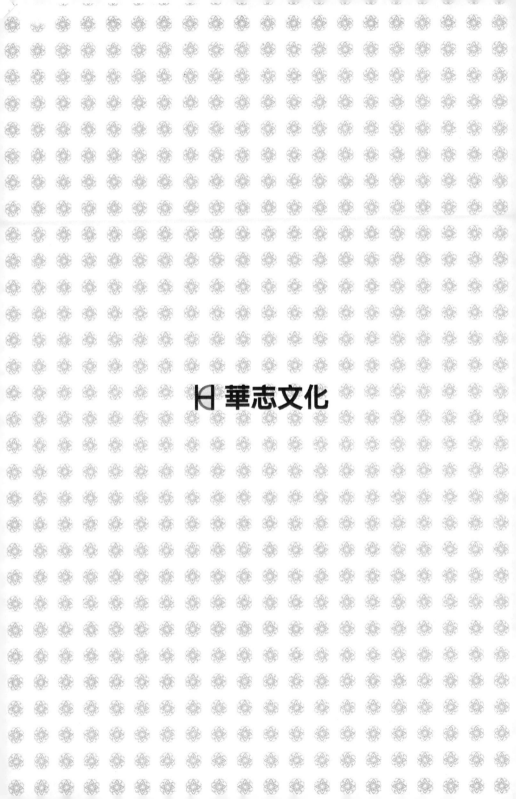
華志文化

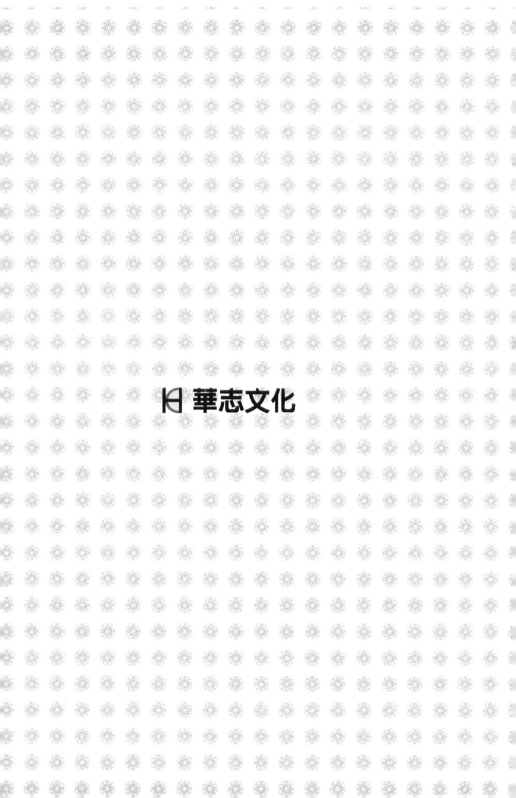
華志文化

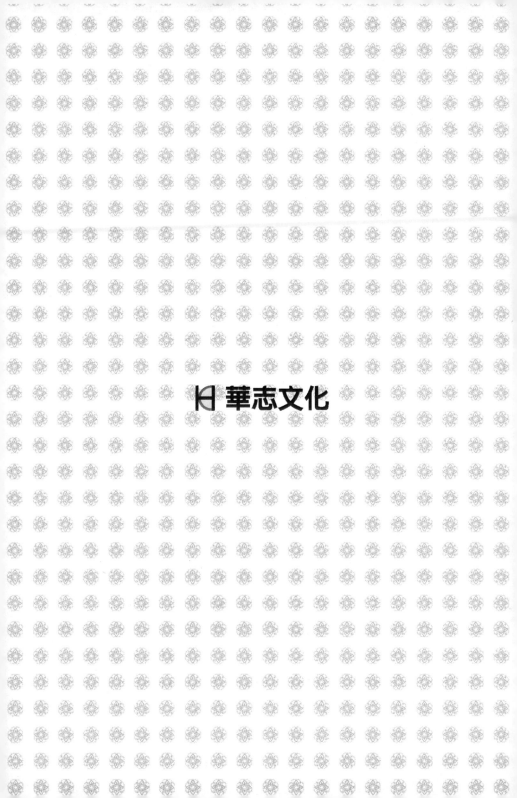